公共卫生基础与实务

主 编 ◎刘仍强 杜秀华 季冠梅
李晓东 李秀英 丁怡坤

天津出版传媒集团

天津科技翻译出版有限公司

图书在版编目(CIP)数据

公共卫生基础与实务 / 刘仍强等主编. — 天津：
天津科技翻译出版有限公司，2024.1
ISBN 978-7-5433-4384-9

Ⅰ.①公… Ⅱ.①刘… Ⅲ.①公共卫生学 Ⅳ.
①R1

中国国家版本馆CIP数据核字(2023)第147431号

公共卫生基础与实务

GONGGONG WEISHENG JICHU YU SHIWU

出　　版：天津科技翻译出版有限公司
出 版 人：刘子媛
地　　址：天津市南开区白堤路244号
邮政编码：300192
电　　话：(022)87894896
传　　真：(022)87893237
网　　址：www.tsttpc.com
印　　刷：北京虎彩文化传播有限公司
发　　行：全国新华书店
版本记录：787mm×1092mm　16开本　18印张　422千字
　　　　　2024年1月第1版　2024年1月第1次印刷
　　　　　定价：58.00元

编 者 名 单

主　编

刘仍强	济宁市公共卫生医疗中心
杜秀华	淄博市疾病预防控制中心
季冠梅	潍坊市潍城区于河中心卫生院
李晓东	栖霞市心理康复医院
李秀英	高密市大牟家镇中心卫生院
丁怡坤	平阴县妇幼保健计划生育服务中心

副主编

李　幸	山东中医药大学第二附属医院
吕彩红	肥城市卫生健康宣传教育中心
刘敬峰	齐河县疾病预防控制中心
江秀霞	沂源县卫生健康监督执法大队
元　静	山东第一医科大学附属青岛眼科医院
孔祥喜	聊城市东昌府区梁水镇镇第二卫生院
王　娟	齐河县卫生健康事业发展中心
李廷娥	山东中医药大学第二附属医院
李　鹏	山东省济宁市中心血站
王　欣	济南市章丘区人民医院
刘　挺	济南市章丘区人民医院
单朝霞	济南市疾病预防控制中心
关雪芹	梁山县卫生健康局
卢朝霞	青岛市即墨区疾病预防控制中心
柏　滨	济南市济阳区疾病预防控制中心

前　言

随着社会经济发展和人们生活习惯、生活方式的变化,国际、国内旅游及文化交流日益频繁和广泛,公共卫生涵盖的领域越来越宽,涉及的问题越来越多,造成的影响也越来越大。环境卫生、传染病及新发传染病、慢性非传染性疾病、食品卫生、职业卫生、突发公共卫生事件等已成为当今面临的主要公共卫生问题和社会问题。因此,公共卫生建设离不开社会的广泛参与、共同努力。为了更好地适应公共卫生方面的发展,特组织相关专业的工作者编写了本书。

本书内容主要包括公共卫生的起源与定义、突发公共卫生事件、传染病防治、病媒生物防治、食源性疾病防治、职业卫生防护、慢性非传染性疾病防治等,内容丰富,涉及面广,从各个方面充分阐述了公共卫生在现代生活中的重要性。希望本书可以为相关专业的工作者们提供一定的帮助。

由于能力有限,难免有疏漏和错误之处,在此深表歉意,希望大家给予批评指正。

编　者

前　言

目　　录

第一章 公共卫生的起源和定义

第一节 公共卫生的起源

公共卫生起源于人类对健康的认识和需求。早期的公共卫生概念和实践产生于人类对农业革命的应急反应,现代公共卫生的理论和实践产生于人类对科学革命和工业革命的应对反应,发展于人类现代化的过程中。今天,公共卫生已经成为现代化国家最重要的功能之一。

人类早期对健康的认识是从疾病开始的。人类早期对健康的需求与和人类的生存和发展密切相关的。当人口增长的压力促使人类在距今 10 000 年前到距今 2000 年前这段时间里从食物的采集者变成食物的生产者后,人类定居和大规模群居带来了各种各样影响健康的问题,如人、畜粪便和垃圾的大量堆积,经蚊子、苍蝇、老鼠等传播的传染病和食物源性及水源性疾病在人群中的流行等。在漫长的历史进程中,人类渐渐地认识到处理群体的健康问题不简单地等于单个健康问题处理的总和。要保护群体健康,必须通盘考虑,综合解决诸如预防和控制传染病,控制和改善与生活有关的自然环境,如垃圾和废物处理等,保障食物和饮用水的安全和数量,治疗和照料老弱病残等与群体健康有关的一系列问题。综合治理需要整个社区参与。为了继续生存和发展,人类必须通过有组织的努力来解决因大规模群居带来的负面健康问题,公共卫生的概念和实践也就在这个过程中产生了。

公共卫生概念的演进和公共卫生的发展是和人类文明的演进同步并且密不可分的。基于这样的认识,公共卫生学者们人为地将现代公共卫生的出现与否作为一个分界线,把公共卫生史划分为"现代公共卫生前期"和"现代公共卫生期"。

一、现代公共卫生前期(1830 年以前)

早期的公共卫生概念和实践是古代文明的产物。人类最初文明的四个特征是:①食品生产出现剩余;②出现乡镇、城市和政府;③劳动分工;④形成记录时间的系统和发明书写。这四个文明的特征都与有组织的公共卫生行为的出现密切相关。食品剩余要求解决水和食品的质量和数量安全问题;乡镇和城市的出现,要求政府解决城市规划中的供水和污水处理及其他环境卫生问题以及个人卫生和由于群居所带来的传染病流行的控制问题。

人类早期的公共卫生实践是从饮食、供水、个人卫生、社区居住和环境卫生及传染病的预防开始的。人类早期的公共卫生概念和理论也是在具体的饮食安全、环境卫生和传染病应急等公共卫生的实践中开始出现萌芽。早期的中国文献中已经出现了预防的思想。古希腊医学中,维护健康一直是比治疗更重要的任务。

到了中世纪(500—1500 年),欧洲城市的公共卫生服务已见雏形。然而,欧洲 1348—1361 年的黑死病(鼠疫)估计死亡人数在 2400 万到 5000 万之间,几乎是当时欧洲人口的 1/3。黑死病导致了英国社会的普遍瘫痪。后果之一是人类认识到了公共卫生的重要性,以政府主导的现代公共卫生萌芽开始出现。

发生于16世纪和17世纪的近代科学革命深深地影响了现代公共卫生的产生和发展。生命统计、实验室研究、临床对照试验和免疫接种等新方法的出现和应用为现代公共卫生的诞生做好了科学准备。1500—1830年是西方的一个巨变年代。中世纪的主要技术发明大多出自中国。现代化带来的威胁群体健康的新问题促使人们应对传染病流行、规范环境、保护健康，由此孕育出了现代公共卫生。

二、现代公共卫生时期(1830年至今)

欧洲三大革命(科学革命、工业革命、政治革命)带来生产力提高和经济繁荣,也带来了威胁人类健康的新环境。面对新环境和新挑战,人类在学习和提高自己对外部环境控制能力的现代化过程中孕育出了现代公共卫生。

(一)西方现代公共卫生(1830—2008年)

现代公共卫生的出现与西欧的商业革命和工业革命密不可分。到19世纪末,卫生改良运动已经传遍欧洲并初见成效。在有组织地开展污水和垃圾处理、安全供水和清洁环境的地方,传染病流行明显减少。同时,细菌学和免疫学的重大突破,以及在公共卫生领域的应用为现代公共卫生的发展提供了强大的武器。

二次世界大战以来,细菌学、免疫学和现代药物学的最新进展应用到有组织的公共卫生领域,使人类首次主动地控制了许多一直以来只能被动受害的传染病,如鼠疫、霍乱等。随着疫苗、抗生素的研究,加上营养改善和整体生活水平的提高,导致了欧洲和美国传染病发病率和病死率的大幅度下降,人的平均期望寿命显著增长。

20世纪70年代开始到21世纪初,现代公共卫生进入科学预防和控制非传染病的重要时期。始于20世纪40年代的以弗兰明汉心脏研究为代表的对心血管疾病的研究和始于20世纪50年代的以多尔和希尔的吸烟和肺癌关系研究为标志的对癌症的研究,为现代公共卫生对非传染病采取预防和干预的新途径提供了大量可靠的科学根据。20世纪70年代,健康领域的科学家已经提出了生物-心理-社会-环境模式。35年前,加拿大政府发布了拉龙德报告,指出决定健康的主要因素有四个:生物学、环境(自然和社会)、生活方式和习惯、医疗卫生系统的因素。这从某种意义上来说开创了公共卫生领域的新纪元。现代公共卫生除了在传染病和非传染病的预防和控制上取得了史无前例的成功之外,还在妇幼卫生和公共营养方面获得了很大的成绩。合理营养成为现代公共卫生打破营养不良-传染病流行恶性循环,以及对付因过度营养导致的非传染性疾病(心血管疾病、糖尿病和部分癌症)的重要手段。

(二)中国现代公共卫生(1919—1949年)

现代公共卫生在中国开始于1910年伍连德领导的东三省防制鼠疫行动,在兰安生、陈志潜等人的努力下,培养了一批公共卫生人才,摸索和积累了适合我国城乡社区公共卫生的模式和经验。现代公共卫生在中国真正意义上的全面系统发展还要等到1949年中华人民共和国成立以后才开始。

(三)中国现代公共卫生(1950年至今)

现代公共卫生在中国真正地成长与壮大,是在中华人民共和国成立后由政府主导的,是在应对中国公共卫生问题的进程中发展起来的。新中国成立初期面临的主要公共卫生问题是:

①严重危害人民健康的流行性疾病；②严重威胁母婴生命的疾病；③突然发生的严重威胁我国国力和战斗力的敌人细菌战。应对面临的问题，政府一是确立了预防为主的卫生工作方针；二是建立了全国卫生防疫体系；三是建立了妇幼卫生保健体系；四是建立了全国爱国卫生运动体系。

经过多年的建设，我国的公共卫生体系已经基本建立和健全，在十多年的时间里基本控制了鼠疫、霍乱和结核病等严重危害人民健康的传染病和地方病，显著地降低了新生儿破伤风和产褥热的发病率和病死率。2003 年的 SARS 危机使我们对公共卫生的认识上升到事关国家安全、国民经济发展和建设和谐社会的高度。从 1949 年至今，中国公共卫生体系从建立、健全到发展，取得了举世瞩目的伟大成就。中国在 50 多年的时间里成功地消灭了天花和脊髓灰质炎，控制了严重危害人民健康的传染病和地方病，显著地降低了妊娠女性和婴儿的病死率，建立了覆盖城乡的基本医疗保健服务网，结合防治工作需要开展的预防医学科研工作取得显著成绩，预防医学教育为公共卫生体系输送了大量新鲜的血液，以上公共卫生成就加上医学科学的发展等因素，在全国人民生活水平普遍提高的基础上，使得中国人民的人均期望寿命从 1949 年的 35 岁提高到 2006 年的 73 岁，达到发达国家水平。公共卫生在中国的理论和实践证明了社会主义制度促进公共卫生事业发展的优越性。国家主导的公共卫生，可以充分地发挥国民的积极性和创造力，使有限的物质资源得到最高效率的利用。

第二节　公共卫生的定义

从广义的公共卫生定义中，通过比较其概念和蕴含的宗旨，学者们选择了三个具有代表性的定义予以介绍，并在此基础上提出我们的公共卫生定义。

一、温思络的定义

公共卫生是通过有组织的社区努力来预防疾病、延长寿命、促进健康和提高效益的科学和艺术。这些努力包括改善环境卫生，控制传染病，教育人们注意个人卫生，组织医护人员提供疾病早期诊断和预防性治疗的服务，以及建立社会机制来保证每个人都达到足以维护健康的生活标准。以这样的形式来组织这些效益的目的是使每个公民都能实现其与生俱来的健康和长寿权利。

二、美国医学研究所的定义

公共卫生就是作为一个社会为保障人人健康的各种条件所采取的集体行动。

三、我国全国卫生工作会议的定义

公共卫生就是组织社会共同努力，改善环境卫生条件，预防控制传染病和其他疾病流行，培养良好卫生习惯和文明生活方式，提供医疗服务，达到预防疾病、促进人民身体健康的目的。该定义之后还有一段具体解释："公共卫生建设需要国家、社会、团体和民众的广泛参与，共同努力。其中，政府要代表国家积极参与制订相关法律、法规和政策，对社会、民众和医疗卫生机构执行公共卫生法律法规实施监督检查，维护公共卫生秩序，促进公共卫生事业发展；组织社会各界和广大民众共同应对突发公共卫生事件和传染病流行；教育民众养成良好卫生习惯和健康文明的生活方式；培养高素质的公共卫生管理和技术人才，为促进人民健康服务。"该定义兼有历史性、现实性和前瞻性，反映了我国公共卫生界对现代公共卫生的共识。

第二章　突发公共卫生事件

第一节　突发公共卫生事件的概念及特征

突发公共卫生事件(以下简称突发事件),是指突然发生,造成或者可能造成社会公众健康严重损害的重大传染病疫情、群体性不明原因疾病、重大食物和职业中毒,以及其他严重影响公众健康的事件。

突发事件一般具有以下三种特征。

一是突发事件具有突发性。它是突然发生的,是突如其来的,一般来讲,是不易预测的事件。例如,2003年在我国一些地方发生的非典型肺炎,就是突如其来的公共卫生事件。

二是突发事件具有公共卫生的属性,它针对的不是特定的人,而是不特定的社会群体。它的范围包括重大的传染病疫情、群体性不明原因疾病、重大食物和职业中毒,以及其他严重影响公众健康的事件。

三是突发事件对公众健康的损害和影响要达到一定的程度。

第二节　突发公共卫生事件报告与信息发布

有下列情形之一的,省、自治区、直辖市人民政府应当在接到报告1小时内,向国务院卫生行政主管部门报告。

1.发生或者可能发生传染病暴发、流行的。

2.发生或者发现不明原因的群体性疾病的。

3.发生传染病菌种、毒种丢失的。

4.发生或者可能发生重大食物和职业中毒事件的。

国务院卫生行政主管部门对可能造成重大社会影响的突发事件,应当立即向国务院报告。

第三节　突发公共卫生事件分级

根据突发公共卫生事件性质、危害程度、涉及范围,突发公共卫生事件划分为特别重大(Ⅰ级)、重大(Ⅱ级)、较大(Ⅲ级)和一般(Ⅳ级)四级。

（一）有下列情形之一的为特别重大突发公共卫生事件（Ⅰ级）。

1.肺鼠疫、肺炭疽在大、中城市发生并有扩散趋势，或肺鼠疫、肺炭疽疫情波及2个以上省份，并有进一步扩散趋势。

2.发生传染性非典型肺炎、人感染高致病性禽流感病例，并有扩散趋势。

3.涉及多个省份的群体性不明原因疾病，并有扩散趋势。

4.发生新传染病或我国尚未发现的传染病发生或传入，并有扩散趋势，或发现我国已消灭的传染病重新流行。

5.发生烈性病菌株、毒株、致病因子等丢失事件。

6.周边及与我国通航的国家和地区发生特大传染病疫情，并出现输入性病例，严重危及我国公共卫生安全的事件。

7.国务院卫生行政部门认定的其他特别重大突发公共卫生事件。

（二）有下列情形之一的为重大突发公共卫生事件（Ⅱ级）。

1.在一个县（市）行政区域内，一个平均潜伏期内（6天）发生5例以上肺鼠疫、肺炭疽病例，或者相关联的疫情波及2个以上的县（市）。

2.发生传染性非典型肺炎、人感染高致病性禽流感疑似病例。

3.腺鼠疫发生流行，在一个市（地）行政区域内，一个平均潜伏期内多点连续发病20例以上，或流行范围波及2个以上市（地）。

4.霍乱在一个市（地）行政区域内流行，1周内发病30例以上，或波及2个以上市（地），有扩散趋势。

5.乙类、丙类传染病波及2个以上县（市），1周内发病水平超过前5年同期平均发病水平2倍以上。

6.我国尚未发现的传染病发生或传入，尚未造成扩散。

7.发生群体性不明原因疾病，扩散到县（市）以外的地区。

8.发生重大医源性感染事件。

9.预防接种或群体性预防性服药出现人员死亡。

10.一次食物中毒人数超过100人并出现死亡病例，或出现10例以上死亡病例。

11.一次发生急性职业中毒50人以上，或死亡5人以上。

12.境内外隐匿运输、邮寄烈性生物病原体、生物毒素造成我境内人员感染或死亡的。

13.省级以上人民政府卫生行政部门认定的其他重大突发公共卫生事件。

（三）有下列情形之一的为较大突发公共卫生事件（Ⅲ级）。

1.发生肺鼠疫、肺炭疽病例，一个平均潜伏期内病例数未超过5例，流行范围在一个县（市）行政区域以内。

2.腺鼠疫发生流行，在一个县（市）行政区域内，一个平均潜伏期内连续发病10例以上，或波及2个以上县（市）。

3.霍乱在一个县（市）行政区域内发生，1周内发病10～29例，或波及2个以上县（市），或市（地）级以上城市的市区首次发生。

4.一周内在一个县（市）行政区域内，乙、丙类传染病发病水平超过前5年同期平均发病水平 1 倍以上。

5.在一个县(市)行政区域内发现群体性不明原因疾病。

6.一次食物中毒人数超过 100 人,或出现死亡病例。

7.预防接种或群体性预防性服药出现群体性心因性反应或不良反应。

8.一次发生急性职业中毒 10～49 人,或死亡 4 人以下。

9.市(地)级以上人民政府卫生行政部门认定的其他较大突发公共卫生事件。

(四)有下列情形之一的为一般突发公共卫生事件(Ⅳ级)。

1.腺鼠疫在一个县(市)行政区域内发生,一个平均潜伏期内病例数未超过 10 例。

2.霍乱在一个县(市)行政区域内发生,1 周内发病 9 例以下。

3.一次食物中毒人数 30～99 人,未出现死亡病例。

4.一次发生急性职业中毒 9 人以下,未出现死亡病例。

5.县级以上人民政府卫生行政部门认定的其他一般突发公共卫生事件。

第三章　传染病防治

第一节　概述

一、我国法定传染病的种类及名称

《中华人民共和国传染病防治法》(简称《传染病防治法》)规定的传染病分为甲类、乙类和丙类,共三类 39 种。

(一)甲类传染病

共 2 种,包括鼠疫、霍乱。

(二)乙类传染病

共 26 种,包括传染性非典型肺炎、艾滋病(艾滋病病毒感染者)、病毒性肝炎、脊髓灰质炎、人感染高致病性禽流感、麻疹、流行性出血热、狂犬病、流行性乙型脑炎、登革热、炭疽、细菌性和阿米巴性痢疾、肺结核、伤寒和副伤寒、流行性脑脊髓膜炎、百日咳、白喉、新生儿破伤风、猩红热、布鲁氏菌病、淋病、梅毒、钩端螺旋体病、血吸虫病、疟疾、人感染 H7N9 禽流感。

(三)丙类传染病

共 11 种,包括流行性感冒、流行性腮腺炎、风疹、急性出血性结膜炎、麻风病、流行性和地方性斑疹伤寒、黑热病、棘球蚴病、丝虫病,除霍乱、细菌性和阿米巴性痢疾、伤寒和副伤寒以外的感染性腹泻病、手足口病。

二、传染病流行病学概念

传染病流行病学主要研究传染病在人群中发生、流行过程及影响过程的因素,并制订预防、控制和消灭传染病的对策与措施。

传染病在人群中发生的流行过程,即病原体从已受感染者排出,经过一定的传播途径侵入易感者机体而形成新的感染,并不断发生、发展的过程。传染病流行过程包括三个环节:传染源、传播途径和易感人群。这三个环节相互依赖、相互联系,缺少其中任何一个环节,传染病的流行就不会发生。

(一)传染源

传染源是指体内有病原体生长、繁殖并且能排出病原体的人和动物,包括患者、病原携带者和受感染的动物。

1.患者

患者体内通常存在大量病原体,又具有利于病原体排出的临床症状,是最重要的传染源。患者作为传染源其在不同病程阶段有所不同,取决于各阶段排出的病原体数量和频度。

2.病原携带者

病原携带者是指没有任何临床症状而能排出病原体的人。带菌者、带毒者和带虫者统称为病原携带者。病原携带者按其携带状态和临床分期的关系分为三类:潜伏期病原携带者、恢复期病原携带者和健康病原携带者。

3.受感染的动物

人类的某些传染病是由动物传播所致。其中有些疾病在动物间传播,在一定条件下可以传染给人,所致疾病称为自然疫源性疾病,如鼠疫、森林脑炎等;有些疾病是在动物和人之间传播的,并由共同的病原体引起,称为人畜共患疾病,如血吸虫病、狂犬病等。

(二)传播途径

传播途径是指病原体从传染源排出后,侵入新的易感宿主前,在外环境中所经历的全部过程。

1.经空气传播

(1)经空气传播的方式包括经飞沫、飞沫核和尘埃传播。

1)经飞沫传播:飞沫传播只能累及传染源周围的密切接触者,对环境抵抗力弱的流感病毒、百日咳杆菌和脑膜炎双球菌常经此方式传播。

2)经飞沫核传播:飞沫核可以气溶胶的形式漂流至远处,结核分枝杆菌等耐干燥的病原体可经飞沫核传播。

3)经尘埃传播:含有病原体的飞沫和分泌物落在地面,干燥后形成尘埃。对外界抵抗力强的病原体,如结核分枝杆菌和炭疽杆菌芽孢均可通过尘埃传播。

(2)经空气传播的传染病流行特征:①传播广泛,传播途径易实现,发病率高;②冬春季高发;③少年儿童多见;④在未免疫预防人群周期性高发;⑤受居住条件和人口密度的影响。

2.经水或食物传播

经水或食物传播的传染病包括许多肠道传染病和某些寄生虫病,个别呼吸道传染病也可通过食物传播。

(1)经水传播:方式包括饮用水污染和疫水接触。经饮水传播的疾病常呈暴发流行,其特征为:①病例分布与供水范围一致,有饮用同一水源史;②在水源处经常受到病例污染;③除哺乳婴儿外,发病无年龄、性别、职业差别;④停用污染水源或采取消毒、净化措施后,暴发或流行即可平息。经疫水传播的疾病通常是由于人们接触疫水时,病原体经过皮肤、黏膜侵入机体,如血吸虫病、钩端螺旋体病等。流行特征为:①患者有疫水接触史;②发病有季节性、职业性和地区性;③大量易感者进入疫区接触疫水时可致暴发或流行;④加强疫水处理和个人防护,可控制病例发生。

(2)经食物传播:当食物本身含有病原体或受到病原体污染时,可引起传染病的传播。流行特征为:①患者有进食某一食物史,不食者不发病;②一次大量污染可致暴发;③停止供应污染食物后,暴发可平息。

3.经接触传播

(1)直接接触传播:指在没有外界因素参与下,传染源直接与易感者接触的一种传播途径,如狂犬病、性病等。

(2)间接接触传播:指易感者接触了被传染源的排出物或分泌物污染的日常生活用品所造成的传播。一般呈散发,很少造成流行,无明显季节性,个人习惯不良和卫生条件较差地区发病较多。

4.经媒介节肢动物传播

经媒介节肢动物传播的方式包括机械携带和生物性(吸血)传播,如伤寒、痢疾等可经苍蝇、蟑螂等传播。流行特征为:地区性分布,明显的职业性,一定的季节性,青壮年发病较多。

5.经土壤传播

一些能形成芽孢的病原体,如炭疽、破伤风等污染土壤后可保持传染性达十年之久;有些寄生虫卵从宿主排出后,需在土壤中发育一段时间,才具有感染新易感者的能力。

6.医源性传播

医源性传播指在医疗、预防工作中,由于未能严格执行规章制度和操作规程,而人为地造成某些传染病的传播。如患者在输血时感染艾滋病、丙型肝炎等。

7.围生期传播

围生期传播指在围生期,病原体通过母体传给子代,其传播也被称为垂直传播或母婴传播。围生期传播的主要方式包括以下几种。

(1)经胎盘传播受感染的孕妇经胎盘血液将病原体传给胎儿引起的宫内感染。常见的有风疹、艾滋病、梅毒和乙型肝炎等。

(2)上行性感染病原体从孕妇阴道到达绒毛膜或胎盘引起胎儿宫内感染,如单纯疱疹病毒、白色念珠球菌等。

(3)分娩过程中胎儿经过严重感染的孕产道时可被感染。如淋球菌、疱疹病毒均可通过这种方式传播。

(三)人群易感性

人群作为一个整体对传染病的易感程度称为人群易感性。人群易感性的高低取决于该人群中易感个体所占的比例。

1.影响人群易感性升高

主要因素为:①新生儿增加;②易感人群迁入;③免疫人口免疫力自然消退;④免疫人口死亡。

2.影响人群易感性降低

主要因素为:①计划免疫。②传染病流行。一项传染病流行后,总有相当一部分人因发病或隐性感染而获得免疫力,这种免疫力可以持续较短时间,也可以是终身免疫,因病种而论。

(四)疫源地

传染源及其排出的病原体向四周播散所能波及的范围称为疫源地,即可能发生新病例感染的范围。一般将单位较小的或单个传染源所构成的疫源地称为疫点,较大范围的疫源地或若干疫源地连成片时称为疫区。

1.形成疫源地的条件

形成疫源地的条件包括两个方面:传染源的存在和病原体能够继续传播。疫源地范围大小因病而异,取决于传染源的活动范围、传播途径特点和周围人群的免疫状况。当传染源活动范围较大、传播距离较远或周围易感者比较多时,疫源地的范围相应较大。

2.疫源地消灭的条件

疫源地消灭必须具备下述条件:传染源已被移走(住院或死亡)或不再排出病原体(治愈);通过各种措施消灭了传染源排于外环境的病原体;所有易感者经过该病最长潜伏期未出现新病例或被证明未受感染。

第二节　传染病发病机制

一、传染病的发生与发展

传染病的发生与发展都有一个共同的特征,就是疾病发展的阶段性。发病机制中的阶段性与临床表现的阶段性大多数是互相吻合的。

(一)入侵部位

病原体的入侵部位与发病机制有密切关系,入侵部位适当,病原体才能定植、生长、繁殖及引起病变。

(二)机体内定位

病原体入侵并定植后,可在入侵部位直接引起病变;也可在入侵部位繁殖,分泌毒素,在远离入侵部位引起病变;也可进入血液循环,再定位于某一脏器引起该器官的病变。

(三)排除途径

各种传染病都有其病原体排除途径,是患者、病原携带者和隐性感染者有传染性的重要因素。病原体排出体外的持续时间有长有短,不同传染病有不同的传染期。

二、组织损伤的发生机制

(一)直接损伤

病原体借助其机械运动及所分泌的酶可直接破坏组织,或通过细胞病变而使细胞溶解,或通过诱发炎症过程而引起组织坏死。

(二)毒素作用

有些病原体能分泌毒力很强的外毒素,可选择性损害靶器官或引起功能紊乱。

(三)免疫机制

许多传染病的发病机制与免疫应答有关。有些传染病能抑制细胞免疫或直接破坏 T 细胞,更多的病原体则通过变态反应而导致组织损伤。

三、重要的病理生理变化

(一)发热

外源性致热原进入人体后,激活单核-吞噬细胞、内皮细胞和 B 淋巴细胞,使后者释放内源性致热原。内源性致热原通过血循环刺激体温调节中枢,释放前列腺素 E_2,后者使产热超过散热而引起体温上升。

(二)急性期改变

感染、创伤、炎症等过程所引起的一系列急性期机体应答称为急性期改变。主要改变为蛋白代谢、糖代谢、水电解质代谢、内分泌改变。

第三节　传染病的特征

一、基本特征

传染病与其他疾病的主要区别在于其具有下列四个基本特征。对这些基本特征不可孤立地看而应综合考虑。

(一)病原体

每种传染病都是由特异性病原体引起的。病原体可以是微生物或寄生虫。随着研究水平的不断提高和深入,对各种传染病病原体的认识也逐渐加深。由于新技术的应用,有可能发现新的传染病病原体。

(二)传染性

传染性是传染病与其他感染性疾病的主要区别。例如,耳源性脑膜炎和流行性脑脊髓膜炎,在临床上都表现为化脓性脑膜炎,但前者无传染性,无须隔离,后者则有传染性,必须隔离。传染性意味着病原体能通过某种途径感染他人。传染病患者有传染性的时期称为传染期。它在每一种传染病中都相对固定,可作为隔离患者的依据之一。

(三)流行病学特征

传染病的流行需有传染源、传播途径和人群易感性这三个基本条件。传染病的发病可分为散发性发病、流行、大流行和暴发流行。当某传染病在某地的发病率仍处于常年水平时,称为散发性发病;若某传染病的发病率显著高于近年来的一般水平时,称为流行;若某传染病的流行范围甚广,超出国界或洲界时,称为大流行。传染病病例发病时间的分布高度集中于一个短时间之内者称为暴发流行。传染病发病率在时间上(季节分布)、空间上(地区分布)、不同人群(年龄、性别、职业)中的分布,也是流行病学特征。

(四)感染后免疫

免疫功能正常的人体经显性或隐性感染某种病原体后,都能产生针对该病原体及其产物(如毒素)的特异性免疫。通过血清中特异性抗体的检测可知其是否具有免疫力。感染后获得的免疫力和疫苗接种一样都属于主动免疫。通过注射或从母体获得抗体的免疫力都属于被动免疫。感染后免疫力的持续时间在不同传染病中有很大差异。有些传染病,如麻疹、脊髓灰质炎和乙型脑炎等,感染后免疫力持续时间较长,往往保持终生;但有些传染病则感染后免疫力持续时间较短,如流行性感冒、细菌性痢疾和阿米巴病等。

二、临床特点

(一)病程发展的阶段性

急性传染病的发生、发展和转归,通常分为四个阶段。

1.潜伏期

从病原体侵入人体起,至开始出现临床症状为止的时期,称为潜伏期。每一个传染病的潜伏期都有一个范围(最短、最长),并呈常态分布,是检疫工作观察、留验接触者的重要依据。潜伏期相当于病原体在体内定位、繁殖和转移、引起组织损伤和功能改变导致临床症状出现之前的整个过程。因此,潜伏期的长短一般与病原体的感染量成反比。如果传染病主要由毒素引起病理生理改变,则与毒素产生和播散所需时间有关。如细菌性食物中毒,毒素在食物中已预先存在,则潜伏期可短至数十分钟。狂犬病的潜伏期取决于狂犬病毒进入体内的部位,距离中枢神经系统越近则潜伏期越短。

2.前驱期

从起病至症状明显开始为止的时期称为前驱期。在前驱期中的临床表现通常是非特异性的,如头痛、发热、疲乏、食欲缺乏和肌肉酸痛等,为许多传染病所共有,一般持续1~3天。起病急骤者,可无前驱期。

3.症状明显期

急性传染病患者度过前驱期后,某些传染病,如麻疹、水痘患者绝大多数转入症状明显期。在此期间该传染病所特有的症状和体征都通常获得充分的表现,如具有特征性的皮疹、黄疸、肝大、脾大和脑膜刺激征等。然而,在某些传染病,如脊髓灰质炎、乙型脑炎等,大部分患者可随即进入恢复期,临床上称为顿挫型,仅少部分患者进入症状明显期。

4.恢复期

当机体的免疫力增长至一定程度,体内病理生理过程基本终止,患者的症状及体征基本消失,临床上称为恢复期。在此期间,体内可能还有残余病理改变(如伤寒)或生化改变(如病毒性肝炎),病原体尚未能被完全清除(如霍乱、痢疾),但食欲和体力均逐渐恢复,血清中的抗体效价亦逐渐上升至最高水平。

有些传染病患者在病程中可出现再燃或复发。再燃是指当传染病患者的临床症状和体征逐渐减轻,但体温尚未完全恢复正常的缓解阶段,由于潜伏于血液或组织中的病原体再度繁殖,使体温再次升高,初发病的症状与体征再度出现的情形。复发是指当患者进入恢复期后,已稳定退热一段时间,由于体内残存的病原体再度繁殖而使临床表现再度出现的情形。再燃和复发可见于伤寒、疟疾和细菌性痢疾等传染病。

后遗症:是指有些传染病患者在恢复期结束后,某些器官功能长期都未能恢复正常的情形。后遗症多见于以中枢神经系统病变为主的传染病——如脊髓灰质炎、乙型脑炎和流行性脑脊髓膜炎等。

(二)常见的症状与体征

1.发热

大多数传染病都可引起发热,如流行性感冒、恙虫病、结核病和疟疾等。

(1)发热程度:临床上可在口腔舌下、腋下或直肠探测体温。其中,口腔和直肠需探测3分钟,腋下需探测10分钟。以口腔温度为标准,发热的程度可分为:①低热,体温为37.5~37.9℃;②中度发热,体温为38~38.9℃;③高热,体温为39~40.9℃;④超高热,体温达41℃以上。

（2）传染病的发热过程可分为三个阶段。

1）体温上升期：是指患者于病程中体温上升的时期。若体温逐渐升高，患者可出现畏寒，可见于伤寒、细菌性痢疾等；若体温急剧上升至 39℃ 以上，则常伴寒战，可见于疟疾、登革热等。

2）极期：是指体温上升至一定高度，然后持续一段较长时间的时期。

3）体温下降期：是指升高的体温缓慢或快速下降的时期。有些传染病，如伤寒、结核病等多需经数天后才能降至正常水平；有些传染病，如疟疾、败血症等则可于数十分钟内降至正常水平，同时常伴有大量出汗。

（3）热型及其意义：热型是传染病的重要特征之一，具有鉴别诊断意义。较常见的有五种热型。

1）稽留热：见于伤寒、斑疹伤寒等的极期。

2）弛张热：常见于败血症。体温升高达 39℃ 以上，而且 24 小时相差不超过 1℃，可 24 小时体温相差超过 1℃，但最低点未达正常水平。

3）间歇热：24 小时内体温波动于高热与正常体温之下，可见于疟疾、败血症等。

4）回归热：是指高热持续数日后自行消退，但数日后又再出现高热，可见于回归热、布鲁菌病等。若在病程中多次重复出现并持续数月之久时称为波状热。

5）不规则热：是指发热患者的体温曲线无一定规律的热型，可见于流行性感冒、败血症等。

2.发疹

许多传染病在发热的同时伴有发疹，称为发疹性传染病。发疹时可出现皮疹，分为外疹和内疹（黏膜疹）两大类。出疹时间、部位和先后次序对诊断和鉴别诊断有重要参考价值。如水痘、风疹多于病程的第一日出皮疹，猩红热多于第二日，麻疹多于第三日，斑疹伤寒多于第五日，伤寒多于第六日等。水痘的皮疹主要分布于躯干；麻疹的皮疹先出现于耳后、面部，然后向躯干、四肢蔓延，同时有黏膜疹（科氏斑）。皮疹的形态可分为四大类。

（1）斑丘疹：斑疹呈红色不凸出皮肤，可见于斑疹伤寒、猩红热等。丘疹呈红色凸出皮肤，可见于麻疹、恙虫病和传染性单核细胞增多症等。玫瑰疹属于丘疹，呈粉红色，可见于伤寒、沙门菌感染等。斑丘疹是指斑疹与丘疹同时存在，可见于麻疹、登革热、风疹、伤寒、猩红热及科萨奇病毒感染等传染病。

（2）出血疹：亦称瘀点，多见于肾综合征出血热、登革热和流行性脑脊髓膜炎等传染病。出血疹可相互融合形成瘀点。

（3）疱疹：多见于水痘、单纯疱疹和带状疱疹等病毒性传染病，亦可见于立克次体痘及金黄色葡萄球菌败血症等。若疱疹液呈脓性则称为脓疱疹。

（4）荨麻疹：可见于病毒性肝炎、蠕虫蚴移行症和丝虫病等。

有些疾病，如登革热、流行性脑脊髓膜炎等，可同时出现斑丘疹和出血疹。焦痂发生于昆虫传播媒介叮咬处，可见于恙虫病、北亚蜱媒立克次体病等。

3.毒血症

症状病原体的各种代谢产物，包括细菌毒素在内，可引起除发热以外的多种症状，如疲乏、全身不适，厌食，头痛，肌肉、关节和骨骼疼痛等。严重者可有意识障碍、谵妄、脑膜刺激征、中毒性脑病、呼吸衰竭及休克等表现,有时还可引起肝、肾损害,表现为肝、肾功能的改变。

4.单核吞噬细胞系统反应

在病原体及其代谢产物的作用下,单核吞噬细胞系统可出现充血、增生等反应,临床上表现为肝大、脾大和淋巴结肿大。

(三)临床类型

根据传染病临床过程的长短可分为急性型、亚急性型和慢性型;按病情轻重可分为轻型、典型,也称中型或普通型、重型和暴发型。

第四节　传染病预防

作为传染源的传染病患者总是由临床工作者首先发现,因而及时报告和隔离患者就成为临床工作者不可推卸的责任。同时,应当针对构成传染病流行过程的三个基本环节采取综合性措施,并且根据各种传染病的特点,针对传播的主导环节,采取适当的措施,防止传染病继续传播。

一、管理传染源

传染病报告制度是早期发现、控制传染病的重要措施,必须严格遵守。根据《中华人民共和国传染病防治法》,将法定传染病分为甲类、乙类和丙类。

甲类包括:①鼠疫;②霍乱等。甲类为强制管理的传染病,城镇要求发现后 2 小时内通过传染病疫情监测信息系统上报,农村不超过 6 小时。

乙类包括:传染性非典型肺炎、艾滋病(艾滋病病毒感染者)、病毒性肝炎、脊髓灰质炎、人感染高致病性禽流感、麻疹、流行性出血热、狂犬病、流行性乙型脑炎、登革热、炭疽、细菌性和阿米巴性痢疾、肺结核、伤寒和副伤寒、流行性脑脊髓膜炎、百日咳、白喉、新生儿破伤风、猩红热、布鲁氏菌病、淋病、梅毒、钩端螺旋体病、血吸虫病、疟疾、人感染 H7N9 禽流感等。乙类为严格管理的传染病,城镇要求发现后 6 小时内上报,农村不超过 12 小时。

丙类包括:流行性感冒、流行性腮腺炎、风疹、急性出血性结膜炎、麻风病、流行性和地方性斑疹伤寒、黑热病、棘球蚴病、丝虫病、除霍乱、细菌性和阿米巴性痢疾、伤寒和副伤寒以外的感染性腹泻病、手足口病等。丙类为监测管理的传染病,要求发现后 24 小时内上报。

值得注意的是在乙类传染病中,传染性非典型肺炎、炭疽中的肺炭疽,必须采取甲类传染病的报告、控制措施。

对传染病的接触者,应分别按具体情况采取检疫措施,密切观察,并适当做药物预防或预防接种。应尽可能地在人群中检出病原携带者,进行治疗、教育、调整工作岗位和随访观察。对动物传染源,如属有经济价值的家禽、家畜,应尽可能加以治疗,必要时宰杀后加以消毒处理;如无经济价值者则设法消灭。

二、切断传播途径

对于各种传染病,尤其是消化道传染病、虫媒传染病和寄生虫病,切断传播途径是主要的预防措施。措施包括隔离和消毒。

（一）隔离

隔离是指将患者或病原携带者妥善地安排在指定的隔离单位，暂时与人群隔离，积极进行治疗、护理，并对具有传染性的分泌物、排泄物、用具等进行必要的消毒处理，防止病原体向外扩散的医疗措施。隔离的种类有：①严密隔离，对传染性强、病死率高的传染病，如霍乱、鼠疫、狂犬病等，患者应住单人房，严格隔离；②呼吸道隔离，对由患者的飞沫和鼻咽分泌物经呼吸道传播的疾病，如传染性非典型肺炎、流感、流脑、麻疹、白喉、百日咳、肺结核等，应做呼吸道隔离；③消化道隔离，对由患者的排泄物直接或间接污染食物、食具而传播的传染病，如伤寒、菌痢、甲型肝炎、戊型肝炎、阿米巴病等，最好能在一个病房中只收治一个病种，否则，应特别注意加强床边隔离；④血液-体液隔离，对于直接或间接接触感染的血液及体液而发生的传染病，如乙型肝炎、丙型肝炎、艾滋病、钩端螺旋体病等，在一个病房中只住由同种病原体感染的患者；⑤接触隔离，对病原体经体表或感染部位排出，他人直接或间接与破损皮肤或黏膜接触感染引起的传染病，如破伤风、炭疽、梅毒、淋病和皮肤的真菌感染等，应做接触隔离；⑥昆虫隔离，对以昆虫作为媒介传播的传染病，如乙脑、疟疾、斑疹伤寒、回归热、丝虫病等，应做昆虫隔离。病室应有纱窗、纱门，做到防蚊、防蝇、防螨、防虱和防蚤等；⑦保护性隔离，对抵抗力特别低的易感者，如长期大量应用免疫抑制剂者、严重烧伤的患者、早产婴儿和器官移植术患者等，应做保护性隔离。在诊断、治疗和护理工作中，尤其应注意避免医源性感染。

（二）消毒

消毒是切断传播途径的重要措施。狭义的消毒是指消灭污染环境的病原体。广义的消毒则包括消灭传播媒介在内。消毒有疫源地消毒（包括随时消毒与终末消毒）及预防性消毒两大类。消毒方法有物理消毒法和化学消毒法两种，可根据不同的传染病选择采用。搞好环境卫生也是预防传染病的重要措施。

三、保护易感人群

保护易感人群的措施包括特异性和非特异性两个方面。非特异性保护易感人群的措施包括改善营养、锻炼身体和提高生活水平等，可提高机体的非特异性免疫力。但起关键作用的还是通过预防接种提高人群的主动或被动特异性免疫力。接种蛋白疫苗之后可使机体对相应的病毒、衣原体、细菌和螺旋体等感染具有特异性主动免疫能力。注射特异性免疫球蛋白后，可使机体具有特异性被动免疫。由于我国在儿童中坚持实行计划免疫，全面推广服食脊髓灰质炎疫苗，目前我国已基本消灭脊髓灰质炎。免疫预防接种对传染病的控制和消灭起着关键性作用。

第五节　传染病信息报告

一、医务人员职责

医务人员严格执行首诊医生负责制，依法依规及时报告法定传染病，各级各类医疗卫生机构执行职务的人员和乡村医生、个体开业医生均为责任疫情报告人。

二、报告病种

1.法定报告传染病：分甲、乙、丙三类。

（1）甲类传染病：鼠疫、霍乱。

（2）乙类传染病：传染性非典型肺炎等。

（3）丙类传染病：流行性感冒等。

（4）原国家卫生计生委决定列入乙类、丙类传染病管理的其他传染病和需要开展应急监测的其他传染病，包括新发、境外输入的传染病，如人感染猪链球菌、发热伴血小板减少综合征、AFP、埃博拉出血热、中东呼吸综合征、寨卡病毒病等。

2.省级人民政府决定按照乙类、丙类管理的其他地方性传染病和其他暴发、流行或原因不明的传染病。

3.不明原因肺炎和不明原因死亡等特定目的监测的疾病。

三、报告时限

责任报告单位和责任疫情报告人发现甲类传染病和乙类传染病中的肺炭疽、传染性非典型肺炎按照甲类管理的传染病患者或疑似患者时，或发现其他传染病和不明原因疾病暴发时，应于 2 小时内完成网络报告或数据交换。对其他乙丙类传染病患者、疑似患者和规定报告的传染病病原携带者在诊断后，应于 24 小时内完成网络报告或数据交换。

第六节　传染病预防性消毒

一、传染病预防性消毒的基本要求

预防性消毒是对可能受到污染对象进行的消毒。其特点是污染微生物种类、污染程度、消毒对象的接触频度均不十分明确。但是，预防性消毒在阻断传染病的传播上具有重要的作用。

（一）预防性消毒的组织管理和监督

依据《中华人民共和国传染病防治法》和《消毒管理办法》，各级卫生行政部门负责当地的传染病预防性消毒的监督与管理，并按照有关的国家标准和行业标准对消毒执行情况和效果进行监督和检查。疾病预防控制机构和消毒行业协会对预防性消毒进行技术培训和指导。

（二）消毒对象的确定

预防性消毒是针对疑似污染对象进行的消毒，因此消毒对象十分广泛。在不同的时间，不同的情况下，消毒的重点不同。这取决于当地流行的传染病种类，流行程度等因素。

一般来说，当有肠道传染病流行时，应重点消毒可能污染的水源和食物，以及可能污染饮食的物品。同时，应对可能受到污染的环境、物品、人员的手、用品和衣物等进行消毒；当有呼吸道传染病流行时，主要是对空气和飞沫采取消毒措施，由于有些呼吸道传染病也经接触传播，故对环境和物品表面也应消毒；当社会上有通过接触传播的传染病发生或流行时，应重点消毒生活用品、办公用品、玩具、衣物等。

(三)消毒方法的选择

预防性消毒要杀灭的微生物种类不明确,只是对可能被污染的对象进行消毒。一般情况下使用中效和低效消毒剂,因为这些消毒剂足以杀灭常见的病原微生物,而安全性和环保性也较好。只有当疑有特殊微生物污染时,才有针对性地采用相应消毒剂,如对可能有细菌芽孢污染的对象采用高效消毒剂;对可疑有结核分枝杆菌和亲水病毒污染的对象时,采用高效或中效消毒剂。

(四)消毒剂量的掌握

预防性消毒杀灭的微生物种类不明确,消毒对象污染的频度和污染程度也不清楚。用消毒剂进行预防性消毒时,可采用所用消毒剂较低的杀灭微生物剂量,即经载体试验测定的对一般细菌繁殖体的杀灭剂量。

(五)消毒的时机和频度

预防性消毒是一项经常性的工作,一般情况下对环境和物品表面每日清洁1~2次即可,清洁时如能使用抗菌清洁剂则更好。每周可用消毒液擦拭消毒1~2次。对于室内空气,平时可每天通风换气不少于2次,每次30分钟。

当地有传染病流行时,应增加清洁和消毒次数。

(六)消毒中的个人防护

消毒时应注意个人安全防护。使用消毒器械应注意用电安全,并避免消毒因子的伤害;化学消毒剂按要求运输和保存;配制浓度高的消毒液和稀释消毒液时应戴手套;配制和分装高浓度消毒液时还应戴口罩。

二、各种消毒对象的预防性消毒

(一)生活用品的预防性消毒

1.一般物体表面

每天进行湿式清洁,并保持干燥,被病原微生物污染时可采用化学消毒剂擦拭或喷洒,一些重点单位,如医院、托幼托老机构等,应定期清洁消毒。怀疑被病原微生物污染时应加强消毒。可用含有效含量250~500mg/L的含溴或含氯消毒液、50~100mg/L二氧化氯溶液或1000mg/L过氧乙酸消毒液,拖擦或喷洒作用15~30分钟,然后用清水冲洗或擦拭,每日1~2次。金属等不耐腐蚀的物体表面可用5000mg/L氯己定或聚六亚甲基胍醇消毒液、2000mg/L的季铵盐消毒液擦拭或喷洒。

2.衣服、被褥等织物

可用煮沸的方法消毒,或者用250mg/L含溴消毒剂或含氯消毒剂浸泡消毒,作用15分钟后清水洗净。

3.玩具

托幼机构玩具应定期清洗消毒,保持玩具清洁卫生。家庭玩具一般情况下只需定期清洗保持清洁即可,在怀疑被病原微生物污染时可采取适当方法消毒。布制玩具可采用日光照射、煮沸消毒、温水洗涤消毒等方法。塑料玩具可用含有效溴250mg/L的消毒剂溶液、100mg/L二氧化氯溶液或1000mg/L过氧乙酸消毒剂溶液擦拭或喷洒,作用15分钟,然后用清水冲洗或擦拭,每日1~2次。金属玩具可用5000mg/L氯己定或聚六亚甲基胍醇消毒液、2000mg/L

的复合季铵盐消毒液擦拭、喷洒，作用 15 分钟。

4.电器

电话机、电脑键盘、鼠标、遥控器等，保持表面清洁卫生，一般情况下只需定期清洁即可，怀疑被病原微生物污染时宜消毒。可用含有效溴 250mg/L 的消毒剂溶液擦拭，作用 15 分钟；也可用含 3000～5000mg/L 氯己定或聚六亚甲基胍醇消毒液、2000～5000mg/L 的复合季铵盐消毒液擦拭，作用 15～30 分钟，然后用清水冲洗擦净。

空调定期清洗消毒，消毒时应切断电源，将过滤网拆下，清洗后用含有效溴 250mg/L 的二溴海因消毒液或 2000mg/L 复合季铵盐消毒液擦拭或浸泡消毒，作用 15～30 分钟，然后用清水冲洗擦净。铝翅片可用上述消毒液定向喷洒消毒。

冰箱应定期清洗消毒，消毒时应切断电源，取出冰箱内所有物品，用热水彻底擦净冰箱内壁，洗净冰箱内的所有附件，用 75％乙醇、2000～5000mg/L 氯己定乙醇消毒液擦拭，作用 15 分钟，然后用清水擦净。

洗衣机长期使用后，内桶和外桶之间会积存大量污垢，成为细菌滋生的场所，应定期清洗消毒。非金属内胆的洗衣机可用含溴消毒剂消毒，金属内胆的洗衣机可用季铵盐类消毒剂消毒。洗衣机注水后，加入二溴海因消毒液，使有效溴达到 250mg/L，或季铵盐消毒剂浓度达到 2000～5000mg/L，浸泡 30 分钟，开启洗衣机冲洗干净。

5.厨房用品

公用餐饮具每次使用后应进行清洗消毒处理。家庭用餐饮具日常只需用清水和洗涤剂清洗即可，如怀疑被致病微生物污染时，可采取适当方法消毒。厨具可用含有效溴 250mg/L 的含溴消毒剂溶液浸泡或擦拭消毒，或用 250mg/L 单过硫酸氢钾溶液浸泡或擦拭消毒，作用 20 分钟，然后用清水冲洗干净，晾干备用。抹布每次使用后应清洗干净，晾干备用。必要时可煮沸消毒。

6.卫生用品

公用坐便器、浴盆、洗漱池等卫生用品应定期清洁消毒，可用含二氧化氯 100mg/L，或有效溴 250mg/L 的二溴海因消毒液消毒，或 1000mg/L 过氧乙酸消毒液擦拭或喷洒，作用 15～30 分钟，每日 1～2 次。拖把、抹布等清扫用具使用后应及时清洗，晾干放置。需要时，可用 250mg/L 有效溴消毒液浸泡 30 分钟后清洗晾干放置。

7.手机

用酒精棉球擦拭消毒，作用 1～3 分钟。

8.饮水机

可选用浓度 10 000～30 000mg/L 过氧化氢消毒液、浓度 250mg/L 单过硫酸氢钾消毒液、浓度 250mg/L 二溴海因消毒液，冲洗消毒，作用时间 20 分钟。消毒后用净水冲洗干净。

(二)环境表面的预防性消毒

1.地面

地面以清洁为主。在传染病流行期间，可用含有效溴 250mg/L 的二溴海因消毒液或含有效氯 500mg/L 的含氯消毒剂溶液、100mg/L 二氧化氯溶液或 1000mg/L 过氧乙酸消毒液拖擦或喷洒，以喷湿为度，作用 15～30 分钟，然后用清水冲洗或擦拭，每日 1～2 次。

2.墙壁、门窗、天花板

一般不需要进行消毒。当怀疑受到病原微生物污染时,采用化学消毒剂喷洒或擦洗,墙面消毒高度为 2.0m。托幼机构墙壁、门窗等环境表面,应定期清洗消毒,一般墙壁消毒高度为 1.5m。可用含有效溴 250mg/L 的二溴海因消毒液或含有效氯 500mg/L 的消毒剂、100mg/L 二氧化氯溶液或 1000mg/L 过氧乙酸消毒剂溶液拖擦或喷洒,泥土墙、水泥墙、木板墙、石灰墙均以喷湿为度。

3.浴室和游泳场所

公共浴室、游泳场所等地面应定期清扫、消毒,池浴每晚要彻底清洗,共用浴盆应清洗消毒。可用含二氧化氯 100mg/L 或有效溴为 250mg/L 的消毒剂溶液拖擦或喷洒,或用 1000mg/L 过氧乙酸消毒剂溶液拖擦或喷洒,作用 15～30 分钟,然后用清水冲洗或擦拭,每日 1～2 次。

4.卫生间

卫生间地面及托幼机构卫生间墙面(1.5m 以下)等表面定期清扫、消毒,可用二氧化氯 100mg/L、有效溴或有效氯为 250mg/L 的消毒液拖擦或喷洒,或用 1000mg/L 过氧乙酸消毒液拖擦或喷洒,作用 15～30 分钟,然后用清水冲洗或擦拭,每日 1～2 次。

(三)室内空气的预防性消毒

室内空气首选通风,可采取自然通风或机械通风,传染病流行期间或空气质量差时,应加强通风换气,也可采用循环风式空气消毒机进行空气消毒。人员流动较大的场所,可安装消毒式中央空调,或者在空调机的进出风口安装高强度紫外线消毒装置。在特殊情况下,如怀疑受到病原微生物污染而又不便开窗通风的房间,可谨慎采用化学消毒剂喷雾消毒。可供选用的消毒剂有:过氧化氢空气消毒剂、植物提取物空气消毒剂等。

(四)公共交通工具的预防性消毒

1.空气

公共交通工具空气的预防性消毒主要采用开窗自然通风和空调换新风的方法。降低空气中微生物的办法除加强通风和湿式清扫外,在特殊情况下,应辅之以使用空气消毒器械或化学消毒剂对空气进行消毒处理。飞机舱在无人情况下,可使用无腐蚀作用、无异味的消毒剂进行喷雾消毒;火车和地铁车厢、汽车、轮船,用 1000mg/L 过氧乙酸、有效溴为 250mg/L 的二溴海因消毒液或 100mg/L 二氧化氯消毒液进行超低容量喷雾,按 $10mL/m^3$ 的剂量作用 60 分钟。

2.环境物体表面

飞机舱内小案板、门把手、卫生间洁具、洗手池等,火车车厢及船舱内桌椅、门把手、卫生间洁具、洗手池,地铁车厢和汽车内座椅、扶手、拉手等物体表面的预防性消毒,可用 5000mg/L 的氯己定或 2000mg/L 的复合季铵盐消毒液擦拭,也可用有效溴为 250mg/L 的二溴海因消毒液、100mg/L 的二氧化氯消毒液或 1000mg/L 过氧乙酸溶液擦拭或喷洒至表面湿润,作用 15 分钟后用清水擦拭,再用经过消毒的干抹布擦干。

机舱、火车、地铁、汽车车厢和船舱地面及舱室内壁,交通工具卫生间地面和内壁等可用 250mg/L 的含溴消毒剂溶液、100mg/L 的二氧化氯消毒液或 1000mg/L 过氧乙酸溶液喷洒或拖地,用量以湿润为度。拖把要专用,用后在消毒液中浸泡 30 分钟,再用清水洗净,晾干。

飞机、轮船、火车、汽车上桌布及椅套应定期更换并消毒。可用 70℃ 以上温水在洗衣机内洗 30 分钟,或流通蒸汽 100℃ 消毒 10 分钟,或煮沸消毒 10 分钟,或用有效溴为 250mg/L 的含溴消毒剂溶液浸泡消毒 15 分钟。

3.卧具的消毒

火车、轮船、汽车上的卧具应单程更换(软卧车厢卧具一客一换)。公用毯子用后应及时消毒、加封。可采用流通蒸汽消毒、高压蒸气、环氧乙烷等消毒,也可用化学消毒剂浸泡。流通蒸汽消毒时,蒸汽温度为 100℃,作用 15 分钟;压力蒸汽消毒时,温度为 121℃,作用 15 分钟。

(五)衣被等织物的预防性消毒

日常穿着使用的衣服、被褥不需特殊消毒措施,只需勤换洗、晾晒即可,怀疑被病原微生物污染时应采取消毒措施。公用衣服、被褥等织物应及时清洗消毒。

1.日光

一般在直射阳光下暴晒 3～6 小时即可达到消毒的目的。暴晒时物品应摊开并翻动使各个部位都接受阳光的照射。

2.耐热衣物、被褥

(1)煮沸消毒:将欲消毒的衣服、被褥加热煮沸 15 分钟以上。煮沸消毒衣被应完全浸没水中,从水沸腾开始计时。

(2)流通蒸汽消毒:用蒸笼、阿诺氏流通蒸汽锅等,当水煮沸后产生水蒸气,蒸汽温度 100℃,作用 15～30 分钟,消毒后将物品通风干燥。

(3)压力蒸汽消毒:适用于大型公共场所、医疗机构等耐热衣物、被褥的预防性集中消毒,使用高压蒸汽灭菌器,温度 121℃,作用 15～30 分钟。

3.不耐热衣物、被褥

(1)消毒剂浸泡消毒:采用含有效溴 250mg/L 的含溴消毒剂溶液、1000mg/L 的过氧乙酸溶液或 2000mg/L 的氯己定溶液浸泡消毒 15～30 分钟,取出用清水漂洗干净,晾干。

(2)消毒洗衣粉消毒:采用含二氧化氯、含溴或含氯消毒剂的消毒洗衣粉消毒,按使用说明书使用,消毒后洗涤干净。

(3)环氧乙烷熏蒸法:用环氧乙烷消毒柜,在温度 54℃、相对湿度 80% 条件下,浓度 800mg/L,消毒 4～6 小时。

(4)甲醛消毒箱、低温蒸气甲醛灭菌器、臭氧消毒箱消毒,按说明书操作。

4.注意事项

衣服、被褥的消毒应根据其不同的质料和颜色,选择对其无损害的方法;含氯消毒剂等对衣服、被褥有腐蚀或漂白作用,应慎重选择;环氧乙烷是致癌物质,使用时应注意安全,消毒后衣服、被褥应充分去除残留。

(六)餐饮具的预防性消毒

首选物理消毒法包括煮沸消毒、流通蒸气消毒、红外线消毒、餐具消毒器(柜)、自动冲洗消毒洗碗机,也可选用化学消毒。

1.食具消毒柜

食具消毒柜进行餐饮具消毒时应按照说明书操作。

2.自动冲洗消毒洗碗机

自动冲洗消毒洗碗机进行餐饮具消毒时应按照说明书操作。

3.煮沸消毒

适用于各种耐热耐湿的餐饮具。煮沸消毒是将待消毒的餐饮具完全浸没水中,加热煮沸10分钟以上。煮沸消毒用水应保持清洁,餐饮具应完全浸没水中,从水沸腾开始计时,水沸腾后不得再放入餐饮具,如放入餐饮具应重新开始计时。

4.流通蒸汽消毒

流通蒸汽消毒适合于各种耐热、耐湿的物品处理。蒸汽消毒应保持100℃,作用10分钟以上。

5.红外线消毒

远红外线消毒箱,温度达到125℃,维持15分钟,消毒后温度应降至40℃以下再开箱,以防止碗盘炸裂。

6.化学消毒剂消毒

常用含有效成分250mg/L的含溴或含氯消毒液浸泡5分钟以上,或用1000mg/L过氧乙酸溶液浸泡15分钟。冲洗干净。

7.其他消毒剂

如复合季铵盐类消毒剂、酸性氧化电位水、臭氧水等。参照说明书使用。

8.注意事项

餐饮具留有食物残渣和油腻时,对消毒效果影响很大,应彻底清洗去污;要严格执行"一洗、二涮、三冲、四消毒、五保洁"的工作程序;餐饮具消毒人员应注意个人卫生,做好个人防护;使用的消毒剂和消毒设备应符合国家相关规定,用水应符合《生活饮用水卫生标准》(GB5749—2022);消毒后的餐饮具应做好保洁工作,防止再次污染。

(七)文件书籍的预防性消毒和保存

1.电离辐射消毒

使用该方法时,可以将待消毒的物品放在纸箱内,封口,做好标记后,集中进行辐照消毒处理即可重复使用,一般消毒剂量为12kGy,如怀疑有芽孢污染,消毒剂量需达到为20~25kGy。

2.紫外线消毒

用便携式高强度紫外线消毒器距文件表面不高于3.0cm缓慢移动,照射5~10秒,使用该方法时,必须双面照射,也可用紫外线消毒箱消毒。

3.甲醛熏蒸消毒

甲醛熏蒸消毒应在密闭柜(室)内进行,密闭程度要好。用量为:多聚甲醛10~20g/m³或者福尔马林12.5~25mL/m³,加热后产生蒸汽熏蒸,作用12~24小时。用甲醛熏蒸消毒时,书籍与纸张等不宜捆扎,而宜松散放置。

4.环氧乙烷消毒

灭菌参数为:浓度600~800mg/L,温度54℃,相对湿度60%~80%,作用4小时。在使用环氧乙烷消毒后,应给予足够的通风。

5.臭氧消毒箱

在环境温度 18～24℃,相对湿度 65%～85%,臭氧浓度 15mg/L 时,作用 30 分钟以上。

6.注意事项

在采用消毒杀菌方法时,必须遵循对纸张、字迹等材料无损害。

(八)贵重物品的预防性消毒

1.金属、玉器、陶瓷玻璃器皿的消毒

(1)煮沸消毒:加热煮沸 10 分钟以上,然后干燥保存。

(2)湿热蒸汽消毒法:有条件的可使用压力蒸气灭菌器,作为个人收藏者也可使用家用高压锅。

(3)火焰消毒:某些金属小件贵重物品,可采用直接火焰上烧灼消毒的方法。

(4)干热消毒:对不宜直接用火焰灭菌消毒的古玩,可利用热空气消毒。把要灭菌消毒的古玩放入烘箱中,温度 160～170℃维持 1～2 小时,温度不要超过 180℃,缓慢降温至常温才能打开烘箱门。

(5)紫外线消毒:用便携式高强度紫外线灯距物品表面小于 3.0cm 缓慢移动,照射 5～10 秒。使用该方法时,各个表面均应照射。

2.纺织品、图书、档案

(1)麝香草酚:将需消毒的纺织品放在不透气的消毒箱或双层塑料袋中,放入麝香草酚晶体。对文献、书籍、档案等,可将白吸湿纸放在 10% 麝香草酚酒精溶液中浸透后,取出让溶剂挥发掉制成麝香草酚药纸。将这种药纸夹在书中,可起到杀菌防霉作用。

(2)香叶醇徐放剂:将香叶醇药片装在纱布袋内或放在敞口的玻璃瓶内,每个书柜内放置 5～10 片。

(3)环氧乙烷:可采用环氧乙烷灭菌器或灭菌袋进行消毒处理。金属或石质类也可用此法。

第七节 个人防护与安全

医务人员在参与传染病突发事件调查处置的过程中,经常有可能接触到现场环境中存在的各种有害因子,或暴露于不同病原体的威胁之下,需要采取相应的防护措施以保障现场工作人员的安全和健康。

《中华人民共和国突发事件应对法》第二十七条中规定,有关单位应当为专业应急救援人员配备必要的防护装备和器材,减少应急救援人员的人身风险。《突发公共卫生事件应急条例》规定,参加救援的工作人员应采取有效的个体防护措施,任何个人和组织都不能违反防护规律,擅自或强令他人(或机构)在没有适当个体防护的情况下进入现场工作。所有从事现场工作的人员必须经过系统的个体防护培训和定期演练,临时动员参加应急处置的人员也应受到合格的个人防护培训并配置适当的个人防护装备后,方可进入现场参与应急救援。如没有适当防护,任何救援人员都不应暴露于能够或可能危害健康的环境中。没有正确个人防护的救援工作只能加大事件的危害和事件处理的复杂性,甚至引起严重后果。

个人防护是指为了保护突发公共卫生事件处置现场工作人员免受化学、生物与放射性污染危害而采取的措施,以防范现场环境中有害物质对人体健康的影响,包括防护规程的制订、防护装置的选择和使用等。

疾控机构人员和卫生应急队员在参加传染病突发事件调查处置时,如遇以下情形时应考虑采取个人防护措施。

1.接触传染病病例、疑似病例及病例的相关污染物。

2.采集、保存和运输病例的相关标本。

3.接触可疑的媒介生物。

4.遭遇生物恐怖袭击。

5.不明原因疾病,尤其是怀疑为严重的呼吸道传染疾病。

标准预防:是指认为患者的血液、体液、分泌物、排泄物均具有传染性,需进行隔离,不论是否有明显的血迹、污染,是否接触非完整的皮肤与黏膜,接触上述物质者,必须采取预防措施。标准预防是针对医疗机构人员采取的一组预防感染措施,包括手卫生,根据预期可能的暴露选用手套、防护服(隔离衣)、口罩、护目镜或防护面罩及安全注射。也包括穿戴合适的防护用品处理患者所在环境中污染的物品与医疗器械。疾控机构工作人员在现场参加调查处置时,也应在遵循标准预防原则的基础上,根据疾病的病原体种类和传播途径,结合现场的实际情况,采取相应级别的预防和防护措施。

一、接触传播的防护

接触传播是最常见、最主要的医源性感染传播的方式,包括直接接触与间接接触。直接接触指与被感染者或者带菌者的身体部位有直接接触,比如为患者测量体温、查体等。间接接触指身体接触到被污染的物件,如床单、衣物、器械和敷料等。通过接触传播的病原体有:单纯疱疹、疥疮、链球菌类及已产生耐药性的肠道菌群等。

防护要求有以下几点。

1.在现场接触患者及其血液、体液、分泌物、排泄物等物质,或接触有可能被病原体污染的物体表面时应戴手套。

2.手套在接触了高浓度病原体的物品后必须更换。

3.离开污染现场之前必须脱去手套,并用抗菌肥皂洗手。

4.在脱去手套后不要再接触任何可能带有病原体的物件的表面。

以上预防措施同样也适用于接触那些携带具有流行病学意义病原体的无症状者。

以下的情况要加穿隔离衣:与患者或者可能被污染的物品有大面积接触时;与大便失禁、腹泻、有造瘘口、有辅料不能控制的引流或伤口有渗出的患者接触时。

二、空气传播的防护

空气传播指一些直径小于 $5\mu m$ 的病原体(如结核分枝杆菌、炭疽杆菌和军团菌等)可漂浮在空气中,在易感者吸入了含病原体的空气时发生感染。接触经空气传播的疾病(如肺结核等)病例时,在标准预防的基础上,还需采用空气传播的防护。进入确诊或可疑传染病患者房间或在现场接触时,应戴帽子、医用防护口罩;进行可能产生喷溅的诊疗操作时,应戴护目镜或防护面罩,穿戴防护服。

在与 SARS、人感染高致病性禽流感患者接触时,相关工作人员应经过专门的培训,掌握正确的防护技术后,方可进行操作。相关人员应严格按照防护规定着装,并按照相关的防护用品穿脱程序进行。为患者进行吸痰、气管切开、气管插管等操作时,可能被患者的分泌物及体内物质喷溅,因此在进行这些诊疗护理前,应戴防护面罩或全面型呼吸防护器。

另外,穿脱防护用品时要注意以下事项:①医用防护口罩持续使用一般不要超过 8 小时,遇污染或潮湿应及时进行更换;②接触多个已经确诊的同类传染病患者时,防护服可连续应用。③接触不同疑似患者时,要及时更换防护服。④防护服被患者血液、体液、污物污染时应及时更换。⑤戴医用防护口罩或全面型呼吸防护器应进行面部密合性试验。

三、飞沫传播的防护

飞沫传播指当患者或者带菌者咳嗽、打喷嚏、交谈,或对患者进行支气管镜检查及呼吸道吸痰时,病原体(如 SARS、流感、链球菌肺炎、流行性腮腺炎和百日咳等的病原体)通过飞沫溅到易感者的结膜、鼻腔或口腔。飞沫直径一般大于 $5\mu m$,常常不会溅出 1m 以外。防止飞沫传播感染应在标准预防的基础上,还要附加以下预防措施:与患者近距离(1m 以内)接触,应戴帽子、医用防护口罩;进行可能产生喷溅的诊疗操作时,应戴护目镜或防护面罩,穿防护服;当接触患者及其血液、体液、分泌物、排泄物等物质时应戴手套。

四、虫媒传播的防护

在常见病媒生物中,对现场工作人员有较大威胁的是蚊类、蚤类、白蛉类、蠓类等吸血昆虫,蜱类、螨类等吸血节肢动物及啮齿类动物,这些生物可以传播多种疾病,如鼠疫、肾综合征出血热、疟疾、流行性乙型脑炎、登革热(登革出血热等)。此外,被某些生物叮刺吸血还可引起过敏性皮炎。

(一)蚊类的个人防护方法和用品

驱避剂是最常用的个人防护用品,目前市场上常见的有含有避蚊胺的驱避剂,如蚊不叮,外出时使用可以避免蚊虫、蠓、蚤、白蛉等的叮咬。

第一,在现场工作室或帐篷使用药物处理的蚊帐,以减少蚊虫等的侵害。可以用 20～40mg.a.i/m² 顺式氯氰菊酯、20mg.a.i/m² 氯氟氰菊酯、30～50mg.a.i/m² 氟氯氰菊酯、10～15mg.a.i/m² 溴氰菊酯等浸泡蚊帐。第二,在纱窗上使用含有拟除虫菊酯的涂抹剂,可以阻止有害生物的进入。第三,在现场采集动物样品时,应使用蚊香、电热蚊香片(液)等驱蚊灭蚊,或使用杀虫剂,如含有拟除虫菊酯的气雾剂、悬浮剂、可湿性粉剂、微乳剂等进行空间喷洒或滞留喷洒,以减少有害生物对现场工作人员的攻击机会。第四,穿较宽松的长衫、长裤,避免穿凉鞋,以减少皮肤外露。第五,在有大量蚊虫等飞虫活动的空间,应使用驱避剂或杀虫剂处理过的防蚊纱罩,以保护现场工作人员的头部和颈部。

(二)蚤类、蜱螨类的个人防护

在与啮齿类、家养或野生哺乳动物、鸟类接触或样品采集时,应把捕获的小型动物放置在鼠布袋中,用乙醚麻醉,使体外寄生虫致死后,再进行操作,并在操作现场地面使用含有高效氯氰菊酯、氟氯氰菊酯或溴氰菊酯等致死作用的杀虫气雾剂或滞留喷洒剂,以杀死病媒生物。

在滋生地及活动场所附近开展工作,将驱避剂涂抹于皮肤的暴露部位或外衣上。工作人员在开展蚤、蜱、螨传播疾病相关的现场工作时,应穿防护服、防蚤袜,以有效防止媒介生物的攻击。

在鼠疫等疫情处理时,工作人员应避开蚤、蜱、螨的活动区,不能在獭洞、鼠洞等鼠类活动频繁的区域坐、卧或长期停留,不能在没有防护时接近自毙鼠,以免受到感染病原的蚤类攻击。

五、暴露于血液和体液后的紧急措施

现场工作人员因针刺、割伤、咬伤,或者血液、体液溅到黏膜,或者破损的皮肤暴露于血液、体液后,应立即用肥皂和清水冲洗暴露部位15分钟。如果喷溅到眼睛或黏膜,要用清水冲洗15分钟。受伤者应该马上向自己的上级报告,并寻求进一步的治疗。相应治疗应该在1~2小时内开始。

被针头刺伤后,应按照规定的检测指南及时进行艾滋病、乙肝表面抗体和丙肝抗体检测。

六、个人防护装备的种类和使用

个人防护装备是指为了保护突发公共卫生事件处置现场工作人员免受化学、生物与放射性污染危害而设计制作的装备,以预防现场环境中有害物质对人体健康的危害。个人防护装备一般包括防护服、眼面防护装置、防护手套和呼吸用品等。

(一)防护服

防护服一般包括上衣、裤、帽,既可以是连身式也可是分体式结构。防护服设计应结构合理,便于穿脱,结合部位紧密,能有效阻断有害物的侵入。在传染性疾病的控制过程中,穿着防护服的目的是为从事疾病控制、卫生监督及临床急救的现场工作人员接触潜在感染性的现场环境、患者的血液、体液、分泌物、排泄物等时提供阻隔防护,也包括对鼠、节肢动物及一些寄生虫与吸血动物的防护。在传染病疫区救援人员要尽量避免接触污染物品和污染环境,必要时可实施免疫接种、预防性用药。

防护服的设计除应满足穿着舒适、对颗粒物有一定的隔离效率的要求外,还应符合防水性、透湿量、抗静电性、阻燃性等方面的要求。现场使用的防护服应符合中华人民共和国国家标准《医用一次性防护服技术要求》的要求。乳胶手套适用于绝大多数传染病现场工作。

在突发不明原因事件发生的初期,如危害因素不明或其浓度、存在方式不详,应按照类似事件最严重性质的要求进行防护。防护服应为连体衣裤,具有高效的液体阻隔(防化学物)性能、过滤效率高、防静电性能好等。此类防护服使用后应先封存,等待事件性质明确后再按相应类别的要求进行处理。

下列情况应穿戴防护服:接触甲类或按甲类传染病管理的传染病患者时;接触经空气传播或飞沫传播的传染病患者时;可能受到患者血液、体液、分泌物、排泄物喷溅时。

(二)眼、面防护装置

眼、面防护装置都具有防高速粒子冲击和撞击的功能,并根据不同使用要求,分别具有防液体喷溅、防有害光线(如强的可见光、红外线、紫外线、激光等)或防尘等功效。对存在刺激性、腐蚀性气体、蒸气的环境,应选择全面罩,因单纯使用眼罩并不能达到气密的要求。

如突发事件现场存在气割等产生的有害光线时,工作人员应配备相应功能的防护眼镜。全面型呼吸防护器对眼睛有一定保护作用。眼罩对放射性尘埃及经空气传播的病原体也有一

定的隔绝作用。

工作中可能接触各种危害因素的现场调查处理人员、实验室工作人员、医院传染科医护人员等必须采取眼部防护措施。

下列情况时应使用护目镜或防护面罩:可能发生患者血液、体液、分泌物等喷溅时;近距离接触经飞沫传播的传染病患者时。为呼吸道传染病患者进行气管切开、气管插管等近距离操作,可能发生患者血液、体液、分泌物喷溅时,应使用全面型防护面罩。

(三)手套

手套主要防止病原体通过手来传播疾病和污染环境。防护手套种类繁多,除抗化学物外,还有防切割、电绝缘、防水、防寒、防热辐射及耐火阻燃等功能。一般的防酸碱手套与抗化学物的防护手套并非完全等同,因为不同化学物对手套材质有不同的渗透能力,故应选择具有防护相应类别化学物渗透的手套。在传染病暴发疫情处置现场,最常用的手套是乳胶手套。在接触患者的血液、体液、分泌物、排泄物、呕吐物及污染物品时,应戴清洁或一次性手套。

(四)呼吸防护器

呼吸防护器主要有过滤式呼吸防护器和隔绝式呼吸防护器两种。

过滤式呼吸防护器通过净化部件的吸附、吸收、催化或过滤等作用,除去吸入的环境空气中有害物质,供使用者呼吸。可分为自吸过滤式和送风过滤式两类。

隔绝式呼吸防护器将使用者的呼吸器官与有害环境空气隔绝,靠本身携带的气源(携气式或自给式、SCBA)或导气管(长管供气式),引入作业区域环境以外的洁净空气供呼吸。

(五)口罩

对多数传染病因子,呼吸防护用符合《医用防护口罩技术要求》的口罩就能满足防护要求。纱布口罩可以保护呼吸道免受有害粉尘、气溶胶、微生物及灰尘伤害。外科口罩能阻止血液、体液和飞溅物导致的疾病传播,在进行有创操作的过程中,医护人员应戴外科口罩;医用防护口罩能阻止直径$<5\mu m$感染因子的空气传播或近距离($<1m$)接触经飞沫传播。医用防护口罩的使用包括密合性测试、型号的选择、医学处理和维护。

在一般的调查和诊疗活动时,可佩戴纱布口罩或外科口罩;接触经空气传播或近距离接触经飞沫传播的呼吸道传染病患者时,应戴医用防护口罩。纱布口罩应保持清洁,每天更换,清洁与消毒,遇污染时及时更换。

七、穿戴防护用品顺序

步骤1:戴帽子。

步骤2:穿防护服。

步骤3:戴口罩。

步骤4:戴上防护眼镜。

步骤5:穿上鞋套或胶鞋。

步骤6:戴上手套,将手套套在防护服袖口外面。

八、脱掉防护用品顺序

步骤1:摘下防护镜,放入消毒液中。

步骤2:解防护服。

步骤 3:摘掉手套,一次性手套应将里面朝外,放入黄色塑料袋中,橡胶手套放入消毒液中。

步骤 4:脱掉防护服,将反面朝外,放入污衣袋中。

步骤 5:将手指反掏进帽子,将帽子轻轻摘下,反面朝外,放入黄色塑料袋中或污衣袋中。

步骤 6:摘口罩,一手按住口罩,另一只手将口罩带摘下,放入黄色塑料袋中,注意双手不接触面部。

步骤 7:脱下鞋套或胶鞋,将鞋套反面朝外,放入黄色塑料袋中,将胶鞋放入消毒液中。

九、防护用品的穿脱方法及手清洗方法

(一)口罩的佩戴方法

1.外科口罩的佩戴方法

(1)步骤 1:将口罩罩住鼻、口及下巴,口罩下方带系于颈后,上方带系于头顶中部。

(2)步骤 2:将双手指尖放在鼻夹上,从中间位置开始,用手指向内按压,并逐步向两侧移动,根据鼻梁形状塑造鼻夹。

(3)步骤 3:调整系带的松紧度。

2.医用防护口罩的佩戴方法

(1)步骤 1:一手托住防护口罩,有鼻夹的一面背向外。

(2)步骤 2:将防护口罩罩住鼻、口及下巴,鼻夹部位向上紧贴面部。

(3)步骤 3:用另一只手将下方系带拉过头顶,放在颈后双耳下。

(4)步骤 4:再将上方系带拉至头顶中部。

(5)步骤 5:将双手指尖放在金属鼻夹上,从中间位置开始,用手指向内按鼻夹,并分别向两侧移动和按压,根据鼻梁的形状塑造鼻夹。

3.注意事项

(1)不应一只手捏鼻夹。

(2)医用外科口罩只能一次性使用。

(3)口罩潮湿后,或受到患者血液、体液污染后,应及时更换。

(4)每次佩戴医用防护口罩进入工作区域之前,应进行密合性检查。检查方法:将双手完全盖住防护口罩,快速地呼气,若鼻夹附近有漏气应调整鼻夹,若漏气位于四周,应调整到不漏气为止。

4.摘口罩的方法要点

(1)不要接触口罩前面(污染面)。

(2)先解开下面的系带,再解开上面的系带。

(3)用手仅捏住口罩的系带丢至医疗废物容器内。

(二)护目镜或防护面罩的戴摘方法

1.戴护目镜或防护面罩的方法

戴上护目镜或防护面罩,要注意调节好视野和舒适度。佩戴前应检查有无破损、有无松懈,如有破损要及时更换。

2.摘护目镜或面罩的方法

捏住靠近头部或耳朵的一边摘掉,放入回收或医疗废物容器内。

(三)无菌手套戴脱方法

1.戴无菌手套方法

(1)步骤1:打开手套包,一手掀起口袋的开口处。

(2)步骤2:另一手捏住手套翻折部分(手套内面)取出手套,对准五指戴上。

(3)步骤3:掀起另一只袋口,以戴着无菌手套的手指插入另一只手套的翻边内面,将手套戴好。

(4)步骤4:将手套的翻转处套在工作衣袖外面。

2.脱手套的方法

(1)步骤1:用戴着手套的手捏住另一只手套污染面的边缘将手套脱下。

(2)步骤2:戴着手套的手握住脱下的手套,用脱下手套的手捏住另一只手套清洁面(内面)的边缘,将手套脱下。

(3)步骤3:用手捏住手套的里面丢至医疗废物容器内。

3.注意事项

(1)诊疗护理不同的患者之间应更换手套。

(2)操作完成后脱去手套,应按规定程序与方法洗手,戴手套不能替代洗手,必要时进行手消毒。

(3)操作时如发现手套破损,应及时更换。

(4)戴无菌手套时,应防止手套污染。

(四)手部卫生

当手部有血液或其他体液等可见污染时,应用肥皂或皂液和流动水洗手。手部没有可见污染时,宜使用手消毒剂消毒双手代替洗手。手消毒剂一般可以使用醇类速干手消毒剂,当病原体的抵抗力较强,醇类消毒剂达不到消毒要求时应选择其他有效的消毒剂。

1.在下列情况下应根据以上原则选择洗手或使用速干手消毒剂。

(1)直接接触每个患者前后,从同一患者身体的污染部位移动到清洁部位时。

(2)接触患者黏膜、破损皮肤或伤口前后,接触患者的血液、体液、分泌物、排泄物、伤口敷料等之后。

(3)免疫功能低下患者的诊疗、护理之前。

(4)穿脱隔离衣前后,摘手套后。

(5)进行无菌操作、处理清洁、无菌物品之前。

(6)接触患者周围环境及物品后。

(7)处理药物或配餐前。

2.洗手方法

在流动水下,使双手充分淋湿,取适量肥皂或者皂液,均匀涂抹至整个手掌、手背、手指和指缝,认真揉搓双手至少15秒,应注意清洗双手所有皮肤,包括指背、指尖和指缝。具体揉搓步骤如下。

步骤 1：掌心相对，手指并拢，相互揉搓。

步骤 2：手心对手背沿指缝相互揉搓，交换进行。

步骤 3：掌心相对，双手交叉指缝相互揉搓。

步骤 4：弯曲手指使关节在另一手掌心旋转揉搓，交换进行。

步骤 5：右手握住左手大拇指旋转揉搓，交换进行。

步骤 6：将五根手指尖并拢放在另一掌心旋转揉搓，交换进行。再在流动水下彻底冲净双手，擦干，取适量护手液护肤。

第四章 病媒生物防治

第一节 病媒生物鉴定

一、蚊

(一)蚊虫分类中常用的分类特征

下述蚊虫各期,包括卵、幼虫、蛹和成蚊的形态,主要着重在有鉴别意义的构造。各种构造,包括毛序的称谓,主要参考多数蚊虫工作者采用的 Belkin(1962)及 Harbach 和 Knight (1979)的命名和解说。

蚊虫多数是小型(翅长不到 3.0mm)和中型(翅长 3.0~5.0mm)、细身长足的昆虫。应该注意的是,蚊虫体形大小不仅因种类而不同,而且有较大的个体差异。

蚊虫和其他昆虫一样,整体分为头、胸和腹三部分,体表有体壁衍生物,如刺、小刺、刚毛及由刚毛衍生的鬃、鳞片等。刚毛的基部有毛窝,它们脱落之后,仍有毛孔可见。成蚊的头、胸、翅脉、足及多数种类的腹部,全部或部分覆盖鳞片。鳞片有各种形状,如宽鳞、窄弯鳞、竖叉鳞等,更有各种大小和色泽不同的鳞片形成的纵条、斑点、花纹、色环等,成为分类鉴别的明显特征。

1. 头部

蚊虫的头部近似球形,两侧有对很大的复眼,其前内缘有触角 1 对。两眼之间称为眶区,其前方包含触角基部区域称为额,突生在眶区前的少数长鳞或毛状鳞称为额簇。额前的骨片是唇基,口器附着于此。多数蚊类的唇基光裸,少数的有细毛或鳞簇。复眼背后方区域称为后头。

(1)触角:由 15~16 节所组成,从基部起分为柄节(第 1 节),梗节(蒂节,第 2 节)和鞭节(第 3~15 节)3 部分。柄节短小,被扁球形的鞭节所掩盖。梗节光裸,或有细毛或(和)鳞片。各鞭分节,除了雌蚊的第 1 节和雄蚊的末节外,都有 1 圈轮毛。绝大多数蚊类的触角有明显的性别特征,即雌蚊的轮毛短而疏,雄蚊的长而密。有些蚊种的鞭分节 1 或更多节具鳞片。簇角蚊亚属库蚊雄蚊触角的部分鞭分节生有不同形状的特殊毛簇或(和)鳞簇,是这个亚属及其分类的重要特征。

(2)口器:蚊虫口器已经发生很大演变,形成 1 根突出在头前的长喙。喙基两侧还有 1 对触须,即下颚须。雌蚊的口器通常成为刺吸血液的器官(刺吸式口器)。喙的外鞘由下唇形成,背面有裂缝。它是一种空长槽形器官,外覆鳞片,末端有 1 对唇瓣:唇瓣之间的小片是唇舌。喙鞘(即下唇)之内包含 6 根长针状构造——上唇、1 对上颚、舌、1 对下颚;雌蚊的下颚末端有锯齿,适于刺吸血液。雄蚊无舌,上颚和下颚一般不发达,或完全退化。模式触须由 5 节组成,形状因种类和性别而不同。例如,库蚊亚科和巨蚊亚科雌蚊的触须远比喙短,雄的触须多数比喙长或与喙接近等长,但也有少数种类的比喙短或很短。触须可有白斑、白环等,尤其在雌性按蚊中,是分种的重要特征之一。

2.胸部

胸部由颈与头相连接,颈部主要为膜质,仅有1对颈片,分别与头窍和前胸背片连接。前胸、中胸和后胸3节所组成,但仅中胸发达。各胸节都有1对足,依次为前足、中足和后足。中胸并有1对翅(前翅),后胸则有1对由后翅演变而成的平衡棒。后胸各有1对气门。

(1)前胸:前胸背板以前胸前背片和前胸后背片为代表。前背片是颈后侧骨片,我国除领蚊属的领蚊亚属种类外,两片左右分开,分列在中胸端两侧。前背片后位于中胸盾片两侧的是前胸后背片。

在前胸前背片的腹面,颈部为一盾形骨片及其上接的两臂所环绕。这两臂为前胸侧板,与它的下角和前足基节关联。盾形骨片为前胸腹板,平时隐藏在两前足基节之间。

(2)中胸:中胸背板(在有些文献中,中胸盾片往往和中胸背板混用,实际两者有不同含意,应加以区分。背板指一体节的整个背面骨板,而骨片则是背板的一个部分而已)几乎占胸背全部,由前向后分成下列3部分。

1)盾片:占中胸背板的大部分,是一大穹顶状构造。它的前端突出在颈上部分是盾前突,两侧的突角是盾角,盾角区域称为肩窝。盾片侧缘的纵条是背侧片;后端有一横沟,与小盾片分开,沟前中央的一无鳞区称为裸区。盾片通常覆盖不同形状和颜色的鳞片,有些蚊种形成斑、条、点、线等花饰。

2)小盾片:库蚊的盾片呈三叶状,缘毛生在凸叶上,如按蚊和巨蚊的呈弧状,缘毛分布均匀。

3)后背片:一般光裸。我国蚊类中仅领蚊亚属种类和黄色阿蚊后背中有一小簇刚毛;有的领蚊后背片并有鳞片。

中胸侧板同样占胸侧的大部分,前上方有中胸气门。整个侧板被一倾沟分为前后2部分:一是中胸前侧片,侧沟前部分,又分为上下2部分,上部包括气门后区和气门亚区,前者的鬃毛和鳞片分别称为气门后鬃和气门鳞簇,气门亚区的称为正气门鳞簇;下部和腹板并合,称为腹侧板,上部的结节称为翅前结节,具翅前鬃,有的并有翅前鳞簇。二是中胸后侧片的侧沟后部分,近长方形,下端有一月片,与伸达中足之间的基后片(后基片)分开。中胸和后胸腹板已大为退化,大部分被中足和后足基节所掩盖。

(3)后胸:后胸背板是中胸后背片和第1腹节之间,环跨背面的狭带,两侧具1对平衡棒。后胸侧板是中胸后侧片后的三角形区域,与后搁背板相连,后胸气门位于它的前方。后胸基后片位于后足基节之上,有的具后胸基后鳞簇。

(4)翅:蚊虫的翅狭长,后缘基部形成1个小凹口,凹口之内为微突的翅瓣,翅瓣之内为较大的膜质腋瓣,与胸部连接。翅膜元鳞片,但可生有微刺。

蚊翅的脉序比较简单。翅脉通常以序号命名。纵脉覆盖有鳞片,平覆在纵脉上的短鳞称为被鳞,长而突出在翅外称为羽。翅后缘并扩展到翅端的狭长鳞称为缘缨,其下的短鳞为次生缘缨。多数蚊种的腋瓣也有缘缨。在多数按蚊、部分直脚蚊属(全部为我国种类)及少数库蚊、伊蚊等中翅鳞密集成暗斑,或有淡白色或白色鳞形成的固定白斑。按蚊白斑及其分隔的暗斑都有一定名称。按蚊翅脉白斑和脉序。有些伊蚊、库蚊、曼蚊等的深色翅鳞中杂有淡色、白色或黄色鳞片,形成不同程度的麻点。平衡棒末端膨大部分称为结节,通常覆盖有小鳞片。

(5)足:蚊足细长,各足依次分为基节、转节、股节、胫节和跗节5部分。跗节又分为5个跗分节(跗节1~5),跗节末端生有1对跗爪、1个中垫和1对爪垫。跗爪简单或具齿,两爪等大或不同,不仅因种类及前、中和后足而异,并可因雌雄而不同;中垫位于两爪之间,通常为一分支的刺突;爪垫是爪下的小叶,除库蚊属外,它们不发达或完全退化。库蚊属的爪垫为叶瓣状,是分属的重要特征。

(6)在描述蚊足时,按平伸姿态,以股(膝)关节的弯曲内面为腹面,反之则为背面;以靠近身体的一侧为基部,反之则为端部。足的鳞斑,如白环、白斑、纵线等,是区分蚊种的特征之一。

3.腹部

(1)腹节:蚊虫的腹节由10节(腹节Ⅰ~Ⅹ)组成。腹节1的背板(ⅠT)较短,两侧可分出比较明显的侧背片,腹面大部膜质。腹节Ⅱ~ⅦL构造简单而相似,由一背板、腹板和两侧连接背腹的侧膜所构成。

(2)尾器:两性从腹节见以后各节及其附肢因交尾功能而有很大变化,统称为尾器(外生殖器)。①雄蚊尾器:形态是鉴别蚊种的重要依据。雄蚊在羽化后的几小时内,腹部从腹节见起做了180°的扭转,然后固定在这位置不再改变,因而尾器各节的部位与前面的各节(Ⅰ~Ⅷ)相反,即背板在腹面,而腹板在背面。但在描述中,为了避免混淆,仍按它们的形态学部位命名。雄蚊尾器主要包括腹节见、腹节Ⅸ、抱肢、载肛片、阴茎及其支持物和小抱器。②雌蚊尾器:构造远比雄蚊的简单,在分类鉴别上也不如雄蚊的重要。腹节见的背板和腹板一般变化较小,腹节Ⅸ背板之后是1对尾突,其下的小板是后生殖板。

(二)常见蚊种的识别特征

1.嗜人按蚊

鉴别特征:雌蚊触须较细,末二白环宽,常相互连接。翅前缘脉基部一致暗色径脉干区杂生有淡鳞和暗鳞;无缘缨白斑。各足基节均无鳞簇,偶有少数淡鳞。后跗节只有窄端白环。新鲜标本腹侧膜上无"T"型暗斑。幼虫头毛2-C单枝;3-C树状较粗,通常分枝毛为17~31枝,近基部分枝。8-C分5~11枝。胸毛L-P单枝或在末端分2~3枝。腹毛5-111分6~10枝。卵甲板窄,约为卵宽的7%~10%。

2.中华按蚊

鉴别特征:与嗜人按蚊非常相似,但它的翅前缘脉基部有散生淡鳞,V5-2缘缨白斑明显。新鲜标本的腹侧膜上有"T"型暗斑。雌蚊触须粗大,末二白斑,通常不相互连接。前足基节的前缘和中足与后足基节的外侧各有1~2簇淡鳞。幼虫与嗜人按蚊无明显区别。卵甲板很宽,约占卵宽的45%,是与嗜人按蚊区分的可靠特征。

3.微小按蚊

鉴别特征:触须深棕色,具3个白环,端白环与亚端白环通常接近等宽,这两个白环之间的黑环窄,为端白环的1/2宽或窄,白环与黑环的宽度有很大个体变异。喙为暗棕色,或在顶端1/3部分的腹面有淡色斑。雌蚊盾片中部无鳞片或仅有毛状鳞。翅前缘脉通常有5个较宽白斑,即膊白斑、分脉前白斑、分脉白斑、亚缘脉白斑和亚端白斑,但白斑也有较大的个体变异,例如有的分脉前白斑极小,仅为几个白鳞片形成的白点。

各纵脉除 V6 外都有缘缨白斑。足深褐色,跗节或有背端白斑或很窄的端白环。腹节背板淡黄、淡褐色或褐色,无鳞。雄蚊一般和雌蚊相似。触须末端两节膨大略向外屈,基部与腹面色暗,其余色淡,具 3 个白环。幼虫头部,2,3-C 毛单枝。胸毛 1-2P 具羽状分枝,3-P 小,不分枝。腹节Ⅱ、Ⅶ前背片特大,包围后背片。卵甲板占卵宽的 18%~19%。

4.大劣按蚊

鉴别特征:触须基部粗糙,具 4 个白环,端白环最宽,为端黑环的 1~2 倍,其余 3 个白环较窄。喙除唇瓣淡黄色外一致暗色。翅的各纵脉上黑、白斑较多,并多变异。前缘脉上具 7 个白斑,即包括分脉前白斑、前膊白斑和膊白斑、亚缘白斑、端白斑及前缘脉基部有白斑。足的股、胫节和跗 1、2 具显著的星状斑点。后足胫节末端和跗节端基具一宽大的白环。雄虫一般形态与雌虫相似。触须第 4 节具单排刚毛,端和亚端白环宽,中间具窄黑环。幼虫头毛 2-C 通常长而简单,末端偶细侧芒或分叉;3-C 不分枝;4-C 简单,极少分枝。

5.淡色库蚊

鉴别特征:淡色库蚊属尖音库蚊组,中型蚊虫。头顶正中盖以众多的灰白色平覆鳞,后头有棕褐色竖鳞,两颊的白色宽鳞区向眼后形成窄边。喙褐棕色,触须很短,有棕鳞,偶见顶部有白鳞。食窦弓较宽,约 1.03mm,侧突钝尖,食窦甲数目较少,约 26 个,中齿微微突出,两侧无紧密排列的尖锐腹齿簇。中胸侧板无气门鬃和气门后鬃。中胸下后侧鬃 1~2 根。各足股、胫、跗节为暗棕色,无白色纵条和白环。翅鳞为棕褐色。腹节背板有淡色基带,基带通常平齐。幼虫触节基部 2/3 有小刺,1-A 毛着生于近顶端 1/3 处,分多枝。头毛 1-C 细长,通常单枝。4-C 毛单枝。

6.致倦库蚊

鉴别特征:致倦库蚊和淡色库蚊一样同属尖音库蚊组,与尖音库蚊指名亚种极为相似,主要区别为阴茎腹内叶外伸部分长而宽,呈叶片状,末端钝。与淡色库蚊区别是阴茎侧板背中叶末端稍尖。食窦甲与尖音库蚊相似。食窦弓发达,宽约为 0.93mm。食窦甲背齿约 30 个,短杆状,末端钝;中齿通常 4 个,稍长,末端钝;腹齿乳突状,两侧约有 4 个尖锐的腹齿紧密排为一小簇。腹节背板Ⅱ~Ⅶ有后突而成半月形的淡色基带,但淡色基带后突有变异。

7.三带喙库蚊

鉴别特征:中小型昆虫。头顶密盖淡棕色至淡灰色平覆鳞,后头竖鳞暗而平齐。喙暗色,约中部有白环。触须短,色暗,末节有少量淡鳞。食窦甲中的食窦弓深凹,背齿基部宽,然后骤然变细呈纤维状,约 26~28 个。前胸前背片和后背片有棕色鳞。前胸侧板有一淡鳞簇。中胸盾片鳞深棕色,除小盾片前区和翅上有淡色鳞外,一致花椒色。小盾片具淡色鳞。各足股节和胫节通常暗棕色,各足跗节 1~4 有窄的基白环。腹部背板色暗,各节基部有窄的淡色基带。幼虫 1-A 毛位于中部前方。头毛 1-C 粗黑,刺状。梳齿 9~15 个,具明显的侧牙。

8.白纹伊蚊

鉴别特征:小型到中型蚊虫。前胸前背片和后背片都具银白宽鳞,后背片上方并有褐色窄鳞。中胸盾片覆盖深褐或深棕细鳞和窄鳞,中央有一显著银白窄鳞纵条,从前端后伸而略为细削,并在小盾片前区分叉,有的在分叉前中断。盾片侧缘翅基前有一簇平覆银白宽鳞。无气门鬃,有气门后鬃。后足 1~4 跗节有宽基白环,节 5 全白。腹部背板黑色,节 1 侧背片覆盖自鳞,节Ⅱ~Ⅶ有基白带和侧白斑基带两端加宽,但不和侧斑辛基部具细穗。尾鞍不完全,腹毛Ⅰ~Ⅶ通常分枝,Ⅱ~Ⅶ通常单枝。

9.埃及伊蚊

鉴别特征:前胸前背片和后背片都具有白宽鳞,后背片上部并有白和褐色窄鳞。中胸盾片覆盖深褐或棕褐色细鳞和窄鳞,并具有下列白或淡色斑。①前端中央具白窄鳞斑。②两肩侧有 1 对白色宽鳞或窄鳞形成的长柄镰刀状斑,刀柄形成亚中纵条,伸达到小盾片。③在上述镰刀形斑之间,位于前端自斑后的 1 对带金黄色的中央纵条,向后伸展到小盾片前区。④小盾片前区具小白斑,但有的不很清楚。翅一致深褐色,仅前缘脉基段有一银白斑。足深褐到黑色。各足股节都有膝自斑,前跗和中跗节 1~2 有基白斑,后跗节 1~3 有完整或不完整的基白斑,节 4 基 2/3~3/4 白色,节 5 全白。腹节背板黑色,节 1 中央有大片淡色鳞,侧背片覆盖白鳞;节Ⅱ~Ⅵ有侧银白斑和基白带,但两节不相连,各节后缘并有一排鳞;节Ⅱ~Ⅵ腹板全部或大部淡色。幼虫触角毛 1-A 细小,单枝;幼虫头毛 5~7 都是单枝;栉齿通常 8~10(6~12),各齿中刺基部有发达的侧齿。

二、蝇

(一)成蝇形态

因成蝇的大小和体色网种类的不同而异。一般为 6~14mm,体色为暗灰、黑、暗褐或带有绿、蓝、青、紫等金属光泽,全身有鬃毛,体分头、胸、腹三部分。

1.体位

无论观察或描述,都需按照一定的体位命名。

体位是以蝇体纵轴放在水平面上,翅向两侧平展,足亦向两侧伸直的姿势来命名的。这样沿纵轴的头端为前方,尾端为后方;垂直轴的上方为背方,下方为腹方;朝上的面为背面(或称上面),朝下的面为腹面(或称下面),向两侧的面为侧面。在近于一个面的中央或正中的为内,远于中央或正中的为外;从蝇体背方看去,在蝇体正中纵轴右方为右,左方为左。

由于蝇体是左右对称的,因此在描述中仅述一侧的情况,比如说"侧额的宽度",亦即指一侧额的宽度;又比如说"后背中鬃 1",亦即指单侧为 1 个,两侧共为 1 对的意思;但当描述到在正中线上的单一的构造则不在此例,比如说"间额的宽度"等。

2.头部

呈半球形,凸面在前,平面在后,两侧有 1 对大的复眼,由许多小眼面组成。多数蝇类的雄性两眼距离窄,而雌性则两眼距离宽。头顶中央有排成三角形的 3 个单眼。头部的前面中部有 1 对触角,各分为 3 节,第 3 节最长,其外前方有 1 根触角芒。头的前下方是口器,又称喙,大多数蝇类的口器为舐吸式,少数为刺吸式口器,亦有的蝇类无口器。口器由基喙、中喙和口盘 3 部分组成,基喙上有触须一对,中喙包括上唇瓣构成,两唇瓣之间即蝇的口。舐吸式口器可以伸缩折叠,有时可收缩在头下方的口器窝中。

3.胸部

胸部由前胸、中胸和后胸组成。背面观只见大部为中胸,前、后胸退化。中胸背板上的鬃毛、条纹等特征可作为分类的依据。中胸背板内侧有翅 1 对,翅上有前缘脉、亚前缘脉和 6 条纵脉,各脉均不分支,其中第四纵脉弯曲形状不一,为某些种属的鉴别特征。在翅基的下后方有1对平衡棒。胸部有足3对,由基、转、股、胫、跗组成。跗节又分5节,其末端有爪、爪垫各1对,两爪间有爪间刺1根,爪垫上有纤毛并可分泌黏液,能在光滑面上爬行,并可携带病原体。

4.腹部

腹部由2节组成,节与节之间有膜相连,外观只能见5节,第1和第2节的背板合二为一,前5节背板向腹面弯曲,以侧膜与腹板相连,因而腹部形成圆筒形。其余各节则演化为外生殖器。雌性外生殖器称产卵器,一般缩在腹部内,产卵时伸出。雄性外生殖器构造复杂,其形态在蝇种鉴定上起重要作用。

(二)幼虫形态

幼虫形态俗称蛆,多为乳白色,前端尖细,向后渐变粗呈细长圆锥状。体分14节,头部不明显,只见一尖细的头节,常缩入胸节内,有退化的触角和小颚须各一对,腹面为纵裂的口孔,口孔间即为外露的口钩,与下口骨、咽骨组成口咽器;胸部3节,即前胸、中胸、后胸,在前胸节的两侧为1对前气门,其形态为分类的重要依据;腹部10节,它们的分布情况是分类的特征。

少数蝇幼虫背腹扁平,除第1节外,每节背面和侧面有分枝的棘状突起,体呈褐色或淡褐色,为厕蝇幼虫。蝇幼虫分为3个龄期,龄期之间需蜕皮,其长度可由一龄期的1mm长至10~15mm。

三、蜚蠊

(一)蜚蠊的分类特征

蜚蠊体型较大,背腹扁平,一般呈褐色、红褐色或暗褐色,体色因种类而异,有的种类体表还有油状光泽,整个虫体分头、胸、腹3部分。

1.头部

蜚蠊的头较小,多数种类的头是隐藏在前胸背板的下方,从虫体的背面观只能看到头顶端的一小部分。由于蜚蠊的颈部在正常情况下,可以自由的前后左右活动,所以其口器不是固定的下口式,而能向前伸展。在若虫期其头盖呈"Y"字形,蜕皮时首先从此处裂开一条线,然后慢慢地将皮蜕下。蜚蠊有一对较大的复眼,呈肾形,位于头上部两侧,占据了头的较大部分,有的种类两复眼在头的顶部相连,也有的种类因长期栖息在洞窖中,两复眼退化或消失。单眼一对位于触角的内上方,多呈白色点状,其皮下集聚着感觉细胞。触角一对长而呈丝状,较发达,由3部分构成,第一节为柄节,第二节为梗节,第三节及以后各节统统为鞭节。鞭节细长,由多节组成,是蜚蠊重要的感觉器官,额较宽,位于触角下方的前面,额的前方伸出较短的部分为后唇基,后唇基的前方是稍膜质化的前唇基,前唇基的端部与上唇的基部相连。

口器:蜚蠊的口器是典型而发达的咀嚼式口器,由上唇、大颚、舌、小颚、下唇构成。上唇宽而扁,端部钝圆,稍膜质化,较发达。大颚一对在上唇下面,很发达,其内侧长有一排坚硬的齿,大颚是通过两个髁状突与头部相连。舌在口腔中部,呈袋状,在舌的下面有唾液腺的开口。小颚须1对,每个小颚须均由轴节、茎节(蝶蛟节)、内片、外片、颚须构成,内片、外片分别长在小颚须端部的内侧和外侧,均较发达,内片端部有一短而坚硬略向内弯的锐齿,外片端部和内侧均长有短毛,小颚须长在茎节的外侧,由长短不同的5节构成。下唇是在口器的最下方,呈片状,由基节、前基节、后基节、一对中舌、一对侧舌和一对下唇须构成,两个侧舌也长在下唇的端部,但是在两中舌的外侧,侧舌比中舌稍粗稍长。下唇须由前基节的两侧长出,由长短不同的3节构成,颊部位于两复眼的侧面下方,在颊和额之间有一条缝,称为额缝缘,此缝较明显,向下延伸终止于大颚基部的凹陷处。

蜚蠊的头部是通过颈部与胸部相连,颈部不是膜质的,能起着支撑头部的作用,颈部所以能支撑头部,是因为颈部有颈骨板,颈骨板分为背颈骨板和腹颈骨板,背颈骨板属于头部,腹颈骨板属于胸部。

2.胸部

蜚蠊的胸部背腹扁平,由前胸、中胸、后胸3部分构成,而各部分又均由背板、腹板和侧板构成,由于蜚蠊的胸部背板构成较简单,所以飞翔能力较弱。蜚蠊的前胸背板较大,略呈扇形,中胸和后胸背板形状几乎相同,其后各有一个较小形状不同的小盾板,在盾板的侧缘有两个与展翅有关的突起,前面一个称背板前担翅突,后面一个称背板后担翅突,由于蜚蠊背腹扁平,而使侧板稍呈斜式并有些变形。在中胸和后胸的前方各有一个气门开口,气门的开关是受其周围肌肉控制。胸部腹板骨化程度差,膜质部分宽,腹板是由前腹板和后腹板构成,但后腹板不甚明显,在前、中、后腹板两侧各长一长的腹板突起。另外,在前胸和中胸之间各长一个小的棘胸骨。

足:蜚蠊有前、中、后3对足,每个足均由基节、转节、股节、胫节、跗节构成,跗节又由五节构成,即第1~5跗节。在两个跗节之间的腹面长有一个白色袋状的跗节盘。第5跗节端部长有一对钩状爪,两爪之间长有一袋状的爪间盘。因蜚蠊长期过着爬行生活,所以足是善于爬行的爬行足,非常发达,尤其基节粗大而强有力,由于每对足的基节均面向虫体的内后方,故使每对足的两个转节能相互接触,股节较长而粗大,面向外侧方,上面长有刺,刺的大小,数量及排列顺序在分类上有一定意义。蜚蠊足一般由2个部位可以折屈,第一是在胫节的最前端,此处有一像膝盖似的帽状突起,第二是在第一跗节可以自由活动。跗节盘和爪间盘在蜚蠊爬行时起着重要的作用。爪是从第五跗节端部前跗骨长出的,在爬行中起着重要的作用,三对足分别长在前胸、中胸、后胸的腹面。

翅:蜚蠊翅有2对,即前翅和后翅,平时略呈水平状重叠于腹部背面。前翅革质,色深,比后翅窄,但比后翅稍长。后翅膜质,比前翅宽大,但比前翅稍短,色浅,翅面有2处可以折叠,后翅的后部可以呈扇状折叠。不同种类的蜚蠊其翅脉,均有不同变化,另外翅的长短、大小,及翅面上的斑纹颜色等在分类上均有重要意义。

3.腹部

蜚蠊的腹部宽而扁平,由10节组成,背板10个,雌虫和雄虫的第10背板均特化为肛上板,雄虫的第9背板和雌虫的第8、9背板均狭小,不甚明显。第10腹节特化为外生殖器,雄虫第9腹板特化为下生殖板,其端部两侧长有尾刺1对,尾刺细长,上面长有许多细毛,雌虫下生殖板一般不长尾刺。在肛上板基部两侧长有尾须1对,尾须由多节构成,上面长有许多感觉毛,这些毛有感受空气流动、振动等作用,因此尾须是蜚蠊的一个重要的感觉器官。蜚蠊的肛上板、下生殖板、尾须和尾刺的形状、大小、颜色等在分类上具有很重要的意义。在肛上板的内面,有肛门开口,肛门是由一个肛上片和2个肛侧片围成。另外,在腹部第1~8节上均有气孔,各气孔均位于腹部的侧缘,背板和腹板之间,由上下两块骨片包围,上面骨片称侧背片,下面骨片称侧腹片,气孔的开关是由气孔周围的肌肉控制。

外生殖器:雄虫的外生殖器位于腹部末端,在肛上板和下生殖板之间,受到肛上板和下生殖板的保护,平时不露出体外,因此通常从体外看不到雄外生殖器,只有掀开肛上板或把肛上板除掉,才能看到雄外生殖器的全部。每种蜚蠊的雄外生殖器均有其独特的形态特征,因此雄外生殖器在蜚蠊分类上具有极重要意义。如美洲大蠊的雄外生殖器,是由左阳体、右阳体和腹阳体三部分构成,而左阳体和右阳体又有数量不等形状各异的分枝,其形态特征非常独特。德国小蠊的雄外生殖器是由左阳体、中阳体、右阳体构成,与美洲大蠊比较,其构造较简单,没有腹阳体,而有中阳体,其各阳体没有明显的分枝,但其形态特征也很独特。

雌虫的外生殖器位于第 7 腹节的腹板处,是完全隐蔽式的,有 3 对产卵管,生殖孔开口于其前下方的腔内,此腔为生殖腔,后面宽大部分为卵荚室,生殖腔的上面是贮精囊的开口,卵在生殖腔内受精后,受精卵由产卵管集中排入卵荚室,再由附属腺分泌出特殊物质,将受精卵包起来形成卵荚。雌虫的肛上板和下生殖板的形状、大小、颜色等在分类学上有重要意义。

蜚蠊的卵荚外壳较坚硬,一般呈褐色、红褐色、深褐色,在卵荚上部有一排锯齿状线,称龙骨线,卵孵化时,卵荚由此处裂开。在龙骨线的两侧各有一排气孔,气孔的数量与卵荚含卵数相同。卵荚的形态多呈钱包状,有的卵荚表面光滑,还有的表面有纵向条纹,总之,卵荚的形状、大小、颜色等因种类而异,多数种类在卵荚形成后 1～2 天脱落,雌虫体内分泌出一种物质将卵荚牢牢地黏在孔、洞、缝处,但也有的种类(如德国小蠊)其卵荚形成后不脱落,卵荚在雌虫的尾端携带,直到若虫要孵出时才脱落。卵在卵荚中呈白色,半透明,垂直的成 2 行排列,每个卵荚的含卵数因种而异。

若虫的外部形态:蜚蠊的生活史属于不完全变态,其幼虫称为若虫,因蜚蠊生活史无蛹期,所以若虫经多次蜕皮后,直接发育为成虫。由卵刚孵出的若虫虫体是白色的,若虫每次刚蜕完皮时虫体也是白色的,以后虫体色逐渐加深,约经 1～2 小时后才逐渐恢复原体色,若虫每蜕一次皮虫体就长大一次,直到经最后一次蜕皮发育为成虫。蜚蠊在若虫期蜕皮次数因种而异。若虫的外部形态特征与成虫基本相似,但也有几点区别:①绝大多数蜚蠊成虫具翅,而若虫无翅;②若虫的虫体均小于成虫(除高龄若虫外);③有些种类的若虫,其体色和斑纹与成虫有差异;④若虫的外生殖器尚未发育成熟。

(二)我国常见蜚蠊鉴别特征

对蜚蠊分类采用的方法,目前还是以形态特征为主,常用部位除虫体大小、颜色外,主要有以下几方面。

头部:复眼大小、间距、颜面斑纹、颜色、下唇须节长度等。

胸部:前胸背板形状、大小、颜色、斑纹、翅的形状、大小、长短、翅面斑纹、翅脉等。足的形状、大小,前足股节刺的形状与数量,爪的形状、大小,跗节盘、跗节长之比等。

腹部:背板和腹板是否有斑纹,腹背板是否特化等。肛上板和下生殖板的形状、大小、斑纹,尾须和尾刺的形状、大小及雄外生殖器构造等。

以上是对蜚蠊分类鉴定时常用的部位,在上述涉及的部位中,雄外生殖器最为重要,因为昆虫的雄外生殖器的构造特异性较强,而且其特征又较稳定,不易发生变异,因此雄外生殖器在昆虫分类鉴定中有重要意义。

我国常见蜚蠊类卫生害虫主要为大蠊属和小蠊属种类。

1.大蠊属

大型种,虫体健壮,个别种雌雄异形,前胸背板近梯形。前后翅至少雄虫发达,超过腹部末端,少数种类雌虫翅短,不达腹端,前翅革质、后翅膜质,半透明,前缘脉基部往往分叉,肘脉常有不完全短脉和横脉。足较长,前足股节前下缘具刺。多数种类雄虫第1腹背板特化,其上有一簇毛,下生殖板左右对称,尾刺细长。本属目前已发现室内种类6种。

(1)褐斑大蠊:大型种,虫体栗褐色。头顶及复眼间黑色,单眼淡黄色,上唇基褐色,其余区域赤褐色,触角赤褐色,复眼间距宽于单眼间距,窄于触角窝间距,小颚须1～3节褐色,半透明,4～5节赤褐色,下唇须赤褐色,端节长于其余2节之和。前胸背板雌虫明显大于雌虫,最宽处在中点后,前缘略平直,后缘缓弧形,黑褐色。中部有2个分开的不甚明显的黑褐色大斑,两大斑间前段较近,后段较远离,其余淡色部分形状如铁锚状。雌雄虫翅均较发达,前后翅均超过腹部末端,前翅赤褐色。腹部黑褐色,雌虫腹部略显宽于雄虫,第1腹节背板特化,在中央前缘处有一簇向后生长的毛丛。雄虫肛上板宽而短,基部宽,向端部两侧缘略呈内弧形收缩,后缘略平直,有时中部稍凹陷,后缘及侧缘均长有许多小毛,基部两侧长尾须1对,胡萝卜状,由多节构成,各节上均生有许多毛,生殖板宽而短,但稍长于肛上板,两侧缘向端部呈弧形收缩。后缘平直,其宽度约为基部宽度的1/2,尾刺细长,对称,略向内弯。

(2)美洲大蠊:大型种,虫体赤褐色,雌雄虫体形相似,但雌虫稍宽于雄虫。头顶及复眼间为黑褐色,两复眼间距雄虫窄于雌虫,上唇基和上唇为褐色,触角细长,第1节赤褐色,其余各节为黑褐色,小颚须褐色,下唇须暗褐色。前胸背板略呈梯形,前、后缘缓弧形,背板淡黄色,中部有一赤褐色至黑色近似蝴蝶状的大斑,其后缘中部向后延伸呈小尾状条斑,其长不达前胸背板后缘,前缘有一淡黄色"T"型斑,沿后缘有一黑色窄带。翅较发达,雌雄虫翅均超过腹部末端,前翅赤褐色,后翅色淡,半透明。

腹部赤褐色,雌虫明显大于雄虫。雄虫肛上板宽大,无色,透明,基部较宽,两侧缘由基部向中部呈内弧形收缩,由中部向端部呈外弧形收缩,后缘中部有一较深的呈锐角的凹陷,其深度约为肛上板长度的1/3,两侧角钝圆。基部两侧生出尾须一对,由多节构成,由基部向端部渐变细,端部细长,呈"胡须"状。下生殖板横宽而短,两侧缘弧形,后缘略呈平直,两侧生出尾刺1对,赤褐色,呈细长棒状。头顶及复眼间、触角瘤间均为黑褐色,面部中央有一前宽后窄的淡褐色长型斑纹,其余部分为褐色,小颚须为红褐色。

前胸背板略呈梯形,前缘近平直,后缘弧形,表面黄色或淡赤褐色,中部有两个黑色太斑,前半部相连,后半部分开,略呈蝴蝶状,背板的周缘为黑色,但后缘的黑色部分较宽。雌雄虫翅较发达,均超过腹部末端,前翅赤褐色,但翅前缘区为淡黄色,后翅径域至肘域为淡褐色,半透明,臀域无色透明,脉纹黄褐色。

头部黑褐色,唇基及触角赤褐色,复眼间距宽于单眼间距,窄于触角窝间距,小颚须及下唇须均为赤褐色。

腹部黑褐色,雄虫第1腹背板特化,在前缘中部有一簇长圆形褐色毛丛。雄虫肛上板较短,基部宽,两侧缘向端部呈内弧形收缩,后缘近平直,中部稍有浅的凹陷,后缘宽度约为基部宽度的1/2,基部两侧有较长的尾须1对,黑褐色,胡萝卜状。

（3）日本大蠊：中型种，虫体赤褐至黑褐色，稍具光泽，雌雄虫明显异型，雄虫体狭长，翅发达，雌虫体宽大，翅短。

头顶黑色，上唇基褐色，复眼间距、单眼间距及触角窝间距略等长，小颚须暗褐色、下唇须褐色。

前胸背板黑褐至黑色，但也有个别色稍浅。雌虫前胸背板明显大于雄虫，雄虫前胸背板前缘略平直，后缘缓弧形，表面凹凸不平，在后缘的前方有呈"八"字形的浅沟。雌虫前胸背板较大，中部隆起，表面凹凸不平及浅沟不甚明显，较平滑。雌雄虫翅均为黑褐色，雄虫翅狭长而发达，远超过腹部末端。雌虫翅短，仅达腹部之半，约在第 4 腹节中部，翅脉较简单。足暗褐色，前足股节前下缘端刺 2 根，中刺 12 根；后下缘端刺 1 根，中刺 1 根。

2.小蠊属

小型种类，虫体黄褐色，前胸背板中部有 2 条黑色纵纹。前后翅均发达，雄虫翅达腹端，雌虫翅远超过腹端。前翅狭长革质，后翅宽膜质透明，翅脉平直，其上无不完全支脉，常具一完全支脉。前足股节前下缘刺 A3 型，跗节细长，两爪相同无齿。腹部雄虫瘦长，雌虫宽而短，雄虫第 7、8 腹背板特化，其形因种而异。肛上板多呈牛舌形，半透明，下生殖板左右不对称，其形也因种类而异。雄外生殖器形态因种而异，有重要分类意义。本属目前已发现室内种类 3 种，形态基本一致。

雌虫的头部稍大于雄虫，头部赤褐色，面部褐色，额部暗褐色。单、复眼间距略等长，约为触角窝间距的 1/2。小颚须粗短，色淡，唇基深棕色。下唇须褐色，表面具毛，复眼黑色，有时两复眼间距有不明显的赤褐色斑。

前胸背板褐色，略呈梯形，侧缘半透明，前后缘均呈弧形，背板中部有两条纵走而平行边缘不规则的黑褐色条纹，每条黑纹宽度均窄于两条黑纹之间距。雌虫前胸背板大于雄虫。雌雄翅均发达，均达腹部末端，前翅狭长，超过腹部末端，淡褐色，后翅无色透明，臀域纵脉褐色，横脉无色，其余纵脉横脉为黄色。

头顶及面部淡褐色，两复眼间黑褐色，额正中央有一明显的"T"形褐色大斑，两侧达触角窝，下端达额唇基线，上唇深褐色，复眼棕黑色，单、复眼间距相等，约为触角窝间距的 1/2，小颚须及下唇须均为淡褐色。

前胸背板淡褐色，近梯形，半透明，前缘弧形，后缘缓弧形，中央略向后突，中央有两条黑褐色纵纹，末端不向内弯，两条黑纵纹叉开，每条黑纵纹宽度均窄于两黑纵纹间距。翅发达，前后翅均超过腹部末端，前翅狭长淡褐色，后翅淡黄色，透明，纵脉暗褐色，前缘域中部 R 分脉加粗，黑褐色。腹部背板暗褐色，雄虫第 7、8 腹板特化，其中央部有诱惑腺，诱惑腺的形状因种而异，在分类上有重要意义。雄虫肛上板近三角形，也像牛舌状，与德国小蠊肛上板相似。

德国小蠊、广纹小蠊三种小蠊其腹背诱惑腺形状各异，由于腹背诱惑腺的形状因种而异，因此腹背诱惑腺在小蠊属种类鉴定上有重要意义。

四、蜱

（一）蜱的分类地位

蜱类隶属于节肢动物门蛛形纲蜱螨亚纲寄螨目蜱总科，共分 3 个科：软蜱科、硬蜱科、纳蜱科。硬蜱科的蜱种通称为硬蜱；软蜱科的蜱种通称为软蜱。

(二)蜱的分类特征

蜱的生活史分卵、幼蜱、若蜱和成蜱 4 个阶段。幼蜱足 3 对,若蜱足 4 对,均无生殖孔。有些蜱种只发现成蜱,幼蜱和若蜱尚未记载,本章形态只介绍成蜱。

蜱成虫体分假头和躯体 2 部分,躯体椭圆形,表皮革质。

1.假头

假头平伸于躯体前端(硬蜱)或位于躯体腹面前方(软蜱),由假头基、口下板、1 对夏肢和 1 对须肢组成。口下板和螯肢合拢形成口腔,两者均为刺叮宿主的工具。螯肢位于口下板背面,外面有螯肢鞘包绕,尖端露出鞘外。口下板位于螯肢腹面,顶端尖细或钝圆,腹面有呈纵列的逆齿,或齿列融合;口下板齿列多少是重要的鉴别特征。

2.躯体

躯体位于假头后方,未吸血时扁平,吸血后膨胀成囊形。表皮革质。硬蜱背面有几丁质的盾板,雄蜱盾板覆盖整个躯体,雌蜱盾板仅占前部。软蜱雄雌背面均无盾板。盾板的形态是重要的鉴别特征。盾板前缘凹入,两侧向前突出,形成肩突,有些蜱属盾板侧缘有眼 1 对,盾板前部的凹线称侧沟和颈沟;有些蜱属种盾板后部亦有凹线,在中央的称后中沟,两侧的叫后侧沟。软蜱两性特征差异不明显,无背腹板,但有碎小骨化片、小乳突等,使体表不光滑。体缘有的有边缝和小格,体缘若有边缝,背面与腹面分界明显,若无边缝,背面与腹面界限不清。基节无距,跗节有爪,但无爪垫或爪垫不发达。

不同虫态蜱的区别有以下几点。

幼蜱:3 对足,盾板仅覆盖背部的前部。

若蜱:4 对足,无生殖孔和孔区,盾板仅覆盖背部的前部。

成蜱:4 对足,有生殖孔和孔区。

(三)蜱的分类

1.软蜱科的分类与鉴别

软蜱假头位于腹面亚前端,从背面不能见,或仅见端部。假头基无孔区。体无背板和腹板。表皮革质有弹性,上有许多皱纹、颗粒、乳突、结节等,因种而异。足基节无距,爪垫不发达。气门板位于足基节 4 前外侧。若蜱 1～4 期因种而异。雌蜱多次吸血多次产卵。

软蜱全世界已记载 5 属 150 余种,我国仅记载 2 属 10 种,重要和常见的有 6 种。已知乳突钝缘蜱和特突钝缘蜱是蜱传回归热的主要媒介,波斯锐缘蜱是家鸡的重要体外寄生蜱。

(1)锐缘蜱属的分类与鉴别:锐缘蜱体扁,体缘扁锐,饱血后仍较明显,其结构呈方格或条纹形。背面与腹面之间有缝线分界。假头离躯体前端稍远或接近。体表皮革质,有皱纹和骨化的小圆盘突起,圆突呈辐射状排列。无眼。锐缘蜱的主要危害是吸血骚扰。

(2)钝缘蜱属的分类与鉴别:钝缘蜱体扁,体缘圆钝,饱血后背面隆起。背面与腹面之间的体缘无缝线。假头离躯体前端稍远或接近。体表皮革质,有皱纹和乳突,乳突或结节排列不呈辐射状。眼有或无。钝缘蜱不但吸血骚扰,还传播疾病。

2.硬蜱科的分类与鉴别

硬蜱假头突出于体前端,从背面清晰可见。雌性假头基背面有孔区。体背有骨化强的背板,覆盖背面全部(雄)或前面一部分(雌)。足基节多数种类有距,跗节有发达的爪和爪垫。气门板位于基节 4 后外侧。若蜱只有 1 期。雌蜱只产 1 次卵。

（1）硬蜱属的分类与鉴别：假头基矩形，须肢直，第 2 节外侧缘不膨大。盾板无眼，颜色单一，无珐琅斑，雄蜱盾板通常有缘褶围绕。足跗节无距。雄蜱腹面有 7 块几丁质板。肛沟围绕在肛门之前。气门板圆形或卵圆形。

硬蜱生活史为三宿主型。全世界已知 250 多种，我国记载有 20 多种。其中全沟硬蜱是森林脑炎和莱姆病的传播媒介，也是北方林区常见的优势吸血蜱种。本章检索表包含 19 种。

（2）血蜱属的分类与鉴别：体一般较小。假头基矩形。多数种类须肢短宽，外侧突出超过假头基侧缘。盾板颜色单一，无色斑，无侧沟，无眼。体缘垛明显。肛沟围绕在肛门之后。雄蜱腹面无几丁质板。

血蜱生活史为三宿主型。血蜱全世界已知 200 多种，东洋界种类最多，其他各区种类较少，我国血蜱种类较多，已记录 40 多种。

（3）革蜱属的分类与鉴别：革蜱一般体形较大，盾板有珐琅斑。假头基矩形，宽大于长，须肢粗短，第 2 节背面后缘收缩形成隆突。口下板齿冠圆钝，两侧缘近乎平行，齿式一般 3/3。一般有眼。

革蜱生活史为三宿主型。全世界已知约 100 种，我国记载有 13 种，有些种被指控为北亚斑点热媒介，在牧区是重要的寄生吸血种类。

（4）璃眼蜱属的分类与鉴别：假头基多数三角形。须肢一般窄长。口下板齿式 3/3。盾板有眼。缘垛一般 11 个，中垛色浅，有些种部分缘垛合并或完全缺失。有些种足腹面有浅色纵带或环带，基节 1 分叉。有些种足腹面有浅色纵带或环带，基节 1 分叉明显，转节 1 背距短小。肛沟围绕肛门之后。雄蜱肛门附近有 2~4 对几丁质板，肛门瓣上有 4 对刚毛。雌蜱气门板多逗点状。

璃眼蜱生活史多数种为三宿主型，也有二宿主和一宿主型，多数种分布于荒漠、半荒漠及山地灌丛。全世界已知约 30 种，我国已记载 9 种，其中亚东璃眼蜱是克里米亚—刚果出血热的媒介。本检索表包含常见的 3 种。

（5）花蜱属的分类与鉴别：体大，前窄后宽。盾板通常有色斑。有眼，少数不明显。假头基多数呈矩形。缘垛明显，11 个。雄蜱无肛侧板，但近缘垛常有小腹板。气门板亚三角形或逗点形。

花蜱生活史可能为三宿主型，幼、若虫寄生于鸟类、啮齿类，成蜱寄生于大型哺乳动物、两栖爬行类。多数为热带、亚热带种。全世界已知 10 多种，我国已记载 4 种，已从龟形花蜱中检测到埃立克体 DNA 片段，可能是人单核细胞埃立克体病的主要媒介。

（6）盲花蜱属的分类与鉴别：体短宽。假头基矩形。须肢长而直。盾板通常具浅色斑，缘垛明显，有 11 个。无眼。气门板亚三角形或逗点形。

（7）扇头蜱属的分类与鉴别：体色单一。假头基背面六角形。须肢短，基部一般粗于端部。有眼。足基节 1 分叉，距裂深。肛沟围绕肛门之后，具肛中沟。肛门瓣上有肛毛 4 对。气门板逗点形。雄蜱具肛侧板，一般也具副肛板，有些种具尾突。

扇头蜱生活史为二或三宿主型。全世界已知约 70 种，我国已记载 5 种，比较重要的有 3 种，其中镰形扇头蜱是我国牛巴贝西病的主要媒介。

(8)异扇蜱属的分类与鉴别:体小型,色单一。假头基六角形,侧角明显。口下板齿式3/3。须肢长,向前略变窄,第1节背腹内侧均有趾状突前伸。盾板无眼。各足基节大小约相等,基节1后缘分叉,形成2个距。肛沟围绕肛门之后,具肛后中沟,具缘垛。气门板亚圆形或椭圆形,但雄性气门板上有的呈匙形。雄蜱无几丁质腹板。

异扇蜱适于草原和荒漠地区生活,可能起源于中亚,宿主为小型野生动物。全世界已知3种,我国已记载2种,即喇嘛异扇蜱和仓鼠异扇归。前者爪垫较长接近爪端,后者则较短约及爪长1/3;须肢第2节腹面内缘刚毛前者6根,后者5根;雌性盾板前者前1/3最宽,后者中部稍后最宽;雄蜱气门板前者长匙形,背突细长,后者椭圆形,无背突。

(9)牛蜱属的分类与鉴别:体小型,色单一。有眼。肛沟退化,雄蜱缺尖,雌蜱不明显。假头基六角形。口下板齿式3/3~4/4。须肢很短。雄蜱各跗节腹面末端均有一齿突,具肛侧板和副肛板,体后缘具尾突。牛蜱生活史为单宿主型,主要寄生于牛体,全世界已知5种,我国仅记载1种,即微小牛蜱,已证明是我国牛巴贝西病的主要媒介。

五、臭虫

成虫背腹扁平,卵圆形,红褐色,大小为$(4\sim5)mm\times3mm$,遍体生有短毛。头部两侧有1对突出的复眼,各由约30个小眼面组成。触角1对,分4节,能弯曲,末2节细长。喙较粗,分3节,由头部前下端发出,内含刺吸式口器,不吸血时向后弯折在头、胸部腹面的纵沟内,吸血时向前伸与体约成直角。胸部最显著的是前胸,其背板中部隆起,前缘有不同程度的凹陷,头部即嵌在凹陷内,侧缘弧形,后缘向内微凹。中胸小,其背板呈倒三角形,后部附着1对较大的椭圆形翅基。后胸背面大部分被翅基遮盖。足3对,在中、后足基节间有新月形的臭腺孔。各足跗节分3节,末端具爪1对。腹部宽阔,因第1节消失、第10节缩小,故外观只可见8节。雌虫腹部后端钝圆,有角质的生殖孔,第5节腹面后缘右侧有1个三角形凹陷,称柏氏器,是精子的入口。雄虫腹部后端窄而尖,端部有一镰刀形的阴茎,向左侧弯曲,储于尾器槽中。

臭虫在臭虫属中,只有2种吸食人血,它们是热带臭虫和温带臭虫。其主要区别点是以下几点。

(一)温带臭虫

前胸背板的中间显著隆起,两侧扁平,且向前伸展至眼的附近,腹部第3节最宽。在国内普遍分布于东北、西北、华北及长江以南的一些地区,一般来说南至北纬23°。凡夏季平均气温在30℃的地区,都以温带臭虫分布为主。

(二)热带臭虫

体型比温带臭虫略长,前胸的侧缘向前伸展部分离眼较远,整个前胸背板隆起,腹部第2节比较宽。在国内主要分布于广东、广西两省(区),流行地以热带和亚热带为主。四川省雅安、贵州省丹享等个别地区也有热带臭虫。

两种臭虫形态的主要区别是温带臭虫前胸前缘凹陷深,两缘向外延伸成翼状薄边;热带臭虫前胸的凹陷较浅,两侧缘不外延。

第二节 病媒生物防治

病媒生物指能直接或间接传播疾病(一般指人类疾病),危害、威胁人类健康的生物。广义的病媒生物包括脊椎动物和无脊椎动物,脊椎动物媒介主要是鼠类,属哺乳纲啮齿目动物;无脊椎动物媒介主要是昆虫纲的蚊、蝇、蟑螂、蚤等和蛛形纲的蜱、螨等。最常见的四大害为:苍蝇、蚊子、老鼠、蟑螂。

病媒生物滋生地是指这些生物繁殖、滋生的场所。常见的滋生地有:垃圾投放点、水厕、旱厕、污水沟(管)、死水池(溏)、牲口棚(圈)、废品收购站。

一、滋生地及治理

(一)鼠类滋生地

1.褐家鼠

褐家鼠喜欢栖息于温度稳定、潮湿的地方,它适应于掘洞营巢,离开土壤是很难生存下去的。检查重点场所有垃圾、下水道、厕所、公共绿地。

2.黄胸鼠(屋顶鼠)

黄胸鼠喜欢栖息于高层隐蔽的场所,它的窝巢主要构筑在屋顶、房屋周围的灌丛和柴草堆中。在地面,黄胸鼠喜欢生活在堆木、垃圾和杂物堆积场所。检查重点场所有:现代城市百货商场、超市等的货场,火车站的货运部,宾馆饭店的大厅,客房屋顶上,医院的病房、药房。

(二)鼠类滋生地的治理

1.要做好环境卫生的日常管理工作。

2.杜绝鼠类的食源、水源及隐藏筑巢条件。

3.管理好粪便和垃圾。

4.做好城镇下水道系统鼠类滋生繁殖的预防控。

(三)蝇类滋生地及其治理

1.蝇类滋生地

(1)人粪类。

(2)畜粪类。

(3)腐败动物质类。

(4)腐败植物质类。

(5)垃圾类。

2.蝇类滋生地的治理

(1)滋生物的清除。

(2)滋生物的处理及综合利用。垃圾的处理包括密闭管理、卫生填埋、分类管理、综合利用等。粪便管理主要指消灭旱厕,或改良旱厕。特殊行业滋生物的管理要做到三个"三",即"三早"(早清运、早封存、早利用)、"三有" (有制度、有措施、有人管)、"三无"(无成蝇、无活蛆、无异味)。

3.滋生地治理的重点行业和场所

(1)特殊行业滋生地治理。

(2)住区保洁和小滋生地治理。

(3)窗口单位和旅游风景区。

(四)蚊类滋生地及其治理

1.蚊类滋生地类型

(1)由于缺乏合理的下水道系统或因下水道管理不好而导致的大小地面积水。

(2)居民区的阴沟、下水井等。

(3)居民户内外、公园花圃等多种多样不同用途的容器(缸罐、水桶等)积水。在有些小区,因为居民喜欢盆景和养花,这类积水尤其普遍。

(4)住户、工厂、商店等抛弃的各种器皿,如破缸、碎瓶、罐头盒等的积水。

(5)建筑工地随意挖土造成的洼地、土坑、临时使用的水泥池等积水。

(6)特殊行业或场所,如轮胎厂或翻造厂、废品收集站中的废旧轮胎、塑料盒、铁桶,以及酿造作坊等的陶器堆放处的积水。

(7)庙宇、祠堂、纪念馆等内的防水缸、荷花缸、喷水池,以及石碑座等积水。

(8)公园、庙宇、学校等种植的竹子,因砍竹留下的竹筒积水以及树洞积水。

2.蚊虫滋生地的治理

(1)下水道系统设施及其管理。

(2)阴沟改造。

(3)翻缸倒罐,防止积水。

(4)清除废弃器皿。

(5)清查并处理室内特殊积水。

(6)加强轮胎管理。

(7)管理好家庭饮用贮水。

(8)平洼填坑。

(9)堵洞刨根。

(10)整治河沟。

(五)蟑螂滋生地及其治理

1.蟑螂滋生地类型

(1)居民住宅区。

(2)宾馆。

(3)医院。

(4)食品工厂。

(5)地下室、下水道、厕所、暖气沟等也是蟑螂容易滋生繁殖的场所,不容忽视。

2.蟑螂的环境治理

(1)堵洞抹缝。封六缝:对墙壁、地板、门框、窗台(框)、水池和下水道等处的孔洞和缝隙应用油灰、水泥和其他材料加以堵塞封闭。堵三眼:堵塞沟、缝、孔隙,尤其要注意堵塞水管、煤气管道、暖气管等管道通过的孔眼。

(2)修补门窗。门窗杠上的缝隙应进行修补。

(3)整修旧房。

(六)防治的要点

封：封盖水缸、水池，覆盖污水沟，水封下水道入水口或安装防蚊防鼠装置、密封有用的器皿；垃圾粪便密封无害化处理。填：填平洼坑、废用水塘、水沟、竹洞、树洞。疏：疏通沟渠、疏理岸边淤泥和杂草。排：排清积水。清：清除垃圾，日产日清。逐步实行垃圾分类收集，达到资源利用和垃圾减量化。垃圾塑料薄膜袋、废用瓶罐、易拉罐等垃圾容器。

二、病媒生物防制技术

(一)灭鼠技术

坚持以环境防治为主，化学、物理方法为辅的综合措施，做到防与灭相结合，突击灭杀与长期巩固相结合。环境防治积极宣传鼠类危害及常用的防鼠灭鼠方法，加强环境整治。清除杂草，平整硬化地面，消除鼠类赖以生存的环境条件。对于室内鼠类防治，常用措施有：封闭建筑物与外界相通的所有孔洞；建筑物的通风孔，排水孔应安装网眼，规格为 1.3cm×1.3cm 的防鼠网；房门下沿与地面的缝隙不得大于 0.6cm；饭厅、仓库、食品储藏室下部 30cm 处钉0.75mm厚的镀锌(不锈钢)铁皮，仓库应另设 60cm 高的防鼠板。垃圾应投放于密闭的垃圾箱内，日产日清。

捕鼠的器械很多，根据鼠类的习性和体形大小，应采取不同形式和大小的器械，常用的有鼠夹和鼠笼、粘鼠板。为保证灭鼠效果，在器械捕鼠时，应注意以下几点。

(1)断绝鼠粮，使鼠吃不到食物，而迫使鼠吃诱饵。

(2)诱饵需适合鼠的食性，如在近水源的饲养场，可用油炸的干食饵，在干燥的粮食仓库可用红薯、萝卜、甜瓜、水果等含水量大的做诱饵。食物应经常更换，以增加对鼠的引诱力。

(3)捕鼠器的引发装置必须灵敏，铁丝制者不能生锈。

(4)捕鼠器应放在鼠类经常活动的场所，在鼠类活动高峰前布放。鼠夹应放在鼠类寻食的地点或鼠道上，夹身与鼠道垂直，作用面(有诱饵的一头)对着鼠道。

(5)使用捕鼠器应集中围攻，无所收获后，就立即停用或转移。

(6)捕鼠器应保持清洁，二次使用前应清洗干净。其他常用的物理捕鼠法还有粘鼠法等。

捕鼠的器械很多，根据鼠类的习性和体形大小，应采取不同形式和大小的器械，常用的有鼠夹和鼠笼、粘鼠板。

(二)灭蟑螂技术

1.环境防制

(1)充分发动群众，家家动手，统一行动，全面防治，防止蟑螂逃窜。

(2)找出本单位、家庭蟑螂的主要栖息活动场所，集中力量务使全歼。

(3)结合四项整治活动，彻底清除室内卫生，消除卵荚，以达到事半功倍的效果。

(4)平时搞好厨房、住室卫生，妥善保藏食品，管好厨房垃圾，堵塞沟缝孔隙。合理使用纱门、纱窗，防止蟑螂由外爬入或随物品带入室内，落实控制蟑螂滋生的各项措施。

2.物理防治

(1)开水烫杀:蟑螂对热的抵抗力较差,热度达60℃以上时,数分钟内即死亡,并可杀灭卵荚中的卵。

(2)诱(粘)捕盒:使用自制或出售的诱捕盒或粘捕盒进行诱捕或粘捕蟑螂,晚间将诱(粘)捕盒放置在蟑螂经常出没的地方,次晨收集捕杀。

3.化学防制

(1)将喷药时间尽量控制在黄昏后、晚间进行,以提高杀灭效果。

(2)喷药开始,就先在门、窗和其他通道口喷一圈药,这样蟑螂由这些出入口逃跑时也会沾上药物;然后由外向里,由上往下消杀。同时在蟑螂经常爬行的墙面、橱柜和台案的表面及背后等处必须做点状消杀。

(3)缝隙药物消杀是杀灭蟑的重点技术。不可对缝隙等蟑螂栖息场所直接喷射,以免害虫逃遁,必须先在蟑螂栖息的裂缝洞穴和角落周围先喷一圈宽约20cm的屏障药带,然后对这些栖息场所洒足量的杀虫剂。

(4)蟑螂是爬行害虫,消杀的重点是蟑螂经常活动的表面,以便他们爬过药面接触死亡,对确认害虫没有发现的地方,不必喷药。

(5)喷药时必须关闭门窗和风扇1~2小时,严防药物随风流失和害虫逃窜。

(6)采用人工合成的除虫菊酯,如氯氰菊酯、吡虫啉杀蟑乳油,这类药物具有安全、低毒、高效,对蟑螂有驱赶、快速击倒和较高的毒杀作用。

(7)2%敌敌畏溶液消杀厕所、垃圾箱、墙基缝隙及下水道、阴井口等外环境。

(8)灭蟑毒饵对蟑螂的成虫及若虫有很好的杀灭作用,是目前灭蟑较卫生、安全、高效的药物,可用于居民住宅、办公场所的灭蟑,既可作为普遍使用的主要灭杀方法,又可作为持久巩固成果、控制残余蟑螂的有效手段。

(三)灭蝇技术

1.苍蝇的综合防治措施

灭蝇必须抓住以整治环境、消除滋生地这个关键,坚持采用物理和化学方法相结合,专业队伍与群众防治相结合,突击灭杀与长期巩固相结合的综合防治措施。垃圾类滋生地的防治要抓住消除垃圾隔绝苍蝇和滋生物接触这个关键。

(1)在村、路边和公共场所增设有防蝇功能适合环境需要的垃圾箱(房、桶)以方便群众,并宣传教育群众严禁乱倒乱扔垃圾。

(2)组织发动群众大搞卫生,彻底清除路边、河边、墙边、绿地和荒地中的垃圾滋生地。

(3)对已损坏的或无防蝇门、盖的垃圾箱(房、桶)要及时更换、维修,物业和环卫部门要加强对垃圾卫生设施的管理。

(4)少数还未封闭的垃圾通道应尽快做到全部封闭,坚持推行垃圾袋装化,从垃圾形成起就隔绝苍蝇的接触。

(5)加强垃圾管理,环卫部门应加强对垃圾的清理,严格做到生活垃圾日产日清,不在市区内留存隔夜垃圾,垃圾的清理每次均应彻底干净,做到无残留。

(6)加强垃圾类滋生地苍蝇和蝇蛆的杀灭工作,控制蝇类滋生。垃圾清运和中转时垃圾容器中常有残留的垃圾,夏季蝇蛆在其残留垃圾中的滋生率可高达 80%,因此在苍蝇滋生繁殖季节应做到每星期 2 次(在蝇密度高峰季节可每日 1 次),对所有的垃圾收集容器、中转站及周边环境,在垃圾消除后可选择 0.3% 敌敌畏与氯氰菊酯类杀虫剂复合配制,用压力式喷雾器进行湿润消杀,每平方米喷洒 60~100mL,杀灭残留的蝇幼虫和成蝇。

2.餐饮、农贸市场等特种行业和场所的蝇类防治

(1)饭店、食堂、餐厅及直接入口食品加工销售的场所是灭蝇的重点单位,必须加强防蝇设施的建设和配备,有条件的单位可安装风幕机、纱窗、灭蝇灯等,条件一般的单位也必须安装橡皮门帘或纱门、纱窗,配备灭蝇灯等设备。另在工作场所应配足够的带盖泔水桶、垃圾桶等收集容器,做到经常清理,保持室内外清洁卫生。炊具和食品的存放应有橱柜和纱罩。对进入室内的苍蝇可选用市售有许可证的杀虫气雾剂随时喷雾杀灭;也可选择菊酯类杀虫剂,用压力式喷雾器对室内墙面、窗户做滞留性消杀,每平方米喷洒 40~80mL,每月消杀 1 次,可持效杀灭进入室内停留的苍蝇;也可用诱蝇毒饵或粘蝇纸诱杀苍蝇。

(2)农贸市场是苍蝇喜欢聚集的地方,应切实加强卫生管理和各项防蝇措施的落实。销售海产、水产、肉类的摊位要有完善的上下水设施,熟食摊位必须有纱门、纱窗等防蝇设施,销售家禽的摊位要建水冲式粪槽和沉淀净化池;要求所有的摊贩净菜入市,自带垃圾袋和桶,不准乱扔垃圾和废弃物;市场内要加强清洁管理,派专人负责清扫,随时铲除垃圾,保持卫生。市场内苍蝇的杀灭,可选择菊酯类杀虫剂配制成 0.2% 药液,用压力式喷雾器,对市场内墙面、窗户等表面做滞留性消杀,每平方米喷洒 40~80mL,每月消杀 1 次,可持效杀灭进入市场停留的苍蝇。

(3)酿造、屠宰、食品加工等特种行业生产加工场所的灭蝇,应根据情况安装风幕机或纱门、纱窗,配备灭蝇灯。对产生的酒糟、醋糟、酱糟等下脚料或废弃物应尽快清除,一时不能消除的应堆放在密闭仓库内或用塑料薄膜严密遮盖,隔断苍蝇的接触滋生。

(4)重点场所外环境的灭蝇。餐饮、农贸市场、食品加工、酿造发酵、屠宰等场所周围也是苍蝇大量活动栖息的地方,灭蝇可结合树木和绿地病虫害的防治,选用 0.3% 辛硫磷或 0.5% 敌百虫,对以上重点场所周围 50m 内的绿化带每 10 天轮流换药消杀 1 次。可持续杀灭停留在植被叶面或物体表面的苍蝇。

(四)蚊虫的综合防治措施

防治蚊虫是一项系统工程,应针对蚊虫生态过程的薄弱环节和有利时机采取有效措施,关键是抓住整治环境,消除和改造蚊虫滋生地,并且坚持以物理和化学方法相结合,专业队伍与群众防治相结合,突击杀灭与长期巩固相结合的综合防治措施。

1.摸清蚊虫滋生地

以居委会和村为基础彻底查清辖区范围内的蚊虫滋生地的种类、数量、位置等,如污水沟渠、小池塘、积水坑、楼门水泥防雨棚、露天化粪池、积水缸盆,汽车运输和修理企业的破旧轮胎堆放地等,摸清蚊虫滋生地基数。

2.中小型水体的蚊虫防治

城区和居民小区内的各种污染明沟、小池塘、污水坑、化粪池等中小型水体的蚊虫防治。这些水体一般与主要水体难以连接循环,污染比较严重,是蚊虫的主要滋生地,应以积极的办

法,疏通河道治理污染,一些无用的污水坑、断头沟应全部填埋。在蚊虫的繁殖高峰季节,定期对这些中、小水体轮换消杀。将苏云金杆菌或梭状芽孢杆菌配制成1％的水溶液,用压力或喷雾器向水面喷洒每平方米喷洒 100mL,5～7 天轮换喷洒 1 次。

3.各种积水容器的蚊虫防治

单位和家庭中的各种缸、盆、罐体、花盆等在蚊虫繁殖季节均应扣倒放置,废旧轮胎贮放应竖起避免胎内积水,并经常检查倾倒,楼门水泥防雨棚应常清除杂物,疏通出水口不使雨水积存。

4.室内环境的蚊虫防治

(1)防蚊设施的建设。在宾馆、饭店、商场、室内娱乐场所和工作场所应安装风幕机或橡皮门帘或纱门、纱窗,家庭应安装纱门、纱窗,以机械和物理的方法阻止蚊虫进入室内叮咬人群。

(2)室内蚊虫的灭杀。对进入室内的成蚊可选用市售有许可证的各种蚊香和杀虫气雾剂驱杀,也可选用氯氰菊酯类杀虫剂配置成 0.1％药液,用压力式喷雾器对室内、走廊的墙面、玻璃、纱门纱窗进行滞留消杀,每平方米喷洒 40～80mL,每隔 30 天消杀 1 次,可持效杀灭进入室内栖息吸血的成蚊。

(3)室外环境的蚊虫防治。平时应注意室外环境的整治和清理,铲除杂草减少蚊虫栖息地。在蚊密度高峰季节可选用 0.3％辛硫磷与 0.2％马拉硫磷的复配杀虫剂,对居民区办公区的楼道及居住区前后 50 米的绿化带结合树木病害防治进行滞留消杀,每平方米喷洒 50～100mL,隔 10 日喷药 1 次,可持效杀灭栖息在外环境中的蚊虫,降低蚊密度。

第五章　食源性疾病防治

第一节　食源性疾病的概念及特点

《中华人民共和国食品安全法》(以下简称《食品安全法》)第99条规定:食品安全事故,指食物中毒、食源性疾病、食品污染等源于食品,对人体健康有危害或者可能有危害的事故。因此,从《食品安全法》的角度,食品安全事故可以分为食品污染、食源性疾病、食物中毒三类。

食品污染是指在各种条件下,有毒有害物质进入到食物,造成食品安全性、营养性和(或)感官性状发生改变的过程。随着各种化学物质的不断产生和应用,有害物质的种类和来源也愈发繁杂。食品从种植、养殖到生产、加工、贮存、运输、销售、烹调直至餐桌的各个环节都有可能被某些有毒有害物质污染,以致食品卫生质量降低或对人体健康造成不同程度的危害。

根据WHO定义,食源性疾病是指食品中的各种致病因子经摄食进入人体内引起的感染性或中毒性疾病。根据这个定义,食源性疾病包括三个基本要素,即传播疾病的载体——食物;食源性疾病的致病因子——食物中的有毒有害物质;临床特征——中毒性或感染性表现。食源性疾病既包括传统意义上的食物中毒,也包括经食物传播的肠道传染病、食源性寄生虫病、人畜共患传染病以及食物过敏等。也有专家认为,因食物营养不平衡所造成的某些慢性非传染性疾病(如心血管疾病、肿瘤、糖尿病等)、食物中某些有毒有害物质引起的以慢性损害为主的疾病(包括致癌、致突变、致畸)等也应归此范畴。目前,医学上一般采用WHO定义的食源性疾病范畴,也是本书所指的食源性疾病的范畴。

食物中毒是指摄入含有生物性、化学性有毒有害物质的食品或被有毒有害物质污染的食品后所出现的非传染性的急性、亚急性疾病。食物中毒既不包括因暴饮暴食而引起的急性胃肠炎、食源性肠道传染病和寄生虫病,也不包括因一次大量或长期少量多次摄入某些有毒、有害物质引起的以慢性损害为主要特征的疾病。近20年来,一些发达国家和国际组织已经很少使用食物中毒的概念,更多使用的是"食源性疾病"的概念。

应当说,食品污染、食源性疾病、食物中毒三者是同中有异、异中有同的关系,三者有相同的特点,也有各自的特性。

食源性疾病的复杂性主要表现在以下三方面。

一、致病因子复杂

食源性疾病是一大类疾病,其致病因素多种多样,包括生物性和非生物性因素。食源性疾病可以由微生物及其毒素、寄生虫、生物毒素、真菌及其毒素和化学污染物等引起。虽然我国当前处于经济转型期,食品中化学物质非法添加问题比较突出,但已有的监测数据和各种文献报道均显示微生物性食源性疾病一直以来都是头号食品安全问题。

二、食物载体复杂

在过去的 20 年,常见引起食源性疾病暴发的食物有牛奶(空肠弯曲菌)、贝类(诺如病毒)、未经灭菌的苹果酒、生肉和未煮熟的鸡蛋(沙门菌)、鱼(雪卡毒素)、草莓(甲型肝炎病毒)和即食肉类(李斯特菌)等。随着食品生产、加工模式和饮食结构的不断调整,新的食物——致病因子组合还在不断被发现。

三、临床表现复杂

食源性疾病患者的典型症状为胃肠道症状(呕吐、腹泻、腹痛),但有时也表现为非特异性症状。大部分食源性疾病患者由于病情较轻,仅有小部分就医,在就医并进行粪便标本检测的患者中,细菌比其他病原体更有可能被检测确认。在美国,引起食源性疾病的病原菌主要是弯曲菌、沙门菌和志贺菌,这些细菌致病具有明显的区域性和季节性。临床上一般较少对病毒引起的腹泻进行病原学检测,但病毒被认为是引起食源性疾病更常见的病原体。

第二节　常见食源性疾病防治

一、概述

食源性疾病包括食物中毒。食物中毒包括细菌性食物中毒、化学性食物中毒、真菌及其毒素食物中毒、有毒有害动植物中毒。细菌性食物中毒是指摄入含有细菌或细菌毒素的食品而引起的中毒。通常有明显的区域性、饮食习惯、季节性。多发生于气候炎热的夏秋季节,一般 5～10 月份最多。细菌性食物中毒特点是四季都可发生,尤以夏秋季节为主。发病率高、病死率较低、恢复快。各类食物均可发生。临床症状分胃肠型和神经型,以消化道症状为主。常见的细菌性食物中毒有沙门菌食物中毒、金黄色葡萄球菌食物中毒、副溶血性弧菌食物中毒、志贺菌食物中毒、肉毒梭菌食物中毒、椰毒假单胞菌酵米面亚种食物中毒、致泻性大肠埃希菌食物中毒、蜡样芽孢杆菌食物中毒、空肠弯曲菌食物中毒。

化学性食物中毒的特点是发病与含有毒化学物的食物有关。发病与进食时间、食用量有关,一般进食不久发病,进食量大,发病时间短,病情重。发病常有群体性,有共同进食某种食品的病史,相同的临床表现。无地域性、季节性和传染性。剩余食物、呕吐物、血尿等样品中可检出相应的化学毒物。化学性食物中毒处理的特点:突出一个"快"字,及时处理不仅可挽救患者生命,同时对控制事态发展,特别是群体中毒更重要。注意较轻患者和未出现症状者的治疗观察,防止潜在危害。采取清除毒物措施,对症治疗和特效治疗。常见的化学性食物中毒有:机磷中毒、亚硝酸盐中毒、鼠药中毒(毒鼠强、氟乙酰胺、敌鼠钠盐等)、砷化物中毒、甲醇、氟化钠、钡盐、铊等。

二、沙门菌感染

沙门菌属广泛分布于自然界,根据沙门菌的菌体 O 抗原和鞭毛 H 抗原的不同,可将其分为 A、B、C、D、E 等 67 个群、2500 多种血清型,其中对人类致病的主要是 A～F 群。沙门菌属细菌主要分布在动物肠道内。沙门菌感染是我国和世界各国落见的食源性疾病。沙门菌属中的伤寒沙门菌和副伤寒甲、乙、丙沙门菌能够引起肠热症为主的伤寒;副伤寒,是乙类传染病,除此之外的沙门菌称为非伤寒沙门菌,非伤寒沙门菌引起的腹泻属其他感染性腹泻,属我国法定丙类传染病。鼠伤寒沙门菌和肠炎沙门菌是我国最常见的两种非伤寒沙门菌感染血清型。

非伤寒沙门菌在全球范围流行,婴幼儿感染率较高,60%～80%病例为散发,也可暴发。

(一)流行病学

沙门菌食物中毒全年均可发生,大多发生在 5～10 月,其中 7～9 月最多。非伤寒沙门菌感染率居高不下的原因之一就是该致病菌在环境中广泛存在,可以通过多种途径污染各种食物,猪肉、鸡蛋、水果、蔬菜,甚至一些商品化食品,如花生酱,其中以家禽、鸡蛋和新鲜农产品最为常见。某些特定沙门菌血清型的暴发常与某些特定类别的食物有关,如肠炎沙门菌暴发常与鸡蛋有关。非伤寒沙门菌亦可以通过动物粪便污染食物。由于非伤寒沙门菌广泛存在于这些动物的肠道,动物粪便常携带细菌并污染水及食物,食物加工制作的过程中也可能存在沙门菌交叉污染,如刀板购物篮或者厨师的手。

(二)临床表现

非伤寒沙门菌感染的临床表现主要为腹泻、发热、腹痛、呕吐,一般可持续 4～6 天,大多数人不需要使用抗生素就可以痊愈,但少数患者的病情会发展得比较严重,如儿童、孕妇、老人和免疫功能低下者。

(三)实验室检查

可采集可疑中毒食品、患者粪便或呕吐物进行行病原菌分离培养、血清型鉴定,或用患者患病早期和恢复期血清,分别与分离出来的沙门菌做凝集试验,恢复期的凝集效价有明显升高(一般升高 4 倍)。

(四)诊断与鉴别诊断

1.流行病学特点

流行病学特点是在同一人群中,在相近的时间内,有进食同一可疑食物史。突然发病,在比较短的时间内出现大量的患者,中毒表现相似。

2.中毒表现

中毒表现以发热、头痛、胃肠道症状为主,兼有其他症状。体温升高比例比变形杆菌、大肠埃希菌食物中毒要高,可达 40℃ 或 40℃ 以上,发热对鉴别诊断有重要意义。

(五)治疗

1.重症可考虑使用抗生素治疗。

2.其他对症和支持治疗。

(六)预防措施

非伤寒沙门菌感染暴发与多种食物载体有关,而通过肉眼无法发现食物中的非伤寒沙门菌,但在日常生活中做好防护措施,可大大减少沙门菌感染的风险。

1.在肉类食品加工处理前后,认真清洗手、砧板、刀具的表面。生、熟食品处理和保存应分开。

2.用流动的洁净水彻底清洗新鲜的蔬菜和水果。

3.食物要彻底煮熟。

4.不喝未经高温消毒的乳制品或果汁。

5.非伤寒沙门菌在夏季更容易繁殖,吃剩的饭菜应该立即放入冰箱,不要在室外放置超过1小时。

6.接触动物和动物食品后,请及时洗手。

7.如果发生了疑似食物中毒的事件,请及时就医,临床医生应将事件报告给当地卫生、食品监督部门。

三、金黄色葡萄球菌感染

典型的金黄色葡萄球菌(简称"金葡菌")呈球形,革兰染色阳性,无鞭毛,无芽孢。多为需氧或兼性厌氧。在温度5～47.8℃范围内均可生长,最适温度为30～37℃,最适 pH 值为6.0～7.0。耐盐性强。金葡菌可发酵甘露醇产酸,并产生肠毒素和血浆凝固酶、透明质酸酶、过氧化氢酶。产生的金黄色色素为脂溶性,因不溶于水,故色素只局限在菌落内,不渗入培养基中,在血琼脂平板上可产生溶血素,在菌落周围形成明显的溶血环,非致病性葡萄球菌则无溶血环。

本菌为毒素型中毒,引起食物中毒的致病因子是金葡菌在食物中繁殖所产生的肠毒素。肠毒素是一种可溶性蛋白质,耐热,经100℃高温煮沸30分钟不被破坏,也不受胰蛋白酶的影响。可导致人体出现急性胃肠炎症状。

(一)流行病学

金葡菌广泛分布于自然界,在空气、土壤、水中和物品上皆可存在,在人和动物的鼻腔、咽、消化道带菌率都很高,是常见的化脓性球菌之一。

金葡菌食物中毒世界各国均有发生,一般以夏秋季较多,冬春发生较少,随各地气温变化和饮食习惯不同而有所差异。引起中毒的食品以剩饭、凉糕、奶油糕点、牛奶及其制品、鱼虾和熟肉多见,引起金葡菌食物中毒的污染源主要是从事食品制作、加工的人员,特别是这些人员的手指受伤,感染或患有其他化脓性皮肤病,以及急性呼吸道感染患者。此外,患有乳腺炎乳牛的奶、健康人咽喉、鼻腔内所带的病菌也可通过多种途径污染食品,禽畜本身带有的金葡菌在屠宰过程中可能造成污染,被污染的禽畜肉经分割、储存、运输、销售等多种工序,增加了交叉污染的机会。

(二)临床表现

金葡菌食物中毒的特点是发病急,从进食到发病潜伏期短,一般为1～5小时,平均发病时间在3小时左右。金葡菌食物中毒的主要症状为恶心、呕吐、唾液分泌增加,胃部不适或疼痛,继之腹泻。呕吐为本病最常见的症状,次数为1～10次不等,且常呈喷射性呕吐,有时呕吐物中含有胆或混有血液,吐前多有脑后重压感,腹痛多伴随腹泻发生,腹痛初在上腹部,以后波及全腹。约有80%的患者发生腹泻,多为水样便或黏液便,少数患者有血便症状,一般每日3～5次。体温正常或低热,此外,尚有少数人可见到血压下降,脱水症状,甚至虚脱、痉挛等症状。儿童对肠毒素比成人敏感,故发病率高,病情重。金葡菌中毒病程较短,一般多在1～2天内康复,未发现有后遗症,但有的患者可有一周左右的食欲缺乏症状。偶有老、弱、幼儿患者因发生并发症而死亡。

(三)实验室检查

可采集患者呕吐物、粪便标本,以及可疑中毒食品等进行病原菌分离培养、鉴定,并测定小称,因中毒是由毒素引起的,直接对中毒食物测定肠毒素最有意义。

(四)诊断与鉴别诊断

按《葡萄球菌食物中毒诊断标准及处理原则》执行。病因诊断需进行细菌检验和肠毒素检验。

中毒判定原则:符合本菌的流行病学特点及临床表现;实验室从中毒食品、患者吐泻物中培养出金葡菌,菌株经肠毒素检测,证实在不同样品中检出同一型别的肠毒素;或从不同患者吐泻物中检出金葡菌,其肠毒素为同一型别。

(五)治疗

1.催吐、洗胃和导泻,排除毒物。

2.抗菌药物治疗。对于耐药的金葡菌必要时可使用万古霉素。

(六)预防措施

1.患有疮疖、化脓性创伤或皮肤病及上呼吸道疾病、口腔疾病等患者应禁止直接从事食品加工和供应工作。

2.患乳腺炎奶牛的奶不得供饮用或加工奶制品。

3.剩余饭菜应及时低温(5℃以下)冷藏处理,或将其存放在阴凉通风处,尽量缩短剩余饭菜的存放时间,存放时间最好不要超过 4 小时,食用前必须充分加热。

四、大肠埃希菌食物中毒

(一)病原学特点

埃希菌属俗称大肠埃希菌属,为革兰阴性杆菌,多数菌株有周身鞭毛,能发酵乳糖及多种糖类,产酸产气。该菌主要存在于人和动物的肠道内,属于肠道的正常菌群,通常不致病。该菌随粪便排出后,广泛分布于自然界中。该菌在自然界的生活力强,在土壤、水中可存活数月,繁殖所需的最小水分活性为 0.94~0.96。

在大肠埃希菌中,也有致病性的,当人体的抵抗力降低或食入被大量的致病性大肠埃希活菌污染的食品时,便会发生食物中毒。引起食物中毒的致病性大肠埃希菌的血清型主要有 O157：H7 等,目前已知的致病性大肠埃希菌包括以下五个型。

(1)肠产毒性大肠埃希菌(ETEC)。是婴幼儿和旅游者腹泻的病原菌,可从水中和食物中分离到。毒力因子包括菌毛和毒素,致病物质是不耐热肠毒素和耐热肠毒素。

(2)肠侵袭性大肠埃希菌:较少见,主要感染少儿和成人。

(3)肠致病性大肠埃希菌(EPEC):是引起流行性婴儿腹泻的病原菌。EPEC 不产生肠毒,侵袭点是十二指肠、空肠和回肠上段,发病特点很像细菌性痢疾。

(4)肠出血性大肠埃希菌(EHEC):是 1982 年首次在美国发现的引起出血性肠炎的病原菌。EHEC 不产生肠毒素,不具有侵入细胞的能力,但可产生志贺样毒素,有极强的致病性,主要感染 5 岁以下儿童。临床特征是出血性结肠炎,剧烈的腹痛和便血,严重者出现溶血性尿毒症。

(5)肠黏附(集聚)型大肠埃希菌(EAggEC)。能引起婴儿持续性腹泻,脱水,偶有血便。不侵袭细胞,有 4 种不同形态的菌毛,细菌通毛黏附于肠黏膜上皮细胞,在细胞表面聚集,形成砖状排列,阻止液体吸收,并产生毒素,毒素为肠集聚耐热毒素和大肠埃希菌的 A 溶血素。

(二)流行病学特点

1.季节性,多发生在夏秋季。

2.引起中毒的食品种类与沙门菌相同。

3.健康人肠道致病性大肠埃希菌的带菌率为 2％～8％,高者可达 44％。成人患肠炎、婴儿患腹泻时,带菌率较健康人高,可达 29％～52％。大肠埃希菌随粪便排出而污染水源和土壤,进而直接或间接污染食品。食品中致病性大肠埃希菌的检出高低不一,高者可达 18.4％。饮食行业的餐具易被大肠埃希菌污染,检出率高达 50％,致病性大肠埃希菌的检出率为 0.5％～1.6％。

(三)临床表现

主要有以下三种类型。

(1)急性胃肠炎。主要由肠产毒性大肠埃希菌引起,易感人群主要是婴幼儿和旅游者。潜伏期一般为 10～15 小时,短者 6 小时,长者 72 小时。临床症状为水样腹泻、腹痛、恶心,体温 38～40℃。

(2)急性菌痢型。主要由肠侵袭性大肠埃希菌引起。潜伏期一般为 48～72 小时,主要表现为血便或脓黏液血便、里急后重、腹痛、发热。

(3)出血性肠炎。

(四)诊断治疗

1.按《病源性大肠埃希菌食物中毒诊断标准及处理原则》进行。

2.流行病学特点:引起中毒的常见食品为各类熟肉制品,其次为蛋及蛋制品,中毒多发生在 3～9 月,潜伏期 4～48 小时。

3.临床表现:因病原的不同而不同。主要为急性胃肠炎型、急性菌痢型及出血性肠炎。

4.实验室诊断包括:①细菌学检验,按《食品卫生微生物学检验——致泻大肠埃希氏菌检验》操作;②对肠产毒素性大肠埃希菌应进行肠毒素测定,而对肠侵袭性大肠埃希菌则应进行豚鼠角膜试验;③血清学鉴定,取经生化试验证实为大肠埃希菌的琼脂培养物,与致病性大肠埃希菌、肠侵袭性大肠埃希菌和肠产毒性大肠埃希菌多价 O 血清和出血性大肠埃希菌 O157 血清进行凝集试验,凝集价明显升高者,再进行血清分型鉴定;④肠产毒素性大肠埃希菌(ETEC)基因探针。

5.治疗主要是对症治疗和支持治疗,对部分重症患者应尽早使用抗生素。首选药物为亚胺培南、美洛匹宁、哌拉西林＋他唑巴坦。

(五)预防措施

大肠埃希菌食物中毒的预防同沙门菌食物中毒的预防。

五、有机磷农药中毒

有机磷中毒是指有机磷类[主要指农业用药:甲拌磷(3911)、内吸磷(1059)、对硫磷(1605)、敌敌畏、乐果、敌百虫、马拉硫磷(4049)等]误服误用、经呼吸道吸入或直接皮肤接触等途径进入体内引起相应的临床症状。有机磷中毒原理是抑制体内胆碱酯酶的活性。胆碱酯酶的生理功能主要是参与乙酰胆碱的迅速水解,使其失效,以利于其所支配的器官组织能接受连续神经冲动。当胆碱酯酶的活性受到有机磷化合物抑制后,造成乙酰胆碱蓄积,以乙酰胆碱为神经介质的胆碱能神经系统发生生理功能紊乱,产生一系列临床表现。

（一）流行病学

有机磷中毒多发生在农村,女性病例多于男性,且大多集中在20～40岁的中青年女性,中毒人群呈现低文化程度的特点。每年5～10月份为发病高峰,平均占全年发病率的近70%,尤其是10月份,这与农业生产的季节性密切相关。每年的夏秋季节,诸如杀虫、除草、播种等农业生产活动相应增多,接触和使用有机磷农药的机会也相应增加,加之目前对农药销售、使用和贮存缺乏有效的管理,为口服中毒创造了有利条件。发生在城市的有机磷中毒则以误食含有机磷农药蔬菜中毒为主,主要发生于夏秋之季,由于农药的广泛使用,害虫产生了耐药性,低毒农药不易控制病虫害,一些不良小商贩们便使用甲胺磷等剧毒农药防治病虫害,甲胺磷等剧毒农药的残留期长达5～6天,且不易被分解破坏,导致蔬菜高残留而发生中毒。

（二）临床表现

目前,经口摄入途径中毒包括两种,误食中毒和口服中毒（一次性大剂量的摄入,比如投毒或服毒自杀）。需要注意的是,误食中毒与口服中毒不完全相同。口服中毒一般单人发病,起病急骤,多有明确的服毒史,有典型的症状,如多汗、肌颤、瞳孔缩小、心率减慢、肺部啰音及意识障碍等,血清胆碱酯酶活力明显下降,甚至为零,诊断不难。而误食中毒往往是多人同时发病,且病史隐匿,潜伏期长,平均时间达4～6小时。典型症状缺乏,不少以单一症状就诊,如多汗或类似急性细菌性肠胃炎的恶心呕吐、腹痛腹泻等,可无瞳孔缩小,可无多汗,可无心率减慢,肌颤及肺部啰音少见。

（三）诊断参考

1.流行病学史参考《食源性急性有机磷农药中毒诊断标准及处理原则》进行判断,进食了超过农药最大残留量的粮、菜、果、油等食物;或食用了运输、贮藏过程中污染了有机磷农药的食物;或误把有机磷农药当作食用油、酱油等油料烹调的食物。

2.短期内（一般4小时以内）出现的以全血胆碱酯酶活性下降出现毒蕈碱样、烟碱样和中枢神经系统症状为主的全身性疾病。

3.实验室检验:中毒者剩余食物中检出超过最大残留量的有机磷农药,全血胆碱酯酶活性低于70%,或检测病例呕吐物（胃内容物）有机磷农药含量,并排除其他途径摄入有机磷农药的可能性,即可诊断为食源性有机磷农药中毒。

（四）鉴别诊断

有机磷急性口服中毒并不难诊断,需要注意的是误食中毒极易误诊。因误食中毒与细菌性肠胃炎及中暑等均好发于夏季,应注意鉴别。对这些患者应仔细询问病史,特别是以肠胃炎就诊的患者,尤其是饮食史中的蔬菜中有小青菜等。同时应仔细进行体格检查,看有无多汗、瞳孔缩小,有无肺部啰音、肌肉震颤、心率减慢等。对疑似患者及时测定血清胆碱酯酶活力,亦可同时辅以阿托品试验,一般多数可做出明确的诊断。若胃肠炎患者经充分的抗感染补液治疗,腹痛腹泻、恶心、呕吐仍不得缓解者应高度怀疑误食中毒,需注意的是误食中毒的血清胆碱酯酶活力往往只是轻度降低。

（五）急救与治疗

误食中毒与口服中毒治疗原则相同。误食中毒由于毒物吸收量小,体内贮存量小及持续入血量少,因此在治疗时达到阿托品化的时间短,用量小,恢复快,疗程短,不必常规维持阿托品化。关于复能剂的使用,对重症患者不应强调3天之后中毒酶老化不易复活的特点而不使用,因为残毒进一步吸收,包括肠肝循环,随时有新的酶失活,仍需复能,亦不因农药种类的不同而忽视复能剂的使用,如乐果中毒,以往认为中毒酶不易被复能剂复活,但目前认为中毒酶仍可被复能剂复活而被强调使用,但用量偏小。

第六章 职业卫生防护

第一节 职业有害因素和职业性病损

职业活动中存在各种职业有害因素,在一定条件下,它们对健康产生不良影响,进而导致职业病损。

一、职业有害因素及其来源

职业有害因素是指与职业生命有关的,并对职业人群健康产生直接或潜在不良影响的环境危害因素,包括生产工艺过程、工作过程和工作环境等方面的有害因素。

(一)生产工艺过程中的有害因素

1.化学因素

(1)有毒物质:如铅、汞、苯、氯、一氧化碳、有机磷农药等。

(2)生产性粉尘:如硅尘、煤尘、石棉尘、有机粉尘等。

2.物理因素

(1)异常气象条件:如高温、高湿、低温。

(2)异常气压:如高气压、低气压。

(3)噪声、振动。

(4)电离辐射:如 X 线、Y 射线等。

(5)非电离辐射:如可见光、紫外线、红外线、射频辐射、激光等。

3.生物因素

皮毛工可能接触到的炭疽杆菌、甘蔗渣上的真菌、医务工作者所接触的生物传染性病原等。

(二)工作过程中的有害因素

工作组织和制度不合理,工作作息制度不合理等;精神(心理)性职业紧张;工作强度过大或生产定额不当,如安排的作业或任务与作业者生理状况或体力不相适应等;个别器官或系统过度紧张,如视力紧张、腰背肌肉紧张等;长时间处于不良体位或使用不合理的工具等。

(三)工作环境中的有害因素

自然环境中的因素,如炎热季节的太阳辐射,寒冷季节的低温,工作场所的微小气候;厂房建筑或布局不合理,如有毒工段与无毒工段安排在一个车间;工作过程不合理或管理不当所致环境污染。

在实际工作场所和过程中,多种职业有害因素往往同时存在,对作业者的健康产生联合作用。另外,职业人群中紧张的、不和谐的人际环境也会对作业者的健康产生损害,有学者把这个因素也归类于工作过程中的有害因素。

二、职业有害因素所致健康损害

在一定的作用条件下，职业有害因素可致轻微的健康影响到严重的损害，通称为职业性病损，严重者可造成工伤和职业性疾患，甚至导致伤残或死亡。职业性疾患包括职业病和工作有关疾病两大类。

（一）职业病

健康人体对职业有害因素的作用有一定抵抗和代偿能力，职业有害因素作用于人体的强度和时间未超出人体的代偿能力时，仅表现为亚临床的有害作用；若人体不能代偿，导致功能性或器质性病理改变，出现相应临床症状，影响劳动能力，该类疾病统称职业病。《中华人民共和国职业病防治法》将职业病定义为"企业、事业单位和个体经济组织等用人单位的劳动者在职业活动中，因接触粉尘、放射性物质和其他有毒有害因素而引起的疾病。"也就是说，职业有害因素与职业病之间的关系是因果关系。

从广义上讲，职业病是指作业者在从事职业活动中，因接触职业有害因素而引起的所有疾病；但从法律角度出发，职业病有其特定的范围，仅指政府部门、立法机构或有相应判定权力的机构根据法律、生产力发展水平、经济状况、医疗水平等综合因素所规定的法定职业病。中国从 1957 年首次公布了 14 种国家法定职业病后，历经扩充和修改，2013 年国家卫生健康委员会、应急管理部、人力资源和社会保障部、全国总工会颁布的职业病分类和目录，共有 10 类132 种，并公布了相应的诊断和管理办法。办法规定，一经确诊为法定职业病，患者均应享受相应的职业病赔偿待遇。大部分发达国家立法规定，雇主或国家给予患职业病的作业者经济上的补偿，故也称为需赔偿的疾病。

（二）工作有关疾病

工作有关疾病是一类发生在职业人群中的多因素引起的疾病，它们在普通人群中也有一定的发病率。凡与职业因素有关，但又不是法定职业病，是一些由多因素所引起的疾病统称为工作有关疾病。具体来讲，工作有关疾病具有三层含义：①职业因素是该病发生和发展的诸多因素之一，但不是唯一的病因，一般也不是直接病因；②职业因素影响了健康，促使潜在的疾病显露或加重已有疾病的病情；③通过改善工作条件，可使所患疾病得到控制或缓解。常见的工作有关疾病有接触粉尘工人的慢性非特异性呼吸道炎症、矿工的消化性溃疡、脑力劳动者的精神性疾病等。

此外，某些作用轻微的职业有害因素，尚不至于引起功能性和实质性的病理性损害，可导致体表某些改变，如胼胝、皮肤色素增加等。这些改变尚在生理范围之内，故可视为机体的一种代偿或适应性变化，称为职业特征。

（三）职业伤害

职业伤害又称工伤，是指作业者在工作过程中，由于各种原因，包括职业有害因素、操作技术原因、设备原因、管理原因和不可预测的偶然因素等所造成身体伤害、残疾甚至死亡。1921年国际劳工大会通过的公约将工伤定义为"由于工作直接或间接引起的事故为工伤"。简言之，在工作过程中造成的身体伤害（以伤害为目的除外），即为工伤。

工伤和职业病有紧密的联系，所以不少国家逐步把职业病纳入"工伤"的范畴。例如，美国国家标准将"工作伤害"定义为"任何由工作引起并在工作过程中发生的（人受到的）伤害或职业病,即由工作活动或工作环境导致的伤害或职业病"。中国国家标准中将"伤亡事故"定义为"企业职工在劳动生产过程中,发生的人身伤害、急性中毒"。

三、职业性病损致病模式

职业有害因素是引发职业性病损的原因,但并不一定导致接触者产生职业性病损,还需一定的作用条件和接触者的特殊个体特征。只有当职业有害因素、一定的作用条件和易感的(适宜的)接触者个体特征三个环节共同存在,并相互作用,符合一般疾病的致病模式,才能造成职业性病损。

作用条件包括:①接触机会或频率,在劳动过程中经常接触某些职业有害因素,受危害的可能性就大。②接触方式,不同的职业有害因素由于理化性状不同,经不同途径进入人体,如呼吸道、皮肤或其他途径,经容易进入体内的途径接触受危害的可能性大。如游离 SIO_2 粉尘需经呼吸道进入人体才能导致肺尘埃沉着病(尘肺),三硝基甲苯由于其较强的亲脂性主要经皮肤吸收。③接触时间,每天或一生中累计接触职业有害因素的总时间越长,越易受危害。④接触强度,指接触职业有害因素浓度或水平越高则越易受危害。后两个条件是决定机体接受危害剂量的主要因素,常用接触水平表示,与实际接受量有所区别。实际接受量是指进入机体的量,与接触水平成正比。因此,改善作业条件,控制接触水平,降低进入机体的实际接受量,是预防职业性病损的根本措施。⑤管理和防护水平,严格的管理制度和防护措施,可有效降低职业有害因素的接触和危害,尤其可明显减少急性中毒事故和工伤事故的发生。

在同一作用条件下,不同个体发生职业性病损的机会和程度却不同,这与以下因素有关:①遗传因素(遗传易感性),如患有某些遗传性疾病或存在某种遗传缺陷(变异)而对某些有害因素敏感的人,容易受这些有害因素的作用。②年龄和性别差异,不同性别对某些职业有害因素敏感性不同,通常女性对某些职业有害因素更为敏感,尤其是在经期、妊娠期和哺乳期,妊娠期和哺乳期还涉及对胎儿和乳儿的影响;未成年人和老年人更易受到职业有害因素的损害作用。③其他疾病,肝病影响对毒物的解毒能力,皮肤病降低皮肤防护能力。④文化水平,文化水平低者一般缺乏对职业有害因素的认识,自我防护和保健意识差。⑤营养不良,缺乏体育锻炼,可使机体抵抗力降低。⑥心理和行为因素,存在心理问题者,在长期紧张的职业生活中更易患某些疾病,或更易发生工伤事故;不良的行为习惯,如吸烟、酗酒、不遵守劳动纪律和操作规程等,均能增加职业有害因素的损害机会和程度,甚至酿成重大伤亡事故。这些因素统称为个体危险因素,存在这些因素者对职业有害因素较易感,或较易发生职业伤害,故称易感者或高危人群。

充分认识和评价各种职业有害因素及其作用条件,以及个体特征,并针对三者之间的内在联系,采取措施,阻断因果链,才能预防职业性病损的发生。

四、职业性病损的三级预防原则

从上述职业性病损的致病模式可见,采取适当的预防措施,切断任一环节,职业性病损是完全可以预防的,应遵循预防医学的三级预防原则。

(一)第一级预防

从根本上杜绝或最大可能减少对职业有害因素的接触。例如,改变工艺;改变原材料和设备;改进工作过程;制订职业接触限值和安全操程,使作业环境或工作过程达到卫生和安全标准要求;加强安全与健康教育,使作业有意识地、自觉地避免或减少接触职业有害因素,规范操作,加强个人防护;为人群易感者制订就业禁忌证,进行就业前健康检查,检出易感者,避免其接触职业有害因素。

(二)第二级预防

若经济、技术或管理原因,第一级预防未能完全达到要求,职业有害因素开始损及作业者健康,应尽早发现,采取补救措施。主要是早期检测,及时诊断、治疗,及早脱离职业有害因素,防止病损进一步发展。

(三)第三级预防

对已发展成职业性疾患或工伤的患者,实施综合治疗,预防并发症,促进康复,延缓病程,延长生命,提高生命质量。

职业性病损和其他疾病一样,除与直接病因有关外,还受到相关潜在因素的影响。个体的健康状况、生活和行为方式、遗传特征等,都可作为相关潜在因素而影响职业性病损的发生。如高血脂增加机体对二硫化碳诱发心血管病损的易感性,吸烟极大地提高石棉接触诱发肺癌的危险性。因此,除三级预防原则外,学者们又提出了旨在控制相关潜在因素的"初始级预防",丰富和补充了综合预防措施,实质上就是第一级预防的扩充。

五、职业病的特点及诊断原则

职业病具有下列五个特点:①病因明确,病因即职业有害因素,发病需一定作用条件。在消除病因或阻断作用条件后,可消除发病。②所接触的病因大多数是可检测的,需达到一定的强度(浓度或剂量)才能致病,一般存在接触水平(剂量)—效应(反应)关系,降低和控制接触强度,可减少发病,但某些职业性肿瘤(如接触石棉引起的胸膜间皮瘤)则不存在接触水平(剂量)—效应(反应)关系。③在接触同一因素的人群中常有一定的发病率,很少只出现个别病例。④如能得到早期诊断、处理,大多数职业病预后较好,但有些职业病(例如硅沉着病),迄今为止所有治疗方法均无明显效果,只能对症综合处理,减缓进程,故发现越晚,疗效越差。⑤除职业性传染病外,治疗个体无助于控制人群发病,必须有效"治疗"有害的工作环境。从病因学上来说,职业病是完全可以预防的,故必须强调"预防为主",着重抓好第一级和第二级预防。

工伤的发生特点是,虽然随着接触机会的增多,工伤的发生概率增加,但并不是成比例的,也不存在"接触水平"问题,发生一般是个别的,与恶劣的工作条件、缺乏严格管理、心理和行为因素关系密切。通过改善工作环境,严格规范管理、操作和行为,心理辅导与治疗,加强防护措施,一般可以有效控制工伤的发生。

职业病可累及各器官、系统,涉及临床医学的各个专科,包括内科、外科、神经科、皮肤科、眼科、耳鼻喉科等。所以,需要牢固掌握和充分运用临床多学科的综合知识和技能,做到早期发现,及时诊断,有效治疗,积极康复,还需要掌握就业禁忌证、劳动能力鉴定等问题。职业病的诊断与鉴定工作应当遵循科学、公开、公平、及时、便民的原则,依据《中华人民共和国职业病防治法》《职业病诊断与鉴定管理办法》和国家职业病诊断标准进行,并符合职业病诊断与鉴定的程序。

职业病诊断应当由省级卫生行政部门批准的、具备所要求条件的医疗卫生机构承担,在批准的职业病诊断范围内依法独立进行职业病诊断和报告,并对其做出的诊断结论承担责任。

从事职业病诊断的医生必须具备相应条件,并取得省级卫生行政部门颁发的职业病诊断资格证书。职业病诊断时需要以下资料:①劳动者职业史和职业危害接触史(包括在岗时间、工种、岗位、接触的职业危害因素名称等);②劳动者职业健康检查结果;③工作场所职业有害因素检测结果;④职业性放射性疾病诊断还需要个人剂量监测档案等资料;⑤与诊断有关的其他资料(应包括没有证据否定职业有害因素与患者临床表现之间的必然联系的相关资料)。职业病诊断机构应当按照最新修定的《中华人民共和国职业病防治法》、中华人民共和国卫健委令第91号《职业病诊断与鉴定管理办法》和国家职业病诊断标准,依据劳动者的职业史、职业病危害接触史和工作场所职业病危害因素情况、临床表现及辅助检查结果等,进行综合分析,需三名及以上单数职业病诊断医生集体做出诊断。

第二节 生产性粉尘与职业性肺部疾患

生产性粉尘指在生产活动中产生的能够较长时间漂浮于生产环境中的固体颗粒物,是污染作业环境、损害劳动者健康的重要职业性有害因素,可引起包括尘肺在内的多种职业性肺部疾患。

一、生产性粉尘的来源与分类

(一)生产性粉尘的来源

产生和存在生产性粉尘的行业和岗位众多,如矿山开采的凿岩、爆破、破碎、运输等;冶金和机械制造工业中的原材料准备、粉碎、筛分、配料等;皮毛、纺织工业的原料处理等。如果防尘措施不够完善,均可产生大量粉尘。

(二)生产性粉尘的分类

按粉尘的性质可概括为两大类。

1.无机粉尘

无机粉尘包括矿物性粉尘如石英、石棉、滑石、煤等;金属性粉尘,如铅、锰、铁、铍等及其化合物;人工无机粉尘,如金刚砂、水泥、玻璃纤维等。

2.有机粉尘

有机粉尘包括动物性粉尘如皮毛、丝、骨、角质粉尘等;植物性粉尘,如棉、麻、谷物、甘蔗、烟草、木尘等;人工有机粉尘,如合成树脂、橡胶、人造有机纤维粉尘等。

3.混合性粉尘

在生产环境中,多数情况下为两种以上粉尘混合存在,如煤工接触的煤矽尘、金属制品加工研磨时的金属和磨料粉尘、皮毛加工的皮毛和土壤粉尘等混合性粉尘。

二、生产性粉尘的理化特性及其卫生学意义

根据生产性粉尘来源、分类及其理化特性可初步判断其对人体的危害性质和程度。从卫生学角度出发,主要应考虑以下粉尘理化特性。

(一)粉尘的化学成分、浓度和接触时间

工作场所空气中粉尘的化学成分和浓度直接决定其对人体危害性质和严重程度。不同化学成分的粉尘可导致纤维化、刺激、中毒和致敏作用等。如含游离二氧化硅粉尘致纤维化,某些金属(如铅及其化合物)粉尘通过肺组织吸收引起中毒,另一些金属(如铍、铝等)粉尘可导致过敏性哮喘或肺炎。同一种粉尘,作业环境空气中浓度越高,暴露时间越长,对人体危害越严重。

(二)粉尘的分散度

分散度指粉尘颗粒大小的组成,以粉尘粒径大小的数量或质量组成百分比来表示,前者称为粒子分散度,后者称为质量分散度,粒径或质量小的颗粒越多,分散度越高。粉尘粒子分散度越高,在空气中飘浮的时间越长,沉降速度越慢,被人体吸入的机会就越多;而且,分散度越高,比表面积越大,越易参与理化反应,对人体危害越大。

不同种类的粉尘由于粉尘的密度和形状不同,同一粒径的粉尘在空气中的沉降速率不同,为了互相比较,引入空气动力学直径。尘粒的空气动力学直径(AED)是指某一种类的粉尘粒子,不论其形状、大小和密度如何,如果它在空气中的沉降速率与一种密度为 1 的球形粒子的沉降速率一样时,则这种球形粒子的直径即为该种粉尘粒子的空气动力学直径。同一空气动力学直径的尘粒,在空气中具有相同的沉降速率和悬浮时间,并趋向于沉降在人体呼吸道内的相同区域。一般认为,AED$<15\mu m$ 的粒子可进入呼吸道,$10\sim15\mu m$ 的粒子主要沉积在上呼吸道,因此把直径小于 $15\mu m$ 的尘粒称为可吸入性粉尘,$5\mu m$ 以下的粒子可到达呼吸道深部和肺泡区,称为呼吸性粉尘。

(三)粉尘的硬度

粒径较大、外形不规则坚硬的尘粒可能引起呼吸道黏膜机械损伤;而进入肺泡的尘粒,由于质量小,肺泡环境湿润,并受肺泡表面活性物质影响,对肺泡的机械损伤作用可能并不明显。

(四)粉尘的溶解度

某些有毒粉尘,如含有铅、砷等的粉尘可在上呼吸道溶解吸收,其溶解度越高,对人体毒作用越强;相对无毒的粉尘如面粉,其溶解度越高作用越低;石英粉尘等很难溶解,在体内持续产生危害作用。

(五)粉尘的荷电性

物质在粉碎过程和流动中相互摩擦或吸附空气中离子而带电。尘粒的荷电量除取决于其粒径大小、比重外,还与作业环境温度和湿度有关。飘浮在空气中 90%～95% 的粒子荷正电或负电。同性电荷相斥增强了空气中粒子的稳定程度,异性电荷相吸使尘粒撞击、聚集并沉降。一般来说,荷电尘粒在呼吸道内易被阻留。

(六)粉尘的爆炸性

可氧化的粉尘,如煤、面粉、糖、亚麻、硫黄、铝等,在适宜的浓度下(如煤尘 $35g/m^3$,面粉、铝、硫磺 $7g/m^3$,糖 $10.3g/m^3$)一旦遇到明火、电火花和放电时,可发生爆炸。

三、生产性粉尘在体内的转归

(一)粉尘在呼吸道的沉积

粉尘粒子随气流进入呼吸道后,主要通过撞击、截留、重力沉积、静电沉积、布朗运动而发生沉降。粒径较大的尘粒在大气道分岔处可发生撞击沉降；纤维状粉尘主要通过截留作用沉积。直径＞$1\mu m$的粒子大部分通过撞击和重力沉降而沉积，沉降率与粒子的密度和直径的平方成正比；直径＜$0.5\mu m$的粒子主要通过空气分子的布朗运动沉积于小气道和肺泡壁。

(二)人体对粉尘的防御和清除

人体对吸入的粉尘具备有效的防御和清除作用，一般认为有三道防线。

1.鼻腔、喉、气管支气管树的阻留作用

大量粉尘粒子随气流吸入时通过撞击、截留、重力沉积、静电沉积作用阻留于呼吸道表面。气道平滑肌的异物反应性收缩可使呼吸道截面积缩小，减少含尘气流的进入，增大粉尘截留，并可启动咳嗽和喷嚏反射，排出粉尘。

2.呼吸道上皮黏液纤毛系统的排出作用

呼吸道上皮细胞表面的纤毛和覆盖其上的黏液组成"黏液纤毛系统"。在正常情况下，阻留在气道内的粉尘黏附在气道表面的黏液层上，纤毛向咽喉方向有规律地摆动，将黏液层中的粉尘移出。但如果长期大量吸入粉尘，黏液纤毛系统的功能和结构会遭到严重损害，其粉尘清除能力极大降低，从而导致粉尘在呼吸道滞留。

3.肺泡巨噬细胞的吞噬作用

进入肺泡的粉尘黏附在肺泡腔表面，被肺泡巨噬细胞吞噬，形成尘细胞。大部分尘细胞通过自身阿米巴样运动及肺泡的舒张转移至纤毛上皮表面，再通过纤毛运动而清除。小部分尘细胞因粉尘作用受损、坏死、崩解，尘粒游离后再被巨噬细胞吞噬，循环往复。此外，尘细胞和尘粒可以进入淋巴系统，沉积于肺门和支气管淋巴结，有时也可经血循环到达其他脏器。

呼吸系统通过上述作用可使进入呼吸道粉尘的绝大部分在 24 小时内被排出。人体通过各种清除功能，可排出进入呼吸道的 97％～99％ 的粉尘，1％～3％ 的尘粒沉积在体内。如果长期吸入粉尘可削弱上述各项清除功能，导致粉尘过量沉积，酿成肺组织病变，引起疾病。

四、生产性粉尘对健康影响

所有粉尘颗粒对身体都是有害的，不同特性的生产性粉尘，可能引起机体不同部位和程度的损害。生产性粉尘根据其理化特性和作用特点不同，可引起不同疾病。

(一)肺尘埃沉着病

肺尘埃沉着病旧称尘肺。目前，大多数学者认为粉尘是有害的，长期吸入不同种类的粉尘可导致不同类型的肺尘埃沉着病或肺部疾患。

根据多年临床观察，X 线胸部检查，尸检和实验研究材料，我国按病因将肺尘埃沉着病分为：①硅沉着病(硅肺)，因长期吸入含游离二氧化硅粉尘所致；②硅酸盐沉着病，由长期吸入含结合型二氧化硅(如石棉、滑石、水泥、云母等)粉尘引起；③炭肺尘埃沉着病，长期吸入煤、石墨、炭黑、活性炭等粉尘所致；④混合性肺尘埃沉着病，长期吸入含游离二氧化硅粉尘和其他粉尘(如煤矽尘、铁矽尘等)所致；⑤金属肺尘埃沉着病，长期吸入某些致纤维化的金属粉尘(如铁、铝尘等)所致。

我国 2013 年公布的《职业病分类和目录》中共列入 12 种有具体病名的肺尘埃沉着病，即硅沉着病(硅肺)、煤工肺尘埃沉着病、石墨肺尘埃沉着病、炭黑肺尘埃沉着病、石棉肺尘埃沉着病(石棉肺)、滑石肺尘埃沉着病、水泥肺尘埃沉着病、云母肺尘埃沉着病、陶工肺尘埃沉着病、

铝肺尘埃沉着病、电焊工肺尘埃沉着病、铸工肺尘埃沉着病。根据《尘肺病诊断标准》和《尘肺病理诊断标准》可以诊断其他的肺尘埃沉着病。

(二)其他呼吸系统疾病

1.粉尘肺沉着病：某些生产性粉尘，如金属及其化合物粉尘(锡、铁、锑、钡及其化合物等)沉积于肺部后，可引起一般异物反应，并继发轻度的肺间质非胶原型纤维增生，但肺泡结构保留，脱离接尘作业后，病变并不进展甚至会逐渐减轻，X线阴影消失，称为金属及其化合物粉尘肺沉着病。

2.有机粉尘所致呼吸系统疾患：吸入棉、亚麻、大麻等粉尘可引起棉尘症；吸入被真菌、细菌或血清蛋白等污染的有机粉尘可引起过敏性肺炎或职业性变态反应性肺泡炎；吸入被细菌内毒素污染的有机粉尘也可引起有机粉尘毒性综合征；吸入聚氯乙烯、人造纤维粉尘可引起非特异性慢性阻塞性肺病 COPD 等。

3.粉尘性支气管炎、肺炎、哮喘性鼻炎、支气管哮喘等。

(三)局部作用

粉尘对呼吸道黏膜可产生局部刺激作用，引起鼻炎、咽炎、气管炎等。刺激性强的粉尘(如铬酸盐尘等)还可引起鼻黏膜充血、水肿、糜烂、溃疡等；金属磨料粉尘可引起角膜损伤；粉尘堵塞皮肤的毛囊、汗腺开口，可引起粉刺、毛囊炎、脓皮病等；沥青粉尘可引起光感性皮炎。

(四)中毒作用

吸入铅、砷、锰等粉尘。

(五)肿瘤

吸入石棉、放射性矿物质。可在呼吸道黏膜很快溶解吸收，导致中毒。镍、铬酸盐粉尘等可致肺部肿瘤或其他部位的病变。

五、生产性粉尘的控制与防护

无论发达国家还是发展中国家，生产性粉尘的危害是十分普遍的，尤以发展中国家为甚。我国政府对粉尘控制工作一直给予高度重视，在防止粉尘危害和预防尘肺发生方面做了大量的工作。我们的综合防尘和降尘措施可以概括为"革、水、密、风、护、管、教、查"八字方针，对控制粉尘危害具有指导意义。①革，即工艺改革和技术革新，这是消除粉尘危害的根本途径；②水，即湿式作业，可降低环境粉尘浓度；③风，加强通风及抽风措施；④密，将发尘源密闭；⑤护，即个人防护；⑥管，经常性维修和管理工作；⑦查，定期检查环境空气中粉尘浓度和接触者的定期体格检查；⑧教，加强宣传教育。

(一)法律措施

法律措施是新中国成立以来，我国政府陆续颁布了一系列的政策、法令和条例来防止粉尘危害。如 1956 年国务院颁布了《关于防止厂、矿企业中的矽尘危害的决定》，1987 年 2 月颁布了《中华人民共和国尘肺防治条例》和修订的《粉尘作业工人医疗预防措施实施办法》，使尘肺防治工作纳入了法制管理的轨道；2002 年 5 月 1 日开始实施的《中华人民共和国职业病防治法》充分体现了对职业病预防为主的方针，为控制粉尘危害和防治尘肺病的发生提供了明确的法律依据。2011 年 12 月 31 日全国人民代表大会常务委员会又通过了关于修改《中华人民共和国职业病防治法》的决定，公布并施行。

我国还从卫生标准上逐步制订和完善了生产场所粉尘的最高容许浓度的规定,确立了防尘工作的基本目标。2007 年新修订的《工作场所有害因素职业接触限值第 1 部分化学有害因素》(GBZ2.1—2007)列出 47 种粉尘的 8 小时时间加权容许浓度。

(二)技术措施

采取技术措施控制粉尘各行各业需根据粉尘的产生特点,通过技术措施控制粉尘浓度,防尘和降尘措施概括起来主要体现在以下几个方面。

1.改革工艺过程

革新生产设备是消除粉尘危害的主要途径,如使用遥控操纵、计算机控制、隔室监控等措施,避免工人接触粉尘。在可能的情况下,使用含石英低的原材料代替石英原料,寻找石棉的替代品等。

2.湿式作业

通风除尘和抽风除尘和降尘的方法很多,可使用除尘器,也可采用喷雾洒水、通风和负压吸尘等经济而简单实用方法,降低作业场地的粉尘浓度。后者在露天开采和地下矿山应用较为普遍。对不能采取湿式作业的场所,可以适应密闭抽风除尘的方法。采用密闭尘源和局部抽风相结合,抽出的空气经过除尘处理后排入大气。

(三)个体防护措施

个人防护是对技术防尘措施的必要补救,在作业现场防、降尘措施难以使粉尘浓度降至国家卫生标准所要求的水平时,如井下开采的盲端,必须使用个人防护用品。工人防尘防护用品包括防尘口罩、防尘眼镜、防尘安全帽、防尘衣、防尘鞋等。

粉尘接触作业人员还应注意个人卫生,作业点不吸烟,杜绝将粉尘污染的工作服带回家,经常进行体育锻炼,加强营养,增强个人体质。

(四)卫生保健措施

开展健康监护,落实卫生保健措施,包括粉尘作业人员就业前和定期医学检查。定期的医学检查能及时了解作业人员身体状况,保护其健康。根据《粉尘作业工人医疗预防措施实施办法》的规定,从事粉尘作业工人必须进行就业前和定期健康检查,脱离粉尘作业时还应做脱尘作业检查。

第三节 职业中毒

一、毒物的基本概念

(一)毒物的含义

毒物是指在一定条件下,给予小剂量后,可与生物体相互作用,引起生物体功能性或器质性改变,导致暂时性或持久性损害,甚至危及生命的化学物。

由于这些化学物不是人体固有的,很多学者主张以"外源性化学物"一词代替"毒物",但是"毒物"仍是文献中常用的名词。在一般资料中,这两个名词常并用。

毒物和药物都是外源性化学物,两者无绝对界限,如砷的无机合物、亚硝酸钠等既是公认的毒物,也是治疗某些疾病的药物;而以某些药物治疗疾病引起的中毒事故也时有报道。

(二)外源性化学物来源

了解毒物的来源,可得知人接触毒物的机会,有助于职业中毒临床、预防工作的开展。

1.工业毒物

工业生产中的原料、辅助剂、中间体、成品、副产品、杂质和废弃物等。

2.环境污染物

(1)工业污染:工业生产过程中,排放的有毒废气、废水和废渣处理不当,可污染环境,并可通过空气、水、土壤直接或间接侵入人体。

(2)生活性污染:如房屋装潢用料或家具中所含甲醛、苯等毒物污染空气;日用化学品、化妆品中含有禁用的毒物或毒物含量超标;食品被污染或含有不合格的添加剂、防腐剂或色素等。

(3)农药污染:各种农药、化肥对环境的污染及其在食品中的残留;误服农药或用以谋杀。

(4)地球化学因素:如不同地区的空气、土壤、水源不同,常见有砷、硒、汞、氟及其化合物等含量较高,可致地区中毒性疾病。又如火山喷发,可散布大量硫氧化合物、硫化氢等。

3.药物

药物品种发展迅速,目前处方药物已达 20 000 余种,非处方药物则更多。作为外源性化学物,药物中毒及不良反应是最常见的;药物滥用,包括酗酒、吸毒(如海洛因、吗啡、苯丙胺等),危害严重,早已引起全世界密切关注与高度重视。

4.军用毒物

军用毒物指用作化学武器的化学物。

5.其他

如植物毒素、动物毒素、细菌毒素、真菌毒素等,这些都与职业中毒关系不大。

二、毒性和中毒的基本概念

(一)毒物的毒性指标

毒性是指毒物引起机体损害的能力,由毒物的理化性质等诸多因素决定。从毒理学角度而言,毒性可分为急性、亚急性、亚慢性及慢性,主要取决于染毒限期。

1.急性毒性

急性毒性是指 24 小时内 1 次或多次染毒的毒性结果。常用的指标有:①半数致死量或浓度(LD_{50} 或 LC_{50}),即染毒动物半数致死亡的剂量或浓度;②绝对致死量或浓度(LD_{100} 或 LC_{100}),即为一组受试动物中引起全部死亡的最低剂量或浓度;③最小致死量或浓度(LMD 或 LMC),即一组受试动物中引起个别动物死亡的剂量或浓度;④最大耐受量或浓度(MTD 或 MTC),即一组受试动物中全部存活的最高剂量或浓度。

2.亚急性毒性

亚急性毒性指染毒期限少于 3 个月。

3.亚慢性毒性

亚慢性毒性指染毒期限为 3~6 个月。

4. 慢性毒性

染毒期在 6 个月以上，甚至为动物的终身实验。

以上实验可提供很多的毒性资料，如产生毒性作用的靶器官及毒性效应的性质、中毒症状等；也可确定受试毒物的阈剂量（或阈浓度），即当毒物剂量能引起超过机体内稳态适应极限，也即能产生有害作用的最低浓度。不同的反应指标，有不同的阈剂量（浓度），也有急性、慢性阈剂量（浓度）之分。低于阈剂量一个档次为"无害作用剂量"（NAEL），其是不能产生有害作用的最高剂量。"无害作用剂量"可由于剂量低，而不产生毒作用，也可由于观察动物太少或观察时间太短之故，因此现在主张将"无害作用剂量"改为"未观察到的有害作用剂量"（NOAEL）。

在急性毒性的评价中，常用急性毒性分级，以供应用。

（二）临床应用毒性指标的注意事项

1. 作为衡量毒物主要毒性强度的重要参考数据：毒物的 LD_{50} 或 LC_{50} 值越小，毒性越高；反之则毒性越低。这一指标比 LD_{100} 或 MLD 更为准确、可靠。急慢性毒性试验提供的有关资料，在临床工作中都有重要的参考意义。

2. 毒理学研究的意义。了解毒物对人体的危害的主要方法之一是通过毒理研究，观察毒物对动物的毒效应，从而评价和预测对人体可能造成的危害。

动物实验结果可提供该毒物毒作用的靶器官、毒代动力学等资料，并可了解发病机制，筛选治疗药物等，对临床工作有重要的参考价值。用动物毒性资料外推到人时，应考虑动物与人的种间差异。因此，进行外推时，必须尽可能收集全面的实验资料，考虑种属差异及高剂量—效应与低剂量—效应之间的差别，使外推结论有较高的可信度；同时动物实验资料，必须结合人体资料，全面分析，不断积累数据，才会正确掌握毒物对机体的危害，适合临床、预防工作。

临床上不能单用毒性指标来评价毒物的毒作用，如 LD_{50} 或 LC_{50} 系毒物的终点反应，以死亡作为评价指标，不能全面反映毒性，特别是刺激性和腐蚀性效应。如氨的毒性分级属于中等毒性物质，但因刺激性较强，所致急性中毒危害可十分严重；2—甲基—4—硝基苯胺的 LD_{50} 为 1000mg/kg，按毒性分级属于低毒，但其所引起的亚急性中毒可表现为严重肝衰竭，甚至死亡，却无明显发绀。中毒死亡者尸检，主要脏器中含本品量较高，肝含量可达 3000mg/kg，肾含量 2500mg/kg，肺含量 4000mg/kg，说明吸收剂量很多；动物实验确认主要靶器官为肝脏，且本品不引起高铁血红蛋白血症。毒理试验资料结合临床及尸检结果，可为明确诊断提供有力证据。

3. 剂量—反应关系和剂量—效应关系是毒物学评价中的关键问题之一。剂量是指已吸收进入体内的毒物量，即存留剂量，也是体内负荷量。剂量—反应关系是测定一组生物体中，毒物剂量与产生标准效应的个体数之间的关系，即发生效应的百分率。剂量—效应关系是指一个特殊生物体内所致效应量的关系。在一般情况下，剂量是决定机体对同一毒物反应强度的主要因素。值得注意的是，在毒理实验中，剂量—反应关系或剂量—效应关系，可呈直线关系，而更多的是呈各种曲线关系，也即连续递增等量的剂量，所起的效应增强的幅度却逐渐减少。真正的变态反应，易感者可以对非常低的剂量产生效应。这些概念在临床工作中都有重要意义。

4. 毒物的毒性和危险性是两种概念。毒物的危险性是指毒物在生产、使用或清除过程中，对人体健康产生危害的可能性，即表示接触这一物质后，出现不良反应的预期频率。低毒物质不一定危害小，而高毒物质若采取严格防护措施，也可防止危害发生。全面认识化学物的毒性与危险性两者之间的关系，可对毒物的危害做出正确的评价。

(三)毒物对人体危害的类型

毒物对人体危害的性质及程度取决于接触毒物的品种、剂量、体内转化及排泄等，也与机体的健康状态密切相关，全面了解这些情况能对毒物的危害有较完整的认识。

1.局部作用

具有刺激、腐蚀性的毒物，如强酸、强碱或某些药物等，可对接触部位如皮肤、黏膜等引起不同程度的灼伤；有些毒物可引起接触性皮炎、痤疮、毛囊炎、光感性皮炎或色素变化等。牙酸蚀病也是毒物局部作用的后果。

2.中毒

由于外源性毒物进入体内，产生毒性作用，导致机体的功能障碍或器质性改变、引起疾病或死亡，称中毒。

3.过敏反应

某些毒物可引起变态反应，这是一种免疫损伤反应，发生机制主要与机体敏感性有关。

4.非特异性危害

劳动过程中，接触毒物使机体免疫力下降或通过其他机制，诱发某种疾病或致使原有疾病加重，或导致发生工作有关疾病等，称毒物对人体的非特异性危害。由于对非特异性危害作用的影响因素很多，认识并不一致，且目前尚缺少足够的依据及临床实践资料，故有关这方面问题，尚待今后深入研究。

5.致癌、致畸、致突变

毒物的这些作用引起医学界的密切关注，是研究的重要项目之一。传统上将这些作用不包括在中毒概念中，而随着科学研究技术和理论的不断深入和提高，很多学者主张将这些生物效应作为毒射危害作用。

(四)毒物侵入途径

不同侵入途径可影响毒物吸收剂量、时间、体内转化等，致使中毒的临床表现、诊治方法等也有所不同。

1.经呼吸道吸收

因肺泡数量多（总面积可达 $80m^2$）、肺泡壁薄和毛细血管丰富，易于吸收，是毒物侵入的主要途径。

2.经胃肠吸收

经胃肠吸收是生活性中毒的主要侵入途径。水溶性毒物能在酸性的胃液内大部分吸收，脂溶性毒物则主要在碱性的肠液内吸收。经胃肠吸收后，多数在肝内进行生物转化，起到解毒或活化作用，再进入大循环，分布到各器官、组织中。

3.经皮肤吸收

完整皮肤表面为角质层，表皮细胞膜富含胆固醇、磷脂，形成皮肤屏障，阻止毒物的吸收。具有脂溶性又具有水溶性的毒物，如苯胺类、有机磷农药等易被完整的皮肤吸收。

4.其他

(1)注射途径,发生于医疗错误、自杀、谋杀、吸毒等。

(2)在阴道或肛门中塞入毒物而被吸收,如土法堕胎、治疗肛肠疾病、谋杀等。

(3)胎儿可经胎盘吸收毒物而中毒。

(五)毒物在体内的生物转化

毒物吸收入机体后通过生化过程,将亲脂性毒物转化为亲水性代谢产物,称生物转化或代谢。生物转化可分为第一相反应(包括氧化、还原和水解)和第二相反应(结合反应)。通过生物转化可使多数毒物的毒性减弱或消失,但少数毒物毒性可增高。

(六)毒物的排泄

毒物进入人体后,其排泄速度对生物效应有很大影响。排泄越快,生物效应越小,反之亦然。进入人体内的毒物主要通过呼出气、尿和粪便排出。

1.经呼吸排出

在体内不分解的气体吸入后即从呼吸排出。改善通气条件,吸入氧气有助于加速排出。

2.经胃肠排出

口服化学物后,未被吸收的可随呕吐物或粪便排出;已被吸收的则在肝脏转化成极性代谢产物,由肝细胞主动转运入胆汁,经肠道排出;部分产物形成肠—肝循环而延缓排泄速度。

3.经肾脏排出

肾脏是排泄毒物及其代谢产物最有效、最重要的途径,主要通过肾小球过滤和肾小管分泌来完成。

4.其他排泄途径

(1)汗腺:出汗是皮肤排泄的途径。

(2)乳汁:某些毒物(如铅、有机溶剂、某些农药)能以被动扩散方式经乳腺随乳汁排出,因而对哺乳婴儿产生危害。

(3)唾液腺、泪腺、毛发等也可排出极少量毒物。

三、职业中毒的特点

(一)职业中毒的定义

在生产环境和劳动过程中,由于接触工业毒物所引起的疾病,称职业中毒。

非职业性中毒常由于环境污染、食品污染、误服毒物或其他原因所致。日常生活中,除接触到的工业毒物外,由于有毒动植物所致中毒也颇为常见。两类不同的中毒,其中毒品种、方式、侵入途径等,都不尽相同,而受害人群的情况也不同。如职业中毒者多为青、中年劳动者,而非职业中毒可发生在婴幼儿或老年人等不同年龄者。两类中毒的临床表现、特点、诊断及治疗措施等,既有很多相似之处,也有不同之点。本章中也适当列入非职业中毒的内容。在已颁布的职业中毒诊断标准使用范围项目下,都注明"本标准对非职业性中毒可做参考"的条文。但因两种不同性质的中毒可存在一定的差异,故在应用诊断标准及预防工作中,应注意其区别之处。

(二)决定职业中毒临床特点和严重程度的因素

职业中毒的临床表现、严重程度、诊断、治疗、病程进展、转归等,都有一定的特点,这些特点的形成,主要取决于以下因素。

1.中毒毒物品种

毒物的化学结构,可决定化学反应特点、化学活性、物理特性,也是决定该毒物的毒性、毒作用性质、侵入人体的途径及在体内分布的主要因素。不同毒物中毒,有不同的临床表现、病情轻重及转归等特点。如果毒物中含有杂质,常可增强毒作用,如含有大量硫化物的汽油吸入后,中毒性精神病的发病明显增多;含杂质三烷基磷酸酯的有机磷农药,毒性增强,且可引起迟发性肺水肿、心脏损害等;基本无毒的六氟化硫,如含有少量十氟化硫,吸入后可引起严重肺水肿;除草剂 2,4,5-1,其对胚胎的毒作用主要来自杂质四氯二苯对氧唑。

2.毒物的靶器官作用

不同毒物有其特殊的效应部位,称靶器官(系统)。一种毒物的靶器官可是一个器官,也可以是多个器官。决定毒物的靶器官原理尚未完全阐明,有人认为与器官的结构特点和生理功能特点有关。近年来,开展受体学说、基因多态性等分子水平研究逐步深入,有助于更深入了解毒物对靶器官作用的机制。

3.剂量—效应关系

毒物对靶器官的损害程度与吸收剂量密切相关,是判断毒物与机体效应因果关系的基础。剂量是指吸收到体内,作用于靶器官的剂量,是决定发病类型、病情轻重的主要因素。由于人体功能的复杂性,人对毒物的效应有个体差异,并受到其他因素的影响,评价时应加以考虑。

4.接触时间

接触时间和发病接触时间是决定分为急性、亚急性、慢性中毒的重要根据,也是决定潜伏期的特点及病情严重程度的主要因素之一。接触毒物后是否发病与接触的剂量和时间有关,是两者综合的结果。

5.联合作用

联合作用指两种或两种以上有害因素的共同作用。联合作用可发生于两种以上不同品种的毒物,也可以是毒物与高温、高湿等的联合作用;联合作用的结果可以是相加或相乘,即增毒作用,也可以是拮抗作用。一般以增毒作用较多见,例如,在两种以上苯的氨基硝基化合物共同作用下,肝脏的损害率明显增高;酒精与四氯化碳、苯胺类等很多毒物都有明显的增毒作用;高温、高湿环境可使一些毒物在环境中挥发快,滞留时间长,以及使机体出汗增加,利于毒物吸收等,从而起增毒作用。拮抗作用研究较少。

6.其他因素

(1)年龄:一般而言,婴儿、幼儿对毒物,尤其是亲神经毒物易感,因其中枢神经正处于发育阶段,血-脑屏障功能尚不完整,抵抗力较低。老年人由于肝肾功能减退,体内脂肪增加,使化学物的代谢、排泄及分布都发生变化,加上主要脏器功能都有不同程度退化,故对毒物易感性也可增加。

(2)性别:女性对毒物相对而言更为易感,这可能与女性某些生理特点有关,如女性体内脂肪含量较多,有机溶剂易于吸收,且在体内潴留时间较男性长,以及雌激素可影响毒物的酶转化等因素有关。这种情况在妊娠、哺乳期更为突出。

(3)免疫力:机体免疫力强弱,取决于综合因素,其中主要为营养状态、慢性疾病、心理因素、工作性质、年龄及嗜好等。机体免疫力的降低,易发生疾病,这一普遍规律对毒物的毒作用亦适用。

(4)遗传因素包括以下几点。

1)某些酶缺乏:如 6-磷酸葡萄糖脱氢酶缺乏者对高铁血红蛋白形成剂中毒较为敏感,且易发生溶血;血清 α_1-抗胰蛋白酶缺乏者,在刺激性气体中毒后易形成肺纤维化。

2)过敏体质:有过敏体质者接触某些化学物后易患哮喘、过敏性皮炎、过敏性休克等。近年来研究表明药物代谢酶及其他酶的基因多态性,在人群、个体间和种族中存在较大差异,成为接触毒物个体间和种族间易感性差别的重要因素,为研究易感性生物标志物开辟新的途径。

(4)耐受性:人对毒物、药物的耐受性存在个体差异,如乙醇耐受量各人之间差异很大,长期接触某一化学物也可产生耐受性。

(三)职业中毒的临床特点

掌握职业中毒的临床特点是开展中毒诊断、治疗和预防及研究中毒发生、发展规律的基础。由于职业中毒的临床表现十分复杂,只能从不同的角度来分析其特点。

1.以时间效应关系来区分临床类型

从接触毒物到发病时间不同,可将临床类型分为急性中毒、亚急性中毒、慢性中毒。急性中毒是指短时间内(一般指 24 小时)吸收较大量毒物,迅速作用于人体后所发生的病变。亚急性中毒指接触毒物数天至 60 天(或 90 天)以内发生的中毒病变。亚急性中毒的发病机制、临床表现以及诊断、治疗措施等,与急性中毒基本相同,因此,在诊断标准和一般文献资料中,都将亚急性中毒的各项内容,包括在急性中毒项内,基本上属于急性中毒范畴。慢性中毒是长期接触较小量毒物后,缓慢产生的中毒病变。

同一毒物的急、慢性中毒靶器官常相同,但因侵入时间和剂量等不同,靶器官损害亦可有差异。如急性氧化镉中毒主要引起呼吸系统疾病,而慢性中毒则引起肾脏、骨骼病变;又如急性苯中毒主要是抑制中枢神经系统,而慢性苯中毒则引起造血功能障碍等。近期临床观察表明,"亚急性苯中毒"也可导致再生障碍性贫血,由此说明吸收剂量和时间是决定效应的共同因素。从氯化钾治疗效应来看,氯化钾静脉滴注可起到治疗作用;如用静脉快速注射则可引起死亡。从这一现象来分析,有助于理解上述问题。

2.潜伏期的特点

从开始接触毒物到出现临床表现的时间为潜伏期。不同毒物急、慢性中毒的潜伏期各有特点。了解中毒潜伏期的特点,有助于正确诊断。

(1)急性、亚急性中毒。

1)无潜伏期:接触毒物后迅速出现临床表现。常见于绝大多数刺激性气体、重度无机氰化物、硫化氢中毒等。化学源性猝死也属于这一类型。

2)有潜伏期:起病形式为接触毒物、潜伏期、典型中毒临床表现。接触毒物后,经短时间(如半小时或数小时)无症状或仅有轻微非特异性症状后,才出现典型中毒表现,这种情况较为多见。如吸入有机溶剂后当时可无不适,或仅有轻度头晕、乏力等,经数小时或 1 天以后才逐渐出现意识障碍等中枢神经系统损害的表现。应引起注意的是,有些品种 1 次吸入后潜伏期可达 10 小时或更长。如急性光气中毒、急性有机氟裂解残液气中毒等,掌握毒物有较长潜伏期的特点,对早期诊断有重要意义。

3)潜伏期双峰表现:接触毒物、潜伏期(无症状)、初期中毒临床表现、中毒症状缓解、第二期中毒临床表现(典型中毒表现)。这是急性中毒潜伏期的特殊类型,如急性羰基镍中毒等。很多毒物口服后,早期出现恶心、呕吐等胃肠症状,经治疗后可缓解,再经数小时再出现典型中毒症状。了解这些潜伏期的特点,不但可避免误诊,也可在初期中毒症状缓解时采取积极的预见性治疗,以阻止或减轻第二期中毒病情。

(2)慢性中毒:潜伏期长,开始常为非特异性症状,因此,有时很难明确确切的起病时间。认真执行健康监护,全面掌握在接触毒物过程中的健康状况,及早发现早期的临床表现,是明确慢性中毒潜伏期及诊断慢性中毒的主要根据。

3.迟发性病变

迟发性病变是职业中毒的一种特殊发病形式,在诊断、治疗中应考虑到这一情况。常见有两种情况。

(1)在急性中毒病程中,急性期的临床表现已基本恢复,经数日或更长的"假愈期"后,又突然出现较严重的症状或体征,称为"迟发性病变",这种情况与急性中毒后遗症的概念和性质不同。如急性一氧化碳中毒性脑病,意识障碍恢复1~60天后,又突然出现神经精神症状,称为"迟发性脑病"或"迟发性神经精神综合征"。这种迟发性病变也可见于硫化氢、氰化物、环氧乙烷等毒物中毒。某些品种的有机磷酸酯农药,在急性中毒严重症状控制后,2~4周出现多发性周围神经病,称为"有机磷中毒迟发性神经病"。

(2)在脱离接触毒物若干时间后,才出现中毒的临床表现,称为"迟发性中毒",这种情况较为少见,曾见于慢性铍病、慢性苯中毒等。

4.靶器官损害临床表现的特点

毒物引起靶器官损害,从而出现相应的临床表现是形成职业中毒临床特点因素之一。同一毒物可作用1个或1个以上靶器官,而不同毒物又可作用于同一靶器官。不同毒物损害同一靶器官,其中毒的临床有相似之处,如急性黄磷、砷、二甲基甲酰胺、四氯化碳等中毒,都以肝损害最为突出,临床表现也有急性中毒性肝病的症状、体征、实验室检查等相似之处。已颁布的职业性急性化学物中毒性呼吸、神经、心脏、肝脏、肾脏、血液病及多脏器的功能障碍疾病的诊断标准,可以表达不同毒物损害同一靶器官的临床特点。慢性中毒对各脏器、系统损害的共性,尚未有系统的资料,有待今后深入研究。必须注意,同属于损害某一靶器官的各种毒物,因理化性质、发病机制等不尽相同,其中毒临床表现,既有共同之处,又有相异之处。如氨气、氯气、光气、硫酸二甲酯等,都属于刺激性气体,急性中毒主要损害呼吸系统,临床表现也相似,但其潜伏期对呼吸系统损害的部位、病变的发展规律等又各有特点。又如,不同品种的苯的氨基硝基化合物,多数的主要毒性为形成高铁血红蛋白血症,但起病情况、发病机制等不尽相同;而发生溶血、肝损害的情况也各有差异。能损害周围神经系统的工业毒物有多种,如铊、铅、砷、正己烷、氯丙烯等,其发病机制、病理改变、临床表现也各有特点。掌握毒物的靶器官作用的规律及特点,有助于理解中毒的临床特点。

5.多脏器损害的特点

很多毒物中毒,可同时出现1个以上器官损害的表现,这也是职业中毒临床特点之一。如急性四氯化碳中毒,可引起肝衰竭,也可引起肾衰竭,又可引起中枢神经系统损害,三者可同时出现,也可先后发生,严重程度也不一致。职业中毒的这一特点,对诊断、鉴别诊断、治疗都有现实意义。

毒物的多脏器损害,除毒物的直接作用(多靶器官作用)外,也可由于继发作用,其形成机制可用发病学的理论来解释:毒物造成机体某一器官损害,其结果成为另一器官损害的原因(继发作用),因果交叉,病情发展。由于这一情况产生的多脏器损害,其病变性质、临床表现、转归及处理等都与毒物原发性损害不同。因此,正确判断病因、病情,分清病变实质,对诊断、治疗及研究工作都有重要意义。

6.树立整体观的观点

毒物的靶器官及多脏器损害的作用,是形成中毒临床特点的主要因素。但不论毒物作用于哪一个靶器官,或特殊的细胞或分子,产生各种不同的病变,都必须意识到机体是一个整体。当身体某一器官或系统受到毒物损害,发生病理生理异常,并出现相应的症状、体征时,其他器官、系统也可受其影响,发生一定的变化,病情复杂,纵横交错,常不能用单一靶器官受损的模式来解释。因此,不论何种毒物引起的急性或慢性中毒,不论是哪几个靶器官受损,都应视为是全身性疾病,要用整体观思维来分析病情,指导诊断和治疗。

7.以病情严重程度分级的特点

职业中毒的分级诊断标准具有特色。正确分级不但对明确诊断、指导治疗有意义,也是对中毒事故的评定,以及处理等的重要依据之一,必须认真执行。常用的分级指标如下。

(1)达不到中毒诊断的分级

1)吸收:接触毒物后,常以接触的生物标志物来评价个体接触化学物的剂量。一般测定尿、血中毒物含量,其结果可用该毒物的"正常参考值""可接受上限值"与"诊断下限值"来评价。如其结果大于正常参考值,而小于可接受上限值,且无中毒的临床表现,可诊断为"吸收",例如铅吸收、汞吸收等。

2)刺激反应:接触刺激性气体后,引起眼、上呼吸道刺激症状,如流泪、咽痛、咳嗽等,在数小时内恢复正常,肺部检查正常或偶有少数干啰音,及胸部 X 线检查正常者,列为"刺激反应"。例如,在急性氨气、光气、氯气、硫酸二甲酯、二氧化硫、甲醛、硫化氢等毒物的急性中毒诊断标准中都有列入刺激反应一项。

3)观察对象:在职业性急性化学物中毒诊断中,"观察对象"是指短期内接触较大剂量的毒物时,或接触致病潜伏期较长的毒物后,当时可无明显临床表现,或仅有轻度症状而未达到急性轻度中毒的诊断指标,而需做进一步医学观察者。其意义是对可能发生急性中毒的高危接触者,进行严密监护,给予必要的处理,达到预防病情恶化,及时诊断、治疗的目的。在急性溴甲烷、砷化氢、三烷基锡、五氯酚钠、四氯化碳、硫化氢等中毒诊断标准中,都列有这一项。在吸入光气、双光气、溴甲烷等毒物后发生肺水肿的潜伏期可长达 72 小时,在潜伏期处理不当,如精神紧张、体力消耗增加等,可诱发肺水肿;而给予适当治疗,如卧床休息、维持安静、吸氧或给予糖皮质激素可减轻或中止病情发展。因此,"观察对象"有积极意义,其是贯彻第二级预防的主要措施。

职业性慢性中毒中列入"观察对象"一项,是在有毒作业者每年进行定期检查时,发现某些接触者已出现一些相应的或非特异性的临床表现,但尚未达到轻度中毒的诊断指标,列为"观察对象",以加强对其健康的监护,及早发现病情进展情况。

4)接触反应:在临床实践中,因"观察对象"并非正式的诊断学术用词,也不宜用在诊断证明文件中。因此,提出在急性中毒诊断标准中,将"观察对象"改为"接触反应",以解决这一问题。在急性一氧化碳等中毒诊断标准中已列入"接触反应"。慢性中毒诊断标准仍保留用"观察对象"。

以上"吸收""刺激反应""观察对象""接触反应"等四个诊断分级都未达到轻度中毒诊断的程度,因此,在处理上和统计上都不能列入中毒诊断范畴。

(2)中毒严重度的分级

按病情严重程度,无论急、慢性中毒都可分成轻度、中度、重度三级或轻度、重度二级。各级都有明确的诊断指标。在应用这些诊断指标时,既要全面理解,又要掌握其重点,才能正确判断。在病程中,病情变化较多,而最后的分级诊断是在临床医疗期告一段落时,结合病情的动态观察,参考转归结果,来判断病情分级。

8.职业中毒临床表现的类型

急、慢性职业中毒的临床表现都十分复杂,如果将各种不同情况的临床表现加以归纳,大致可分为四种类型。这样分类的目的也是有助于了解职业中毒临床特点,并可表达与一般常见内科疾病的相同和相异之处。以下介绍四种类型的临床特点,并阐明其意义。

(1)有一组较特异的综合征:有些毒物中毒可出现一组症状、体征或实验室检查的异常,且具有一定的特异性,表达了这一毒物中毒的综合征。如急性有机磷农药中毒有多汗、瞳孔缩小、肌束震颤、肺水肿、抽搐、昏迷及全血胆碱酯酶活力下降等;重度急性钡盐中毒有四肢肌肉无力、瘫痪、心律失常、血钾明显下降等;慢性汞中毒有口腔溃疡、手部震颤、情绪易激动、记忆力减退等;慢性铊中毒早期表现为头痛、头晕、失眠、乏力、记忆力减退等类神经症症状,以后出现毛发脱落,如斑脱或全脱,眉毛、腋毛、阴毛也可脱落,并有视力下降,常伴有周围神经病,指甲有米氏纹。这些综合征很少见于其他疾病。

要重视运用和发现这些综合征,因为临床医学的发展,离不开临床实践。积累临床资料,可以总结出某一疾病独特的症状、体征组合,称之为综合征。将综合征运用到临床工作中,可提高对疾病的认识和诊断水平。职业中毒工作中,要理解并正确应用这些已被公认的中毒综合征,并积累总结经验,发现新的综合征。在总结临床实践的同时,必须与基础理论研究相结合。这些工作对提高职业中毒的临床专业水平有重要意义。

(2)毒物中毒是常见内科疾病病因之一:某些毒物中毒所造成的损害,为一种内科常见疾病,毒物是其病因之一。如慢性苯中毒是再生障碍性贫血诸多病因之一;慢性锰中毒是帕金森综合征病因之一;急性气管—支气管炎病因中包括刺激性气体;一些毒物,如二异氰酸甲苯酯等为支气管哮喘的外源性过敏原;镉被认为是综合征的病因之一;急性一氧化碳、硫化氢等中毒可引起心肌梗死或弥散性心肌炎。深入研究这些毒物所致的各种内科疾病的特点,将对医学发展做出贡献。

(3)毒物与其他病因对同一靶器官损害的异同:毒物与其他病因所致同一靶器官损害,其发病机制、病理生理改变、临床表现等,既有相同之处,又有相异之处。如急性病毒性肝炎与毒物引起的中毒性肝病,同为肝损害,严重者都可致肝衰竭,而发病情况、病程转归和肝外损害的表现等,又各不相同。又如工业毒物,如砷、铊、正己烷、某些品种的有机磷农药所引起的中毒性周围神经病与急性感染性多发性周围神经炎在临床、病情进展等也有异同之处。刺激性气体中毒所致急性呼吸窘迫综合征(ARDS)与其他原因,如严重感染、外伤等疾病所致 ARDS,其病因一是毒物的直接作用,另一是原发病的继发作用。在发病情况、症状、体征、胸部 X 线图像、治疗等有一些相同之处。

(4)有些毒物中毒的临床表现与某些常见的内科疾病相似,但又是完全不同性质的:两类疾病例,如金属烟热或有机氟聚合物烟尘热,主要表现为寒战,继以高热,周身关节疼痛等,经过数小时后,出汗、热退,病程与疟疾发作很相似。又如急性五氯酚钠中毒早期为低热,出汗及周身乏力,当时并无明显体征,与轻度中暑、感冒等表现相似,但经过 2~3 小时后,体温突然上升至 40℃以上,常因心搏骤停而死亡。铅中毒引起的腹部绞痛,因起病急,疼痛十分剧烈,部位在脐周或上、下腹部,血白细胞计数可升高等,其表现与急性阑尾炎、胆囊炎、肠梗阻、胆道蛔虫、盆腔炎等有类似点,但实质上是完全不同的疾病。有些毒物慢性中毒早期,常以头痛、头晕、乏力、性情改变、睡眠障碍等表现为主,与常见的功能性或器质性疾病所致的神经症表现相仿。其他如口服毒物引起的胃肠症状,与急性细菌性食物中毒相似。这类型的临床意义是:不同病因的疾病可以有类似的临床表现,很容易误诊,提示在临床中,必须认真负责,观察要由表入里,才能正确判断,以免造成严重后果。

医学模式(医学概念的模式)已从生物医学模式转向为生物—心理—社会医学模式。这一模式的范畴更为广阔,应重视各种条件,如环境因素、劳动工作的紧张因素等,对疾病的发生、发展和转归等的影响。因此,职业的性质、有毒有害作业的危害、环境因素等对健康的影响,以及对疾病发生的关系等问题,必将引起重视及深入研究。这些概念都将为创立职业中毒专科的业务提供了良好的条件。临床医学发展离不开临床实践,又要与基础理论相结合。要提高职业中毒的专业学科水平,必须探讨职业中毒的临床特点,进一步阐明职业中毒的发病机制,并开展诊断、治疗和预防措施等问题的研究,这些工作可以为建立新的医学模式做出贡献。

第四节 职业健康检查与职业病诊断与鉴定

一、职业健康检查

职业健康检查包括上岗前、在岗期间、离岗时和发生职业病危害事故时的应急健康检查。

(一)上岗健康检查

用人单位应当对以下劳动者进行上岗前的职业健康检查:拟从事接触职业病危害作业的新录用劳动者,包括转岗到该作业岗位的劳动者;拟从事有特殊健康要求作业的劳动者。同时,用人单位不得安排未经上岗前职业健康检查的劳动者从事接触职业病危害的作业,不得安排有职业禁忌的劳动者从事其所禁忌的作业。此外,用人单位不得安排未成年人从事接触职业病危害的作业,不得安排孕期、哺乳期的女职工从事对本人和胎儿、婴儿有危害的作业。

（二）在岗健康检查

用人单位应当根据劳动者所接触的职业病危害因素，按照《职业健康监护技术规范》（GBZ188）等国家职业卫生标准的规定和要求，定期安排劳动者进行在岗期间的职业健康检查。需要复查的，应当安排复查。在出现下列特殊情形时，用人单位还应立即组织有关劳动者进行应急职业健康检查：接触职业病危害因素的劳动者在作业过程中出现与所接触职业病危害因素相关的不适症状的；劳动者受到急性职业中毒危害或者出现职业中毒症状的。

（三）离岗健康检查

用人单位应当在从事职业病危害作业或岗位的劳动者离岗前30天内组织劳动者进行离岗时的职业健康检查。劳动者离岗前90天内的在岗期间职业健康检查可以视为离岗时的职业健康检查。未进行离岗职业健康检查的劳动者，用人单位不得解除或者终止与其订立的劳动合同。

（四）用人单位发生变更情形下的健康检查

用人单位发生分立、合并、解散、破产等情形时，应当对劳动者进行职业健康检查，并依照国家有关规定妥善安置职业病患者。

（五）其他情况下的检查

出现下列情况之一的，用人单位应当立即组织有关劳动者进行应急职业健康检查：接触职业病危害因素的劳动者在作业过程中出现与所接触职业病危害因素相关的不适症状的；劳动者受到急性职业中毒危害或者出现职业中毒症状的。

二、职业健康监护档案管理

劳动者职业健康监护档案是劳动者健康变化与职业病危害因素关系的客观记录，是职业病诊断鉴定的重要依据之一，也是法院审理健康权益案件的物证。因此职业健康监护档案的内容应当满足连续、动态观察劳动者健康状况、诊断职业病，以及职业卫生执法的需要，内容应当完整简要。职业健康监护档案包括下列内容。

1.劳动者姓名、性别、年龄、籍贯、婚姻、文化程度、嗜好等情况。

2.劳动者职业史、既往病史和职业病危害接触史。

3.历次职业健康检查结果及处理情况。

4.职业病诊疗资料。

5.需要存入职业健康监护档案的其他有关资料。安全生产行政执法人员、劳动者离开用人单位时，有权索取本人职业健康监护档案复印件，用人单位应当如实、无偿提供，并在所提供的复印件上签章。

三、职业病诊断与鉴定

《职业病诊断与鉴定管理办法》于2013年1月9日经原卫健委审议通过，自2013年4月10日起施行。2002年3月28日原卫健委公布的《职业病诊断与鉴定管理办法》同时废止。本办法共有七章，六十三条，其主要内容包括总则、诊断机构、诊断、鉴定、监督管理、法律责任和附则。

（一）职业病诊断机构

《职业病诊断与管理办法》规定：省、自治区、直辖市人民政府卫生行政部门（省级卫生行政部门)应当结合本行政区域职业病防治工作制订职业病诊断机构设置规划,报省级人民政府批准后实施。从事职业病诊断的医疗卫生机构,应当具备以下条件:①持有《医疗机构执业许可证》;②具有相应的诊疗科目及与开展职业病诊断相适应的职业病诊断医生等相关医疗卫生技术人员;③具有与开展职业病诊断相适应的仪器、设备;④具有健全的职业病诊断质量管理制度。

医疗卫生机构欲从事职业病诊断,应当向省级卫生行政部门提出申请,获得批准后才能开展职业病诊断工作,并履行职业病诊断机构的职责。

职业病诊断机构中从事职业病诊断的医生必须具备一定的条件,并取得省级卫生行政部门颁发的职业病诊断资格证书,才有资格进行职业病诊断。应具备的条件有:①具有医生执业证书;②具有中级以上卫生专业技术职务任职资格;③熟悉职业病防治法律规范和职业病诊断标准;④从事职业病诊断、鉴定相关工作三年以上;⑤按规定参加职业病诊断医生相应专业的培训,并考核合格。

职业病诊断机构依法独立行使诊断权,并对其做出的诊断结论承担责任。劳动者可以选择用人单位所在地、本人户籍所在地或者经常居住地的职业病诊断机构进行诊断。

职业病诊断机构应当按照《职业病防治法》和本管理办法的有关规定,以及国家职业病诊断标准,依据劳动者的职业史、职业病危害接触史和工作场所职业病危害因素情况、临床诊断及辅助检查结果等,进行综合分析,做出诊断结论。

职业病诊断机构在进行职业病诊断时,应当组织三名以上单数并取得职业病诊断资格的执业医生进行集体诊断。职业病诊断医生应当独立分析判断、提出诊断意见,任何单位和个人无权干预。职业病诊断机构在进行职业病诊断时,诊断医生对诊断结论有意见分歧的,应当根据半数以上诊断医生的一致意见形成诊断结论,对不同意见应当如实记录。参加诊断的职业病诊断医生不得弃权。

职业病诊断机构做出职业病诊断后,应当向当事人出具职业病诊断证明书。职业病诊断证明书应当包括以下内容:①劳动者、用人单位基本信息;②诊断结论。确诊为职业病的,应当载明职业病的名称、程度(期别)、处理意见;③诊断时间。该证明书应当由参加诊断的医生共同签署,并经职业病诊断机构审核盖章。证明书应当一式三份,劳动者、用人单位各执一份,诊断机构存档一份。

(二)职业病鉴定

当事人对职业病诊断机构做出的职业病诊断有异议的,在接到职业病诊断证明书之日起30日内,可以向职业病诊断机构所在地设区的市级卫生行政部门申请鉴定。设区的市级职业病诊断鉴定委员会负责职业病诊断的首次鉴定。当事人对设区的市级职业病诊断鉴定委员会的鉴定结论不服的,在接到职业病鉴定书之日起15日内,可以向原鉴定机构所在地省级卫生行政部门申请再鉴定。职业病鉴定实行两级鉴定制,省级职业病诊断鉴定委员会的鉴定为最终鉴定。

省级卫生行政部门应当设立职业病诊断鉴定专家库。专家库由具备下列条件的专业技术人员组成:①具有良好的业务素质和职业道德;②具有相关专业的高级技术职务任职资格(熟悉职业病防治法律规范和职业病诊断标准);④身体健康,能够胜任职业病诊断鉴定工作。

参加职业病鉴定的专家,由申请鉴定的当事人在职业病诊断鉴定办事机构的主持下,从专家库中以随机抽取的方式确定。当事人也可以委托职业病诊断鉴定办事机构抽取专家。专家组人数为 5 人以上单数,其中相关专业职业病诊断医生应当为本次专家人数的半数以上。疑难病例应当增加专家组人数,充分听取意见。专家组设组长一名,由专家组成员推举产生。在特殊情况下,经当事人同意,职业病鉴定办事机构根据鉴定工作的需要,可以聘请本省、自治区、直辖市以外的相关专业专家作为专家组成员,并有表决权。

当事人申请职业病鉴定时,应当提供必要的材料。职业病诊断鉴定委员会专家在有下列情况之一时,必须回避:①职业病鉴定当事人或者当事人近亲属的;②已参加当事人职业病诊断或者首次鉴定的;③与职业病诊断鉴定有利害关系的;④与职业病鉴定当事人有其他关系,可能影响公正鉴定的。职业病鉴定办事机构应当在受理鉴定申请之日起 60 天内组织鉴定、形成鉴定结论,并在鉴定结论形成后 15 天内出具职业病鉴定书。专家组应当认真审阅有关资料,依照有关规定和职业病诊断标准,经充分合议后,运用科学原理和专业知识,独立进行鉴定。在事实清楚的基础上,进行综合分析,做出鉴定结论,并制作鉴定书。鉴定结论应当经专家组 2/3 以上成员通过。鉴定过程应当如实记载各种意见。职业病鉴定书应当于鉴定结论做出之日起 20 天内由职业病鉴定办事机构送达当事人。职业病诊断、鉴定的费用由用人单位承担。

第七章　生活饮用水监测

第一节　生活饮用水污染与疾病

一、介水传染病

WHO 调查显示，由饮水污染引起的疾病占人类疾病的 80％，水质不良可引起多种疾病。由水传播的 40 多种疾病在世界范围内仍未得到有效的控制；全世界每年有 2500 万儿童因饮用受污染的水生病致死。中国城镇居民生病和亚健康状况的 60％ 与水污染有关，且生物性污染与化学性污染并存。

（一）概念

介水传染病又称水性传染病，指通过饮用或接触受病原体污染的水，或食用被水污染的食物而传播的疾病。

（二）流行原因

疾病传播途径包括直接皮肤接触、摄入、呼吸道吸入或间接接触等。如果没有接触，即使饮水中存在病原体也不会对人体造成危害。因此介水传染病的流行必须同时具备以下条件：①水体（或水源）周围空间及上游区域具有介水传染病传染源；②经过处理之后的水（包括污水处理出水、再生水、饮用水等）或食品中仍然存在的活的病原体；③人体必须直接或间接接触，或摄入；④接触时段的病原体剂量足以引起人体感染。

（三）介水传染病的流行特点

①水源一次严重污染后，可出现暴发流行，绝大多数病例发病日期集中在最短和最长潜伏期之间，若水源经常受污染，则发病者可终年不断；②病例的分布与供水范围一致，绝大多数患者都有饮用同一水源的历史；③一旦对污染源采取治理措施，并加强饮用水的净化和消毒后，流行能迅速得到控制。

（四）引起介水传染病的病原体

主要有三大类：细菌类，如伤寒杆菌、副伤寒杆菌、霍乱弧菌和痢疾杆菌等；病毒类，如甲型肝炎病毒、脊髓灰质炎病毒和腺病毒等；原虫类，如贾第鞭毛虫和溶组织阿米巴等。当这些病原体污染水源以后，可引起轻微的肠道疾病，严重的可发生痢疾、伤寒、霍乱和肝炎。

目前，不论是发达国家还是发展中国家，介水传染病一直没有得到完全控制，仍然是一类严重影响居民健康的疾病。根据 WHO 的调查报告，在发展中国家，每年因介水传染病而死亡的人数达 500 万。由于细菌、病毒、原虫对人体健康的影响是直接的，有时甚至是严重的，其对水体的污染若处理不当可能会引起介水传染病暴发流行，因此少数发达国家已将隐孢子虫、贾弟鞭毛虫、军团菌、病毒等作为饮水标准中要控制的微生物指标。我国《生活饮用水卫生标准》中也增加隐孢子虫、贾弟鞭毛虫指标限值。

二、化学性污染中毒

饮用水被化学物质污染对健康的影响主要表现为长期暴露于某些化学物中,引起的慢性中毒和远期危害;而急性中毒主要是饮用水一次受大量化学物意外的污染引起,比较少见。

(一)化学物质导致的急慢性中毒

饮用受污染的水或食用其中的水产品和浇灌的农作物后引起中毒和疾病,如硫化氢中毒、农药中毒、砷中毒、酚中毒、多氯联苯中毒等,以氰化物中毒为例。

1.污染来源

天然水不含氰化物,水源中的氰化物主要来自炼焦、电镀、选矿、化工及合成纤维等工业排放的废水。

2.理化性质

氰化物是一类含有氰基(CN^-)的化合物,包括简单氰化物、有机氰化物和氰络合物。各种氰化物毒性大小取决于它们在人体内是否易于生成游离 CN^-。常见的氰化物是简单氰化物中的氰化氢(HCN)、氰化钾(KCN)和氰化钠(NaCN),它们易溶于水,在体内极易解离出游离 CN^-,对人毒性很强。

3.毒作用机制

氰化物经口进入人体后,经胃酸作用形成氰氢酸。游离 CN^- 与细胞色素氧化酶中的 Fe^{3+} 结合,形成氰化高铁细胞色素氧化酶,使 Fe^{3+} 失去传递电子的能力,中断呼吸链,阻断细胞内氧化代谢过程,造成细胞窒息死亡。机体营养不良、维生素 B_{12} 的缺乏可使氰化物的毒性增加。

4.危害

主要表现为中枢神经系统症状。急性中毒分为四期,即前驱期、呼吸困难期、惊厥期和麻痹期,以缺氧症状和体征为主,严重者可突然昏迷死亡;慢性中毒主要表现为神经衰弱综合征、运动肌的酸痛和活动障碍等。长期饮用含高氰化物的水,还可出现头痛、头晕、心悸等神经细胞退行性病变的症状。氰化物在体内酶的作用下可转变成硫氰酸盐,后者能抑制甲状腺聚碘功能,妨碍甲状腺激素的合成,可引起甲状腺肿大。测定尿和唾液中硫氰酸根的含量是评价外源性氰化物中毒的重要指标,但影响尿液和唾液中硫氰酸根的因素很多,在测定时应注意内源性氰化物的干扰。

(二)化学物质导致的致癌作用

某些有致癌作用的化学物质,如砷、铬、镉、苯、石棉、多环芳烃等,污染水体后,能在悬浮物、底泥和水生物体内蓄积,长期饮用含有这类物质的水或食用体内蓄积这类物质的生物产品,就有可能诱发癌症。以硝酸盐为例阐明其危害。

1.污染来源

①生活污水和工业废水;②大气中的硝酸盐沉降;③施肥后的径流和渗透;④土壤中有机污染物的迁移。

2.毒作用机制与危害

(1)硝酸盐摄入后在胃肠道被某些细菌还原成亚硝酸盐,亚硝酸盐与血红蛋白结合形成高铁血红蛋白而造成缺氧,甚至引起窒息而死亡。婴幼儿特别是 6 个月以内的婴儿对硝酸盐尤为敏感,摄入过量硝酸盐易患高铁血红蛋白血症,也称蓝婴综合征,由于母乳喂养的婴儿属于硝酸盐高暴露人群,应受到特别重视和保护。

(2)亚硝酸盐还能够透过胎盘屏障进入胎儿体内,对胎儿有致畸作用。

(3)硝酸盐在自然界中可转化为亚硝酸盐,亚硝酸盐在胃肠道的酸性环境中可转化为亚硝胺。大量的动物实验已确认,亚硝胺是强致癌物,并能通过胎盘和乳汁引发后代肿瘤。同时,亚硝胺还有致畸和致突变作用。人群流行病学调查表明,人类某些癌症,如胃癌、食道癌、肝癌、结肠癌和膀胱癌等可能与亚硝胺有关。

(三)饮水氯化消毒副产物的危害

为控制病原体的传播和传染病的流行,饮用水加氯消毒起到了非常重要的作用。但加氯消毒可使水中的各种有机污染物与氯化消毒剂发生反应生成具有致癌作用的氯化消毒副产物,包括挥发性卤代有机物,如三氯甲烷、氯仿、溴仿等和非挥发性卤代有机物如卤代乙酸、氯乙酸、二氯乙酸、三氯乙酸等。其中最常见且研究最多的是氯甲烷和卤代乙酸氯乙酸。

三、饮用水的其他健康问题

饮用水对健康的不良影响,除了生物性和化学性污染以外,还有其他一些因素所致。如天然水环境中某些化学元素的过高或不足引起的生物地球化学性疾病,饮水硬度、藻类及其代谢产物、饮水氯化消毒副产物、高层建筑二次供水污染对健康的危害。

(一)藻类及其代谢产物对健康的危害

从加拿大、日本、芬兰、美国、中国等地对湖水、河水、水库水、井水及自来水等水样的检测结果看,有的水体中微囊藻毒素检出率高达 60%~87%。据调查,我国一些地区作为饮用水源的地表水微囊藻毒素浓度达到了 0.0046mg/L,最高可达 0.053mg/L,甚至自来水中也能检出微囊藻毒素。

(二)饮水硬度对健康的危害

自 1957 年 Kobayachi 首次报告日本河水的硫酸盐与碳酸盐比值与脑血管病病死率的关系,特别是 1960 年 Schroeder 报告美国饮水硬度与心血管疾病病死率呈负相关以来,饮水硬度与健康的关系引起世界范围内的注意和研究。此外,饮用硬度过高的水,可出现腹泻和消化不良等胃肠道功能紊乱症状和体征;皮肤敏感者沐浴硬度过高的水可有不舒适感。另外,动物实验和现场调查结果揭示,硬水对泌尿系统结石的形成可能有促进作用。

除对健康的影响外,水的硬度还与人们的日常生活密切相关。用硬水洗衣服,不但会增加肥皂消耗,还会使衣物变色发黄;用硬水作为锅炉房用水,锅炉内可能沉积水垢,从而增加燃料消耗甚至导致锅炉爆炸;用硬水泡茶会使茶水变味;用硬水烹调食物会降低营养价值。

(三)高层建筑二次加压供水污染对健康的危害

1.高层建筑二次加压供水的概念

高层建筑二次加压供水又称二次供水,指供水单位将来自集中式供水或自备水源的生活饮用水贮存于水箱或贮水池中,再通过机械加压或凭借高层建筑形成的自然压差,再次输送至水站或用户的供水系统。由于我国高层建筑的迅速发展,通常在 7 层以上的饮用水都要依靠二次供水系统才能输送到高层房间中。高层建筑二次供水量大幅度增加,由二次供水污染引起的饮水污染事件也越来越多。

2.高层建筑二次加压供水水质污染对健康的损害

高层建筑二次加压供水水质污染对健康的损害主要取决于二次供水污染的来源及污染物的性质。生物性污染通常引起介水传染病,如痢疾等的流行;化学性污染主要是二次供水的输配水设备和防护材料中的有害物质(如铅、无机砷、汞、镉等)含量过高导致的慢性危害。有学者对国内20年以来60起管网及二次供水污染事故分析结果表明:管网及二次供水污染以生物性污染为主,占73.3%,主要是生活污水和粪水污染了附近的破损管道和蓄水池。

3.二次供水水质污染的主要原因

(1)贮水箱(池)设计不合理,如出水口高出水箱(池)底平面,使贮水箱(池)中的水不能完全循环,形成死水,致使杂质沉淀,微生物繁殖。

(2)贮水箱(池)容积过大,水箱储水量过多,超过用户正常需水量而滞留时间过长,导致余氯耗尽,微生物繁殖,成为夏秋季传染病暴发流行的隐患。

(3)管道内壁防腐涂料等不符合要求,防腐衬里渗出物的溶出,涂料材料的脱落,致使某些元素含量升高。

(4)水箱、管道壁的腐蚀、结垢、沉积物沉积造成对水质污染。

(5)基础设施和设计安装不合理,如上下管道配置不合理,上水管设在污水管下面,并与污水管交叉或并行;溢水管与污水管直接连接,缺乏必要的防倒灌措施,引起污水倒流,水质受到外来物质二次污染。

(6)卫生管理不善,水箱无定期清洗消毒制度、无盖、无排水孔等。

4.防止二次供水污染的措施

(1)省(区)、市地方人民政府应根据国家《生活饮用水卫生监督管理办法》,对二次供水设计、选址、设施及所用材料和卫生管理制订相应的管理办法。

(2)管理部门每年应对二次供水系统至少进行一到二次全面的清洗、消毒和水质检验,二次供水水质经卫生行政部门认定的检验机构检测合格方可使用。凡二次供水水质细菌学指标不合格者,必须进行消毒。

(3)直接从事二次供水的工作人员,每年进行一次身体健康检查,合格后发给健康合格证,未取得健康合格证者不能从事供水工作。

(4)卫健委定期对二次供水进行卫生监督监测,确保二次供水的饮用卫生安全。

第二节 生活饮用水水质判断标准

生活饮用水水质标准的制订主要是根据人们终生用水的安全来考虑的,水的感官性状良好;水中不得含有病原微生物;所含化学物质及放射性物质不得危害人体健康;经济技术上可行。各水中不得含有病原微生物;所含化学物质及放射性物质不得危害人体健康;经济技术上可行。我国2006年《生活饮用水卫生标准》(GB5749—2006)的106项指标包括42项常规指标和64项非常规指标。面对我国发展形势的新变化,有关部门适时对原标准进行了修订,并于 2022 年 3 月 5 日发布《生活饮用水卫生标准》(GB5749－2022),新标准已于 4 月 1 日正式实施。

一、常规指标

常规指标分为四组,即感官性状和一般化学指标、毒理学指标、放射性指标、微生物指标。其中感官性状和一般化学指标主要是为了保证水的感官性状良好,毒理学和放射性指标是为了保证水质对人体健康不产生毒性和潜在危害,微生物指标是为了保证水质在流行病学上安全而制订的。

(一)感官性状及一般化学指标

1.色度

色度通常来自带色的有机物(主要是腐殖质)、金属(如铁和锰)或高色度的工业废水污染。色度大于 15 度时,多数人即可察觉,大于 30 度,所有人均可察觉。因此,标准限值为 15 度,并不得呈现其他异色。

2.混浊度

混浊度是由于水中存在的泥沙、胶体物、有机物、微生物等造成的,它与河岸的性质、水流速度、工业废水的污染有关,随气候、季节的变化而变化。混浊度是衡量水质污染程度的重要指标。混浊度在 10 度时,使人普遍感到混浊,超过 5 度,引起人们的注意。因此,我国先后将标准限值为 5 度、3 度,现行标准限值为 1 度,特殊情况下不超过 5 度。

3.异臭和异味

水臭的产生主要是有机物的存在,或生物活性增加的表现,或工业污染所致。饮用水正常味道的改变,可能是原水水质的改变,或者水处理不充分,也可能因受二次污染所致。饮用水应无令人不快或厌恶感,故标准规定"不得有异臭、异味"。

4.肉眼可见物

有些活的有机体(细菌、病毒、原生动物)可能通过饮水使人发生严重的,甚至是致命的暴发性传播疾病;藻类和浮游生物过多,使人在饮用时产生不快之感,或使人根本不宜饮用;浮游生物死亡和腐烂时,可造成鱼类大量死亡,可使人中毒。故标准规定不得含有肉眼可见物。

5.pH 值

水的 pH 值在 6.5～9.5 的范围内并不影响人的生活饮用和健康,天然水 pH 值一般在 6.5～8.5 之间。水在净化处理过程中,由于投加水处理剂、液氯等,可使 pH 值略有变化。pH 值对净化处理有重要的意义,碱性水有倾向沉淀的作用,但对氯化消毒杀菌的效果有所降低,酸性水有侵蚀作用,容易腐蚀管道,影响水质。我国标准限值范围为 6.5～8.5。

6.总硬度

地下水的硬度往往比较高,地面水的硬度随地理、地质情况等因素而变动。水的硬度是由溶解于水中的多种金属离子产生的,主要是钙,其次是镁。人对水的硬度有一定的适应性,饮用不同硬度的水(特别高硬度的水)可引起胃肠功能的暂时性紊乱,但在短期内即能适应。据国内报道,饮用总硬度为 707～935mg/L 的水,第二天人们出现不同程度腹胀、腹泻和腹痛等肠道症状,持续一周开始好转,20 天后恢复正常。我国各地饮用水的硬度大都未超过 425mg/L,而且人们对该硬度水的反应不大,标准限值为 450mg/L(以碳酸钙计)。

7.铝

天然水中的铝含量很低,饮用水中的铝多数来自含铝的水处理剂。有资料表明:铝与老年痴呆症有关,铝积蓄于人体脑组织神经细胞内,导致神经纤维髓鞘的病变。此外,铝可抑制胃液和胃酸的分泌,使胃蛋白酶活性下降。当有铁存在时,铝的存在能增加水的脱色。鉴于对人体的影响,此次,作为新增项目,标准限值为 0.2mg/L。

8.铁

铁在自然界分布很广,在天然水中普遍存在,饮用水含铁量增高可能来自铁管道及含铁的各种水处理剂。铁是人体必需的微量元素,是许多酶的重要组成成分。铁对人体的生理功能主要是参与肌体内部氧的输送和组织呼吸过程。人体代谢每天需要 1～2mg 铁,但由于机体对铁的吸收率低,每天需从食物中摄取 60～110mg 的铁才能满足需要。缺少铁,会引起缺铁性贫血。含铁量高的水在管道内易生长铁细菌,增加水的混浊度,使水产生特殊的色、嗅、味。含铁量达 0.3mg/L 时,色度约为 20 度;在 0.5mg/L 时,色度可大于 30 度;在 1.0mg/L 时可感到明显的金属味,使人不愿饮用,不宜煮饭、泡茶,易污染衣物、器皿,影响某些工业产品质量。由于含铁的水处理剂广泛用于水处理,作为折衷方案,将标准限值为 0.3mg/L。

9.锰

水中锰来自自然环境或工业废水污染。锰是人体需要的微量元素。锰存在人体各个器官中,起着新陈代谢作用,促进 B 族维生素的蓄积,合成维生素 C,促进人体发育与骨的钙化。促进和加速细胞的氧化。锰在水中较难氧化,在净水处理过程中铁较难去除,水中有微量锰时,呈现黄褐色。锰的氧化物能在水管内壁上逐步沉积,大水压波动时可造成"黑水"现象。锰和铁对感官性状的影响类似,二者经常共存于天然水中。当浓度超过 0.15mg/L 时,能使衣物和固定设备染色,在较高浓度时使水产生不良味道。为满足感官性状的要求,标准限值为 0.1mg/L。

10.铜

水中铜多数来自工业废水污染,或用以控制水中藻类繁殖的铜盐。铜是人体必需的微量元素。成年人每日需铜 2mg,学龄前儿童约 1mg。人体内铜的作用是多方面的,其主要作用是在组织呼吸和造血过程中,铜是许多酶的无可代替的组成成分,在新陈代谢中参与细胞的生长、增殖和某些酶的活化过程。铜参与色素沉着过程,对治疗贫血也有很大的意义。资料表明:水中含铜量达 5mg/L 时,水显色并带有苦味;达 1.5mg/L 时,有明显的金属味;超过 1mg/L,可使衣物器具染成绿色。为满足感官性状的要求,标准限值为 1.0mg/L。

11.锌

天然水中含锌量很低,饮用水中含锌量增高可能来源于镀锌管道和工业废水。锌是人体必需的微量元素。锌是酶的组成部分,参与新陈代谢,具有重要生理功能。学龄前儿童每天需要摄入锌约 0.3mg,成年人每天摄取量为 4～10mg,人最需要锌的时期是青春发育期。锌是碳酸酐酶和酶蛋白的主要成分,是生物学性的最重要方面之一,它又是参与糖类和蛋白质代谢的酶的活化剂,具有催化作用,锌具有造血功能和活化胆碱的功能,与人体内的维生素 B_1 成正比例关系,锌有抑癌作用,具有增强肌体的免疫功能和性功能作用。锌的毒性很低,但摄入过多则刺激胃肠道和发生恶心症状,口服 1g 的硫酸锌可引起严重中毒。国外调查表明:饮水中含锌23.8～40.8mg/L 和泉水含锌 50mg/L 均未见明显有害作用。水中含锌 10mg/L 时,呈现混浊;5mg/L时,有金盾涩味和乳白光色,在沸水表面形成油脂膜。为满足感官要求,标准限值为1.0mg/L。

12.挥发酚类

水中酚主要来自工业废水污染,特别是炼焦和石油工业废水,其中以苯酚为主要成分。酚具有恶臭,对饮用水进行加氯消毒时,能形成臭味更强烈的氯酚,引起饮用者的反感。根据感官性状要求,标准限值为不超过0.002mg/L(以苯酚计)。

13.阴离子合成洗涤剂

水中的阴离子合成洗涤剂主要来自生活污水和工业废水的污染。目前合成的表面活性剂达几百种,其中阴离子表面活性剂应用最广,其化学性质稳定,在污水处理时最难降解和消除。阴离子合成洗涤剂毒性极低,人体摄入少量未见有害影响,人每日口服100mg纯烷基苯磺酸盐4个月(相当于每日饮用含50mg/L的水2L),未见明显不能耐受的迹象,但是当水中浓度超过0.5mg/L时,能使水起泡沫和具有异味。根据味觉及形成泡沫的阈浓度,标准限值为0.3mg/L。

14.硫酸盐

天然水中普遍含有硫酸盐。硫酸盐过高,主要是矿区重金属的氧化或工业废水污染的结果。水处理中硫酸铝净水剂的使用可明显地增加硫酸盐浓度。硫酸盐过高,易使锅炉和热水器结垢,增加对金属的腐蚀,并引起不良的水味和具有轻泻作用,当硫酸盐与镁在一起时,这种影响会更为明显。含硫酸镁达1000mg/L水溶液,可作为成人泻药。一般而言,饮用水中硫酸盐浓度大于750mg/L时有轻泻作用,浓度为300～400mg/L时,开始察觉有味,200～300mg/L时,无明显味作用。基于对水味的影响和轻泻作用,标准限值为250mg/L。

15.氯化物

地面水和地下水中都含有氯化物,它主要以钙、镁的盐类存在于水中。氯过高对配水系统有腐蚀作用,标准规定饮水中氯化物不超过250mg/L。

16.耗氧量

耗氧量代表水中可被氧化的有机物和还原性无机物的总量,为有机污染物的主要化学指标之一。饮用水中耗氧量高说明有机物量较多,经加氯消毒后产生的有害副产物亦增多,使水的致突变活性增强,对人体健康有远期效应。水源水中有机物浓度偏高,不但会增加氯化消毒过程中的耗氧量,影响消毒效果,而且会增加氯化副产物的生成。我国在《生活饮用水卫生标准》中规定生活饮用水中的耗氧量的不得超过3mg/L,原水耗氧量>6mg/L的情况下不超过5mg/L。

17.溶解性总固体

水中溶解性总固体包括无机物,主要成分为钙、镁、钠的重碳酸盐、氯化物和硫酸盐。当其浓度高时可使水产生不良的味道,并能损坏配水管道和设备。它是评价水质矿化程度的重要依据。一般认为溶解性总固体低于600mg/L的水的口感比较好,当大于1000mg/L时,饮用水口感发生明显变化。基于对水味的影响,将饮用水中溶解性总固体的标准定为不应超过1000mg/L。

(二)毒理学指标

1.硒

硒是人体必需元素。水中硒主要来源于工业废水污染和地质因素。硒具有防止血压上升、提高视力、促进生长、增强免疫力、预防克山病和癌症的作用。但硒的化合物对人和动物均有毒，主要是通过破坏一系列生物酶系统，对肝、肾、骨骼和中枢神经系统有破坏作用。根据硒的生理作用及毒性，结合食物中可能摄入量，标准限值为 0.01mg/L。

2.汞

汞在自然界的分布极为分散，空气、水中仅有少量的汞，由于三废的污染，城市人口从空气、食品中吸入汞，经呼吸道进入体内。汞及其化合物为原浆毒，脂溶性。主要作用于神经系统、心脏、肝脏和胃肠道，汞可在体内蓄积，长期摄入可引起慢性中毒。汞的化合物有很强的毒性，无机汞中以氯化汞和硝酸汞的毒性最高，小鼠口服氯化汞的最小致死量为 0.81～0.88mg，人的中毒剂量为 0.1～0.29mg，致死量为 0.39mg。有机汞的毒性比无机汞大，小鼠口服氯化乙基汞的最小致死量为 0.60～0.65mg。地面的无机汞，在一定条件下可转化为有机汞，并可通过食物链在水生生物(如鱼、贝类等)体内富集，人食用这些鱼、贝类后，可引起慢性中毒，损害神经和肾脏，如日本所称的"水俣病"。基于其毒性和蓄积作用，标准限值为 0.001mg/L。

3.铅

天然水含铅量低微，很多种工业废水、粉尘、废渣中都含有铅及其化合物。铅可与体内的一系列蛋白质、酶和氨基酸内的官能团络合，干扰机体许多方面的生化和生理活动。世界粮农组织和世界卫生组织专家委员会于 1972 年确定每人每周摄入铅的总耐受量为 3mg。儿童、婴儿、胎儿和妊娠妇女对环境中的铅较成人和一般人群敏感。研究证实：饮用水中铅含量为 0.1mg/L 时，可能引起血铅浓度超过 $30\mu g/100mL$，这对儿童来讲是过高的。如果成人每日从食物中摄入铅量大于 $230\mu g$，摄入的铅量就会超过总耐受量。我国先后将标准限值为 0.1mg/L、0.05mg/L，此次修改为 0.01mg/L。

4.氟化物

氟是人体微量元素。可以通过水、食物等多种途径进入人体，成年人每天约摄入 0.3～0.5mg，婴儿每天需氟化物 0.5mg，儿童则需 1mg，以保证牙齿钙化期所必需的氟化物离子。饮水含氟量低于 0.5mg/L 时易产生龋齿，高于 1.0mg/L 时容易发生氟斑牙。据国外报道：氟摄入量达 10mg/kg 体重左右可发生急性中毒；每日摄入量 15～25mg，持续 11～12 年后可导致氟骨症；每日摄入 20mg，持续 20 年以上时可致残废。饮水中含氟量达 3～6g/L 时，长期饮用出现氟骨症；超过 10mg/L 时，引起骨骼损伤，产生瘫痪。综合考虑饮水中氟含量为 1.0mg/L 时对牙齿的轻度影响和氟的防龋作用，以及对我国广大的高氟区饮水进行除氟或更换水源所付的经济代价，标准限值为 1.0mg/L。

5.氰化物

氰化物主要来自工业废水，有剧毒，作用于某些呼吸酶，引起组织内窒息。氰化物使水呈杏仁气味，其味觉阈浓度为 0.1mg/L。动物实验表明，氰化钾剂量为 0.025mg/kg 体重时，大鼠的过氧化氢酶增高，条件反射活动有变化；剂量为 0.005mg/kg 体重时无异常变化，此剂量相当于在水中 0.1mg/L。考虑到氰化物毒性很强，采用一定的安全系数，规定水中的氰化物不得超过 0.05mg/L。

6.四氯化碳

四氯化碳具有多种毒理效应，包括致癌性、对肝和肾的损害。急性中毒症状为呼吸困难、发绀、蛋白尿、血尿、黄疸、肝大、神经性头痛、眩晕、恶心、呕吐、腹痉挛和腹泻等。慢性中毒则表现为肝硬化和坏死、肾损害、血中酶的活性改变、血清胆红素增多等。基于上述原因,参照世界卫生组织《饮用水质量指南》的建议值,考虑到我国具体情况,将标准限值定为 0.002mg/L(原标准为 0.003mg/L)。

7.氯仿

已经证实氯仿对人具有潜在致癌的危险性。饮用水中三卤甲烷的形成在很大程度上取决于用作消毒剂的氯和在水源中存在的有机前体物质之间的相互反应。当水源中含前体物质浓度低或经处理将前体物质去除后再消毒,就不会产生高浓度的三卤甲烷。氯仿对实验动物和人的急性毒性为肝和肾的损伤和破坏,包括坏死与硬化。基于上述原因,参照世界卫生组织《饮用水质量指南》的建议值,考虑到我国的具体情况,标准限值定为不超过 0.06mg/L。

8.溴酸盐

溴酸盐一般在水中不存在,但对饮用水使用臭氧消毒时,可产生无机消毒副产物溴酸盐。溴酸盐经动物试验证实有致癌性,国际癌症研究机构(IARC)将溴酸盐列为对人可能致癌的化学物(28 类),饮用水中终生过量致癌风险增量为 10^{-4}、10^{-5}、10^{-6} 时其对应的溴酸钾的浓度分别为 $30\mu g/L$、$3\mu g/L$、$0.3\mu g/L$,作为新增水质标准,溴酸盐的标准限值 $\leqslant 0.01mg/L$。

9.亚氯酸盐

对饮用水使用二氧化氯消毒时可产生亚氯酸盐。IARC 将亚氯酸盐列为对人的致癌性尚无法分类(3 类),为保障供水安全,参照世界卫生组织《饮用水水质准则》的建议值,作为新增水质标准,饮水中亚氯酸盐的标准限值 $\leqslant 0.7mg/L$。

10.甲醛

饮用水中的甲醛主要由天然水中的腐殖酸在臭氧化和氯化中的氧化过程中形成,在臭氧化的饮用水中曾发现高至 $30\mu g/L$ 的浓度。根据甲醛对人和动物的吸入研究,IARC 将甲醛列为对人很可能致癌的化学物(2A 类)。但有证据表明,甲醛经口摄入未表现出致癌作用。参照世界卫生组织《饮用水水质准则》(第三版)的建议值,作为新增水质标准,饮水中甲醛标准限值 $\leqslant 0.9mg/L$。

11.硝酸盐

水中的硝酸盐含量通常夏季低,冬季高,地下水的含量比地面水高。有资料表明:饮用硝酸盐含量过高的水,对婴儿的健康有害。如果饮水中的硝酸盐大于 10mg/L 时,对年龄较大的儿童也可能有危害,原因是硝酸盐还原成亚硝酸盐之后,可引起高铁血红蛋白症。有人认为某些癌症可能与极高浓度的硝酸盐含量有关。国外报道,饮用水中硝酸盐含量低于 10mg/L 时,未见发生高铁血红蛋白症的病例,当高于 10mg/L 时,偶有病例发生。另有报道,浓度达 20mg/L 时,并未引起婴儿的任何临床症状,而血中高铁血红蛋白含量增高。基于国内调研资料,考虑到某些水源水硝酸盐的天然水平较高及处理技术的可行性,标准限值为 20mg/L(以氮计)。

12.三氯甲烷

已经证实三氯甲烷对两种实验动物引起癌症,并认为对人具有潜在的致癌危险性。饮用水中三卤甲烷的形成在很大程度上取决于用作消毒剂的氯和在水源中存在的前体物质(腐殖质等)之间的相互反应。当水源中含前体物质浓度低或经处理将前体物质去除后再消毒就不会产生高浓度的三卤甲烷。在三卤甲烷一类化合物中,仅有三氯甲烷具有充分资料确定限值。美国国家肿瘤研究所的资料证实,三氯甲烷引起大鼠和小鼠的肿瘤发生率明显高于对照组。我国的生活饮用水中三氯甲烷很少超过 0.06mg/L,故将三氯甲烷限值定为 0.06mg/L。

13.氯酸盐

氯酸钠是一种产生二氧化氯的原料。采用氯酸钠作为原料产生二氧化氯,如果反应不完全或转化率不高时,氯酸钠可能会进入饮用水中。氯酸盐同时也是二氧化氯消毒饮用水的一种副产物。人体暴露氯酸盐,最主要是因为采用二氧化氯法消毒饮用水引起的。氯酸盐的最主要卫生问题是可能引起红血细胞改变。世界卫生组织在 2004 年出版的《饮用水水质准则》(第三版)中首次提出饮用水中氯酸盐的暂行准则值为 0.7mg/L。我国原标准中没有制订氯酸盐的限值,考虑到我国使用二氧化氯消毒饮用水日益增多,参考世界卫生组织 2004 年设定的氯酸盐准则值 0.7mg/L 作为我国标准。

14.镉

镉是有毒元素。食用镉污染的食物可能造成慢性中毒,在日本发生的"痛痛病"就是典型例子。环境中的镉来自使用化肥造成的污染物扩散、污水及当地空气污染。饮用水中镉的污染可能来自镀锌管中锌的杂质和焊料及某些金属配件。镉最初在肾脏累积,生物半衰期约 10～35 年。镉具有通过吸入途径致癌的证据,但没有镉经口摄入途径致癌的证据,镉的遗传毒性也没有明确的证据。肾脏是镉毒性的主要靶器官。根据我国这几年来的实际工作情况认为,0.005mg/L 的限值在我国是安全的,也是可以达到的,因而,GB5749—2006 仍然沿用原来限值。

15.铬

六价铬的毒性比三价铬大,所以必须考虑人接触的主要形式。在氯化和曝气的水中,六价铬为主要形式。在我国用大鼠试验,三价铬长期经口致癌性试验未发现肿瘤发病率的增加,而大鼠用六价铬经吸入途径染毒实验显示有致癌性,但是无经口染毒的致癌性实验证据。我国的饮用水中铬的标准均标明为六价铬。根据我国现有资料,多年来实行的饮用水中六价铬的标准 0.05mg/L 是安全的,也是可行的。

(三)放射性指标

水的放射性主要来自岩石、土壤及空气中的放射性物质。水中的放射性核素有几百种,浓度一般都很低。人类某些实践活动可能使环境中的天然辐射水平增高,特别是随着核能的发展和同位素新技术的应用,可能产生放射性物质对环境的污染问题。放射性物质可增加肿瘤发生率、病死率及发育中的变态。基于上述资料,参考世界卫生组织推荐值,标准限值为:总 α 放射性不超过 0.5Bq/L;总 β 放射性不超过 1Bq/L。这是基于假设每人每天摄入 2L 水时所摄入的放射性物质,按成年人的生物代谢参数估算出一年内产生的剂量确定的。

(四)细菌学指标

1.菌落总数

菌落总数可作为评价水质清洁程度和净化、消毒效果的指标。细菌总数增多说明水被污染,但不能说明污染来源,必须结合总大肠菌群来判断水质污染的来源和安全程度。据调查,国内水厂的出厂细菌总数均在每毫升 100 个以下,有相当一部分在 10 个以下。标准规定菌落总数不得超过 100CFU/mL(CFU 为菌落形成单位)。

2.总大肠菌群

当饮用水受到粪便等污染,就有可能带有沙门菌、志贺菌、弧菌、肠道病毒等病原体,均可引起以水为媒介的肠道传染病。总大肠菌群含量可表明水体被污染的程度,并且间接地表明肠道病菌存在的可能,以及对人体健康具有潜在危险性。根据我国多年供水实践,同时确保在流行病学上的安全,标准限值为每 100mL 水样中不得检出总大肠菌群(原标准限值为每升水中不得超过 3 个)。

3.粪大肠菌群

粪大肠菌群即耐热大肠菌群,由于总大肠菌群既来源于粪便污染,同时也来源于其他方式的污染,因此,有必要在饮用水标准中增加粪大肠菌群这个指标,以便直接反映出水体是否受到粪便污染的信息,进一步确保流行病学的安全。为此,作为新增水质标准,标准限值为每 100mL 水样中不得检出粪大肠菌。

4.大肠埃希菌

大肠埃希菌存在于人和动物的肠道中,在自然界中生命力很强,在土壤、水中可存活数月,是判断饮用水是否受粪便污染的重要微生物指标。标准限值为每 100mL 水样中不得检出大肠埃希菌。

(五)饮用水消毒剂常规指标

我国《生活饮用水卫生标准》除规定了上述四组常规指标外,还新增加了饮用水消毒剂常规指标,包括氯气及游离氯制剂、一氯胺、臭氧和二氧化氯。

加氯消毒是我国城市供水的主要消毒方式,余氯系指用氯消毒,当加氯接触一定时间后,水中剩余的氯量。游离余氯的嗅觉和味觉阈浓度为 0.2～0.5mg/L。实验证明,接触作用 30 分钟游离余氯在 0.3mg/L 以上时,对肠道致病菌如伤寒、痢疾等,钩端螺旋体、布氏杆菌等均有杀灭作用。保证饮用水的安全,标准规定"加氯消毒 30 分钟后,出厂水游离余氯≥0.3mg/L,管网末梢水≥0.05mg/L"。

二、非常规指标

除常规指标外,《生活饮用水卫生标准》还规定了 64 项非常规指标及限值,非常规指标分为三组:微生物指标、毒理学指标、感官性状及一般化学指标,其中,微生物指标有 2 项,感官性状及一般化学指标有 3 项,毒理学指标有 39 项。

第三节　生活饮用水水样的采集、保存与质量控制

良好水质分析质量主要涉及水样采集、保存与测定等三个方面,缺一不可,如果只是采用精密的分析设备和良好的检测技术而忽略了在水样采集、运输和保存过程中的质量控制问题,

所获得的检测结果就不能反映水质的真实情况。

国际标准化组织(ISO)和世界各国都颁布有水质监测的技术标准和规范,其中对水环境样品采集、样品保存等都做了相应的具体要求;ISO 颁布的有《水质采样技术指导》(ISO5667—2:1982)和《水质采样样品保存和管理技术指导》(ISO5667—3:1985);成为各国制订水样采样和保存的技术指导标准的依据,参照(ISO5667—3:1985),我国于 1991 年 9 月 1 日颁布实施了《水质采样样品的保存和管理技术规定》(GB12999—91),对水质样品的保存也提出了规范性要求,2006 年颁布实施的《生活饮用水标准检验方法》(GB/T5750—2006)对水样的采集与保存也做了具体要求。

水样采集和保存的主要原则为以下几点。

1.必须具有足够的代表性。水样中各种组分的含量必须能反映采样水体的真实情况,监测数据能真实代表某种组分在该水体中的存在状态和水质状况,为了得到具有真实代表性的水样,就必须在具有代表性的时间、地点,并按照规定的采样方法采集有效样品。

2.不能受到任何意外的污染。

一、水样采集

为了采集具有代表性的水样,就要根据分析目的和现场实际情况来选定采集样品的类型和采样方法,对于质量控制样品,也有一些特殊的采样要求和采样方法。

(一)水样采集类型

1.普通水样采集类型

(1)瞬时水样:指在某一定的时间和地点从水体中随机采集的分散水样。如果监测水体的水质比较稳定,瞬时采集的水样已具有很好的代表性。

(2)混合水样:指在某一时段内,在同一采样点上,以流量、时间、体积为基础,按照已知比例(间歇的或连续的)分别采集多个单独水样经混合均匀后得到混合水样。

(3)综合水样:指在不同采样点,同时(或时间应尽可能接近)采集的各个瞬时水样,经混合后所得到的水样。这种水样适用于在河流主流、多个支流或水源保护区的多个取水点处同时采样,以综合水样得到的水质参数,作为水处理工艺设计的依据。

(4)等比例混合水样:是指某一时段内,在同一采样点所采集水样量随时间或流量成比例变化,经混合均匀后得到等比例混合水样。

(5)深度综合样:从水体的特定地点,在同一垂直线上,从表层到沉积层之间或其他规定深度之间,连续或不连续地采集两个或更多的样品,经混合后所得的样品。

(6)甲面综合样:从水体同一深度的不同地点采集的一组水样,经混合后的样品。

2.质量控制样品采集类型

从质量保证和质量控制的角度出发,一般还要求采集一定量的质量控制样品,其数量应为采集水样总数的(10%～20%),每批水样不少于两个质量控制样品。

(1)现场空白样:指在采样现场,以纯水代替实际水样,其他采集步骤与采集实际水样时完全一致而得到的样品,采集现场空白样主要是为了掌握采样过程中环境与操作条件对监测结果的影响。

(2)现场平行样:是为了反映采样与测定分析的精密度状况,在指定的时间内,按一定时间间隔连续在同一采样点采集 2 份或更多份水样,用于了解水体因时间变化引起的改变。采集时,应注意保证两次或多次采样操作条件的一致性。

（3）加标样:取一组现场平行样,在其中一份或几份中加入已知量的待测物,然后两份水样均按常规方法处理后进行分析。如将一份水样平分四份,其中两份加入一定量标准物,或在三份中加入浓度不同的标准物配成加标样品。加标浓度必须在所用分析方法的范围内。

（二）采样准备

在进行具体采样工作之前,要根据监测目的制订采样计划,内容包括:采样目的、检验指标、采样时间、采样地点、采样方法、采样频率、采样数量、采样容器的清洗、采样体积、样品保存方法、样品标签、现场测定项目、采样质量控制、运输工具和条件等,按照制订好的采样计划,准备好现场记录表格、采样器具、盛水容器、运输工具等。

1.采样器具

采样器具应有足够的强度,且使用灵活、方便、可靠,与水样接触部分应采用惰性材料,如不锈钢、聚乙烯等制成,采样器具在使用前应先用洗涤剂洗去油污,用自来水冲净,再用 10% 盐酸洗刷,自来水冲净后备用。

（1）敞开式采样器和表层采样器:敞开式采样器为开口容器,用于采集表层水和靠近表层的水。

（2）闭管式采样器:闭管式采样器为装有可遥控操作或自动开合的阀门或闸门的空心体,能够在到达预定水深处迅速关闭,用于采集定点水样或一组样品或深度综合样品。

（3）自动采样设备:为了提高采样的代表性、可靠性和采样效率,目前在一些重要水域的环境监测中采用了自动采样设备,如自动水质采样器和无电源自动水质采样器,分为手摇泵采水器、直立式采水器和电动采水泵等。无论自动采样或人工采样,均有多种设备适合于采样的条件和要求。这些设备的材料必须对水样的组成不产生影响,且每次使用后易于洗涤,洁净存放,以免沾污随后的采样。应当特别注意:橡胶管和乳胶管及氧化锌胶布可能引起金属的严重污染。

在采集地表水时,如果没有专用的采样器,可以准备一只干净的塑料桶,在实验室按上述清洗方法清洗后,在采样现场,用绳子系住塑料桶,投入水体,待盛满后提出,再转移到样品瓶中。这种采样方法只能采集表层水样,但也可能混有部分表层下一定深度的水。当水体中含有漂浮物时,应注意搅匀,防止悬浮物下沉,或将水样瓶用铁架固定,塞住瓶口,待瓶沉入到一定深度时拉开瓶塞,让水样进入。

2.盛水容器

饮用水及其水源水中各类目标物一般均处于较低浓度,这就对盛水容器材质提出了总的要求:盛水容器材质必须是化学稳定性好,不会溶出待测组分,在贮存期内不会与水样发生物理化学反应,用于微生物检验用的容器能耐受高温灭菌等。

盛装水样的容器可用硼硅玻璃瓶或聚乙烯塑料瓶或壶,必须能够用塞或盖紧密封。目前的盛水容器一般由聚四乙烯、聚乙烯、石英玻璃和硼硅玻璃等材质制成,通常塑料容器常用作测定金属、放射性元素和其他无机物的水样容器,硬质玻璃容器常用作测定有机物和生物类等的水样容器。

（1）盛水容器选择

1）容器不能是新的污染源。如从塑料可溶出增塑剂、未聚合的单体等,一些组分可干扰有机氯的测定;而玻璃可溶出硼、硅、钙、镁等。无论塑料与玻璃均可能含有多种金属杂质,但塑料一般含量较低。

2）容器壁不应吸收或吸附某些待测组分。如聚乙烯瓶可吸附有机物,玻璃瓶可吸附金属。对测金属的水样多选用聚乙烯瓶,测有机物的水样一般只能用玻璃瓶。

3）容器不应与待测组分发生反应,如氟化物与玻璃。

（2）盛水容器的清洗

1）按水样待测定组分的要求来确定清洗容器的方法。新的采样瓶,应经硝酸浸泡。在用酸浸泡之前,先用自来水刷洗,尽可能预先除去原来沾污的物质。用铬酸清洁液浸泡的容器,必须用自来水冲洗 7～10 次,再用纯水淋洗。在采集水样时还需用水样洗涤容器 2～3 次。

2）用于微生物检验水样盛装容器:容器及瓶塞、瓶盖应能经受灭菌的温度,并且在这个温度下不释放或产生任何能抑制生物活动或导致死亡或促进生长的化学物质。玻璃或聚丙烯塑料容器用自来水和洗涤剂洗涤,然后用自来水彻底冲洗。用硝酸溶液（1＋1）浸泡,再用自来水、纯水洗净。

容器灭菌:热力灭菌是最可靠而普遍应用的方法。热力灭菌分干热和高压蒸气灭菌两类。聚丙烯瓶只能用高压蒸气灭菌,玻璃瓶可用两种灭菌方法。干热灭菌之后,玻璃容器是干燥的,便于保存和应用;高压蒸气灭菌之后,应自灭菌器中取出放在烤箱内烤干,干热灭菌所需温度较高、时间较长。高压蒸气灭菌法要求 121℃,15 分钟;干热灭菌法杀死芽孢需 160～180℃,2 小时）。

3.采样体积

采集的水样量应满足分析的需要并应该考虑重复测试所需的水样量和留作备份测试的水样用量,每个分析方法一般都会对相应监测项目的用水体积提出明确要求。

水样采集后应立即在盛水器水样瓶上贴上标签,填写好水样采样记录,包括水样采样地点、时间、水样类型、水体外观、水位情况和气象条件等。

（三）采样点的选择

采样点选择原则:选择采样点必须与规划的目标一致。

农村饮水监测的监测点设置按照随机整群抽样的原则进行,以当地的水源类型、供水方式和饮水人口的情况为基础确定监测点,同时需要考虑以下几个方面。

1.能代表监测县的主要水源和供水类型。以省为单位时要覆盖所有的饮水水源和供水类型。

2.能代表主要的饮用不同类型水源和供水的饮用人群。以省为单位时要包括饮用不同类型水源和供水的人群。

3.能反映当地的经水传播传染病和水性地方病情况。在特殊地质条件的高砷、高氟饮水地区要适当增加采样监测点,并定期进行特殊项目的采样监测。

4.考虑环境污染对饮水水质的影响。

5.考虑采样时的水样保存时间要求。

6.覆盖国家、省级及当地疾病监测点。

7.包括不同的地方经济发展水平。

(四)水样采集地点和采样方式的选择

农村饮水监测中水样的采集,主要是采集反映农村居民实际使用的饮水状况的水样,因此,不能完全按照环境监测中的水样采集方法来进行。

1.分散式供水

(1)地面水:在(河流、沟渠、湖泊等)的居民生活用水取水口,以清洁的采样器或塑料桶取样后分装到盛水容器。

(2)地下水

1)人口井:按照居民生活用水实际取水深度,以清洁的采样器或塑料桶取样后分装到盛水容器。

2)手压井:在出水口取样,在采集时,应先手压抽水数分钟,冲洗管道附着物,用盛水容器直接取样。

2.集中式供水

采集集中式供水水样时,先打开水龙头,放水 3～5 分钟,冲洗管道附着物,用盛水容器直接取样。

(1)出厂水:在送水泵房(二级泵房)取样或在距送水泵房最近的水龙头处采样;用盛水容器直接取样。

(2)末梢水:居民家中水龙头采样,用盛水容器直接取样。

3.家庭盛水容器采样

利用居民使用的取水器在盛水容器取样后,分装到盛水容器。

(四)采样要求

1.同一水源、同一时间采集几类检测指标的水样时,必须先采集供微生物学指标检测的水样。

2.采集供微生物检测的水样时,应先用医用乙醇或乙醇喷灯对取样口进行消毒,然后用灭菌瓶直接采集,不得用水样涮洗已灭菌的采样瓶,避免手指和其他物品对瓶口的沾污。

3.完成现场测定的水样,不能带回实验室供其他指标测定使用。

4.采集末梢水时,取样时应打开水龙头放水数分钟,排除沉积物,采集用于微生物学指标检验的样品前,必须对水龙头进行消毒。

5.采集地面水源水样时不可搅动水底的沉积物。

6.测铁所用的玻璃仪器不能用铁丝柄毛刷,可用塑料棒栓以泡沫塑料刷洗,玻璃仪器片酸洗后不能再用自来水冲洗,必须直接用纯水淋洗。

7.测氨用的仪器洗净后应浸泡在纯水中。

二、水样运输与保存

(一)水样运输

采集的各种样品从采集地到分析实验室之间有一定距离,运送样品的这段时间里,由于环境作用,水质可能会发生物理、化学和生物等各种变化,为使这些变化降低到最低程度,需要采取必要的保护性措施(如添加保护性试剂或制冷剂等),并尽可能地缩短运输时间。

样品的运输过程中需要注意以下几点

1.盛水容器应当妥善包装,以免它们的外部受到污染,特别是水样瓶颈部和瓶塞在运送过程中不应破损或丢失。

2.为避免样品容器保存运输过程中因震动碰撞而破损,最好将样品瓶装箱,并采用泡沫塑料减震或碰撞。

3.需要冷藏的样品必须达到冷藏的要求。水样存放点要尽量远离热源,不要放在可能导致水温升高的地方(如汽车发动机),避免阳光直射。

冬季采集的水样可能结冰,如果盛水器用的是玻璃瓶,则应采取保温措施以免破裂。

4.根据所检测的项目要求,水样要在保存时间内送达检测室,并同时考虑检测准备工作所需要的时间。

(二)水样保存及具体要求

在水样送往实验室进行分析之前,样品容器要密封、防震、避免日光照射,以及过热的影响,当样品不能很快地进行分析时,样品需要固定、妥善保存,短期贮存时可以于 2~5℃冷藏。

采取适当的保护措施,虽然能够降低待测成分的变化程度,或减缓变化的速度,但并不能完全抑制这种变化,水样保存的基本要求只能是应尽量减少其中各种待测组分的变化,要求做到减缓水样的生物化学作用、减缓化合物或络合物的氧化还原作用、减少被测组分的挥发损失、避免沉淀吸附或结晶物析出所引起的组分变化。

1.水样保存

(1)选择合适的盛水容器。

(2)冷藏水样。冷藏时的温度应低于采样时水样的温度,水样采集后立即放在冰箱或冰水浴中,置于 2~5℃并暗处保存。冷藏并不适用于长期保存。

(3)加入保存药剂。

在水样中加入合适的保存试剂能够抑制微生物活动、减缓氧化还原反应发生,加入保存药剂的方法可以是在采样后立即加入,也可以在水样分样时根据需要分瓶分别加入。

不同的水样、同一水样的不同的监测项目,要求使用的保存药剂不同,保存药剂主要有生物抑制剂、pH 值调节剂、氧化或还原剂等类型。加入酸或碱调节水样的 pH 值,可以使一些处于不稳定态的待测组分转变成稳定态,如检测水样中的金属离子,常加酸调节水样的 pH 值至 2,防止金属离子水解沉淀,或被容器材料吸附。

在农村饮水监测中所涉及的检测项目,保存水样加入的主要是硝酸和硫酸。如果采集加氯消毒的水样供微生物分析时,应在灭菌前加入硫代硫酸钠以还原余氯,每 125mL 水样加 0.1mL 硫代硫酸钠溶液(100g/L)。

对一些可能受到污染的水源,也可能在采样时需要加入氧化或还原剂,例如在检测 Hg 的水样中加入适量的硝酸—重铬酸钾溶液,保证 Hg 含量测定的准确性。

2.要求

部分具体要求有以下几点。

(1)应在现场测定的项目如余氯,应在采样后立即测定。

(2)砷在酸性条件下,会生成带负电荷的含氧酸阴离子,因此,加酸使水样的 pH 值≤2,一般可使砷在水样中稳定 6 个月。

(3)含氮物质:氨氮、亚硝酸盐氮、硝酸盐氮中某一种氮改变时,可影响其他含氮物质的浓度。在厌氧环境下,细菌可还原硝酸盐生成亚硝酸盐,进一步还原为氨,有氧环境下,亚硝酸盐也可被氧化为硝酸盐。水中氨氮可能由于氧化、细菌分解或蒸发而损失,而在水样中加入硫酸或氯化汞均不能完全阻止其损失,最好在采样时即加入试剂显色(如酚盐法测氨),再避光保存送回实验室测定。

(4)化学耗氧量:加硫酸使水样的 pH 值<2,虽可保存一周,但亦需视水样组成而定,如造纸废水的含量是稳定的;水样中某些组分可挥发损失,一些物质聚合后不易分解,如氯丁废水、炼焦废水的化学耗氧量可逐日降低。

三、现场工作质量保证

现场质量保证主要为防止水样污染,现场人员应采取必要的保护措施。

(一)预防措施

1.现场测试后的水样不能再带回实验室用于其他项目的检测。

2.新的或使用过的采样瓶应按所列的方法清洗。

3.根据各被测组分的特性,选用合适的采样器和盛水容器。盛水容器必须专用容器。切不可用实验室盛装过其他试剂的瓶子、容器或饮料瓶作盛水容器。

4.现场工作前,检查保存剂的纯度和玻璃器皿的清洁度。

5.需选用推荐的保存方法。所有保存剂须是分析实验室提供和确认的分析级纯试剂。

6.保存样品时,可将相同保存方法的水样划为同一样品,以减少错加保存剂和对保存剂产生交叉污染的可能。

7.不得使用医用氧化锌胶布编号、贴签。

8.人手和手套不应与采样瓶内壁和瓶塞接触。

9.盛水容器必须置于清洁环境内,远离灰尘、污物、烟雾和烟灰等污染物。保持采样车的清洁。

10.经过消毒的采样瓶至采样前仍应保持消毒状态。若消毒的包装纸或铝箔丢失或封口破损,瓶子应重新消毒。

11.水样需避光保存,最好贮藏于凉暗处或冰箱内,并及时送达实验室。

12.采样工作人员需保持手的清洁。

(二)现场质量控制样品

现场质量保证主要为水样污染的防止,污染的来源很多,现场人员应采取必要的保护措施,防止水样污染和变质。

除规范采样步骤外,还需分析空白样和平行样,以测试保存剂的纯度;检查采样过程中采样容器、滤纸、过滤器或其他设备的污染情况,以便发现从采样到分析这段时间内是否存在系统或偶然因素引起的误差;在采集水样时,必须进行质量控制样品采集,通常每批样品至少采集一个质量控制样品,当一批采集的水样较多时,每 10 份水样采集一份质量控制样品,质量控制样品通常使用现场空白样、平行样和加标样。

（三）现场采样的质量保证

现场采样的质量保证除规范采样步骤外,还需分析空白样和平行样,以测试保存剂的纯度。检查采样过程中采样容器、滤纸、过滤器或其他设备的污染情况,以便发现从采样到分析这段时间内是否存在系统或偶然因素引起的误差。采集重复水样,检查采样的再现性。在监测计划中要明确规定分析空白样、平行样和重复样的时间安排和采集次数。

1.空白样

当一批分析多个水样时,应分析空白样。具体包括以下几种方式

（1）采样瓶空白:去现场之前,从每10个采样瓶中随机选取1个,与水样相同地加入保存剂并运输回实验室中,与水样同时进行全过程步骤的分析,测定结果与实验室的空白值比较,应不呈显著性差异。这个空白试验的目的是检查采样、保存和运输过程中所产生的误差。

（2）采样器空白:定期将纯水倾入或通过采样器,得到"采样瓶空白"样,送实验室分析有关指标。

（3）过滤器空白:如果水样需在现场过滤,以测定水中可溶性组分时,过滤器应先在实验室用适当的溶液清洗,清除能影响测定准确度的污染物,清洗后立即密封在塑料盒内,带往现场。过滤器附件如漏斗也应先在实验室用相同溶液清洗,装入聚乙烯袋内密封后带到现场。在每批预先清洗的滤器中,用纯水通过其中一只过滤器,得到日常的"过滤器空白"水样。按水样同样方法保存,送回实验室分析有关指标。

（4）现场空白:每天采样结束后(每10份水样配制1份现场空白),将纯水充满采样瓶,得到"现场空白",然后采用与水样采集同样的方法加入保存剂,密塞,按照与水样同样运输方式送达实验室。

2.平行样、重复样与加标样

当一批分析多个水样时,应分析平行样、重复样与加标样。

（1）平行水样(平分法):平行水样由一份水样平分成两份或更多份相同的子样。配制平行水样,以了解水样受污染的情况、发现系统或偶然因素影响引起的误差,以及水样从采集到分析之前因变化而引起的误差。

（2）重复样:包括时间重复样与空间重复样两种。

1）时间重复:是指定的时间内,按一定时间间隔连续在同一采样点采集2份或更多份水样,用于了解水体因各种组分时间变化而引起的变化。在水样采集设计中应确定重复水样的数量和采集次数。

2）空间重复样:在水体的某一断面上,同时采集不同采样点的2份或更多份水样,以了解组分在纵、横断面上的改变情况。

（3）加标水样:是将一份水样平分四份,其中两份加入一定量标准物,或在三份中加入浓度不同的标准物配成加标水样。加标浓度在所用分析方法的范围内。每批(如10~15个)需测定一个加标水样。从加标样分析可以得到方法的系统误差或偏性的资料。

当一批采集多个水样时,在同一采样点应同时采集二份水样分析。

现场空白样的分析结果与实验室空白样分析之间应无显著差异;重复样分析结果的精密度与实验室内平行样结果精密度应无显著差异,不同浓度加标水样的回收值应在可接受范围之内。

（四）现场采样记录

在采样现场把采样记录用胶纸粘贴或悬挂标签于水样瓶上，注明水样编号、采样者、日期、时间及地点等。同时，采样时还应记录所有现场调查及采样情况，包括采样目的、采样地点、样品种类、编号、数量、样品保存方法、采样时的气候条件，以及采样点周围环境卫生状况和水质表观情况等。

第八章　住宅与公共场所卫生

第一节　住宅内空气污染对健康的影响

室内空气主要来源于室外大气。住宅居室需要经常通风换气,排出污浊空气,引进新鲜空气,以保持室内良好的空气质量。20 世纪 60 年代以来,西方一些国家室内污染出现了新的情况,不仅污染程度加重,而且出现了很多新的污染因素和污染物质。目前室内空气污染问题已发展成为一个令世人瞩目的社会问题,其主要原因有:第一,室内环境是人们接触最密切的环境之一,室内空气质量的优劣直接关系到每个人的健康,尤其是老、弱、病、残、幼、孕等人群;第二,随着经济、生活和生产水平的不断提高,室内用的化学品和新型建筑材料等的种类和数量比以往明显增多,室内污染物的来源和种类也越来越多;第三,建筑物密闭程度增加,使室内污染不易排出,增加了室内人群与污染物的接触机会;第四,不良建筑物综合征(SBS)和建筑相关疾病(BRI)的发生率增加。研究表明,较差的室内环境质量或是直接引起疾病或是恶化原有疾病,或可以提高机体对其他疾病的敏感性。

"室内"主要指住宅居室内部环境,从广义上讲是指人类生存和活动的重要场所,包括办公室、会议室、教室、医院等室内环境和宾馆、饭店、图书馆、候车室等公共场所,以及火车、轮船、飞机等交通工具。当前,室内空气污染问题和室内空气质量研究已经成为环境卫生学领域中的一个新的重要部分,WHO 对此极为关注和支持。

一、室内空气污染的来源和特点

(一)室内空气污染的来源

室内空气中有害因素种类繁多,来源广泛。有些因素有几个污染来源,如甲醛、氡等;有些情况下一个污染源能产生多种有害物质,如燃烧产物。在做室内空气污染的研究中,常常根据污染物形成的原因和进入室内的途径,将室内空气主要污染源分为室外来源和室内来源。

1.室外来源

室外来源污染物主要存在于室外或其他室内环境内,但可以通过门、窗孔隙或其他管道的缝隙等途径进入室内。

(1)来自于室外大气中的常见污染物:大气污染物可以通过机械通风系统和自然通风渗入室内空气中,常见污染物主要来自工业企业、交通运输及住宅周围的各种小锅炉等多种污染源的污染物质,如二氧化硫、氮氧化物、一氧化碳、铅、颗粒物、醛类、氯气等。此外,还有植物花粉、孢子、动物毛屑、昆虫鳞片等变应原性物质也可通过门窗进入到室内。

(2)来自大气烟雾事件或意外事故的毒烟和毒气:如 1984 年印度博帕尔市农药厂发生异氰酸甲酯泄漏,覆盖全市范围的毒气,使生活在该市住宅中的居民都受到了不同程度的影响,全市 2500 余人丧生,20 余万人中毒,是至今人类史上最惨重、最典型的一次由于室外污染源引起的室内外居民中毒的事件。

（3）来自住宅建筑附近的局部污染源：如住宅周围的臭水坑、垃圾堆等散发出的硫化氢、恶臭、氨等；周围小炉灶传来的烟雾及燃烧产物等；从邻居家排烟道进入室内的有害毒物或熏蒸杀虫剂，这类污染物主要有一氧化碳、磷化氢等；此外，还有来自建筑物附近的噪声，如交通噪声、社会生活噪声、施工噪声等。

（4）来自建筑物材料：有的建筑物自身含有某些可逸出和可挥发的有害物质，一种情况是建筑施工过程中加入了化学物质，如北方冬季施工加入的防冻剂，渗出有毒气体氨；另一种情况是地基的地层和建筑物石材、地砖、瓷砖中的放射性氡及其子体。美国国家环保局调查结果显示，美国每年有 14 000 人的死亡与空气氡污染有关。

（5）人为带入室内：人们每天进出居室，很容易将室外或工作环境中的污染物带入室内，如大气颗粒物和工作环境中的苯、铅、石棉、汞等。

（6）生活用水污染：由于各种原因，未能对生活用水进行彻底的消毒，或者供水在输配水的过程中受到致病菌或化学污染物污染，污染的生活用水通过淋浴器、空气加湿器、空调机等，以水雾的形式喷入到室内空气中。这类污染物主要有军团菌、苯、机油等，然后被人吸入体内，引起感染或中毒。

2.室内来源

（1）室内燃烧或加热：主要指各种燃料的燃烧，以及烹调时食油和食物的加热后产生的产物。这些燃烧和烹调时产生的污染物都是经过高温反应引起的，不同的燃烧物或相同种类但品种或产地不同，其燃烧产物的成分和数量都会有很大差别。燃烧的条件不同时，燃烧产物的成分也有差别。这一类的污染物主要有二氧化硫、氮氧化物、一氧化碳、二氧化碳、烃类，以及悬浮颗粒物等。当厨房通风排气不畅时，容易造成污染。

（2）室内人的活动：人体排出大量代谢废弃物，以及谈话时喷出的飞沫等都是室内空气污染物的来源。人的呼出气中主要是一氧化碳、水分和一些氨类化合物，此外，呼出气中还带有一氧化碳、甲醇、乙醇、苯、甲苯、苯胺、二硫化碳、二甲胺乙醚、氯仿、硫化氢、砷化氢、甲醛等。吸烟是室内空气污染物的重要来源之一，吸烟的烟草的烟气中至少含有 3800 种成分，其中致癌物不少于 44 种。在炎热季节出汗蒸发出多种气味，在拥挤的室内引起的污染尤为严重。呼吸道传染病患者和带菌(毒)者都可将流感病毒、SARS 病毒、结核杆菌、链球菌等病原体随飞沫喷出污染室内空气。

（3）室内建筑装饰材料：室内的建筑材料、装饰装修材料中能散发出多种挥发性化合物。建筑装饰材料是目前造成室内空气污染的主要来源，如油漆、涂料、胶合板、刨花板、泡沫填料、塑料贴面等材料中均含有甲醛、苯、甲苯、乙醇、氯仿等；建筑材料砖块、石板等本身成分中含有镭、钍等氡的母元素较高时，室内氡的浓度会明显增高。这些污染物的致癌性越来越为人们所关注。材料中还含有某些重金属，可随着材料老化剥落的粉末，扬入室内空气中，造成室内空气重金属污染，如铅。

（4）室内生物性污染：由于居室密闭性好，室内小气候稳定，温度适宜，湿度大，通风差，为真菌和尘螨等生物性变态反应原以及蟑螂等致病生物提供了良好的滋生环境。其中螨虫是家庭室内传播疾病的重要媒介之一，常隐藏在家中的床、床垫、枕头、被褥、纯毛地毯、家具填充物、挂毯、窗帘、沙发套,以及不常洗涤的厚纤维衣服织物中生存。这些生物性变态反应原除可引起人的过敏性反应,还能作用于生物性有机物,产生有害气体,如二氧化碳、氨、硫化氢等有毒气体。

(5)家用电器:随着人们生活水平的提高,电脑、电视机、组合音响、微波炉、电热毯、空调等多种家用电器进入室内,由此产生的空气污染、噪声污染、电磁波及静电干扰已经给人们的身体健康带来不可忽视的影响,已引起国内外学者的关注。

(二)室内空气污染的主要特点

室内空气污染来源多、成分复杂,室内空气污染的主要特点表现为:

1.室外污染物对室内空气的污染

一般来讲,来源于室外的污染物在室内一般都比室外空气中浓度有较大衰减。例如室外大气中最常见的二氧化硫极易为各种建筑物表面的石灰、墙纸等材料所吸收;悬浮颗粒物进入室内的过程中,通过门或纱窗时被阻挡了一部分,进入室内后又被墙壁吸附去一部分,因此这些污染物的浓度在室内都低于室外。

2.室内外存在同类污染物对室内空气的污染

如果室内和室外同时存在的某种污染物,其浓度往往是室内高于室外。如在我国家庭做饭使用的燃料主要是煤气和天然气,在使用的过程中也可释放出二氧化硫、二氧化氮、一氧化碳等污染物,由于同时有室内和室外两种来源,室内浓度均高于室外。

3.建筑材料和装饰物品对室内空气的污染

建筑材料和装饰物品对室内空气的污染主要是使室内各种毒性较大的挥发性有机物和放射性污染物的含量增高。室内建筑材料和装饰物品有些是传统的天然材料,有些是废渣或再生材料,有些是现代化工产品,特别是很多用于室内建筑和装饰的原材料在加工过程中,要加入各种助剂,其中很多助剂具有挥发性,如甲醛、苯、甲苯、二甲苯、三氯乙烯、三氯甲烷、二异氰酸、甲苯酯、萘等,可以逐渐释放到室内空气中。这些污染物质对人体的健康危害极大,如甲醛除可对呼吸道和结膜产生刺激作用外,已经被世界卫生组织确定为致癌和致畸物质,已经多次引起室内空气污染事件。氡及其子体也被认为与肺癌的发生有相关关系。

4.空调引起的室内空气污染

随着人们生活水平的提高,空调逐渐走入千家万户。空调创造了使人感到舒适的空气环境,但空调在设计安装、运行各环节中,一旦发生问题,很易引起室内新鲜空气量不足;从采风口可进入室外环境中的污染物;存在于室内的致病因素不易排除;过滤器失效可导致室内空气严重污染;气流不合理而形成局部死角;以及冷却水中的军团菌通过空气传播等。

5.吸烟对室内空气的污染

吸烟是室内空气污染的重要来源之一。香烟在燃烧过程中,可产生大量有害化学物质,烟雾中90%为气体,主要有氮、二氧化碳、一氧化碳、氰化物、挥发性亚硝胺、烃类、氨、挥发性硫化物、腈类、酚类等;另外 8%为颗粒物,主要有烟焦油和烟碱(尼古丁);还有镉,放射性 ^{222} 氡、^{210} 铅和 ^{210} 钋等有害物质。

二、室内空气主要污染物对健康的危害

室内空气的化学性、物理性、生物性污染物往往共同存在于室内环境中。例如,室内烹调

时,既可产生化学性污染物,又可使室温升高或产生电磁波(使用微波炉或电炉时)引起物理性污染。烹调用的食物和水,以及烹调时使用空调等还可给室内引入生物性污染物。含镭建筑材料的使用,可造成室内氡污染。

(一)化学性污染

1.燃烧产物

燃烧过程是可燃物质在高温作用下由表及里进行氧化分解和再合成的复杂过程。在这个过程中,物理作用和化学反应同时进行。通过燃烧生成的物质统称燃烧产物。燃料能否完全燃烧,与燃烧温度、供氧量、燃烧时间和燃烧均匀度等燃烧条件有关。燃烧后能达到充分氧化的产物称为完全燃烧产物,如 CO_2、水分、SO_2 等,当燃烧条件不充分时,很多物质不能充分氧化,或者又重新合成一些中间产物,这些产物统称为不完全燃烧产物。燃烧产物主要来自燃料燃烧和烟草燃烧,是室内环境中的主要污染物之一。

(1)来源:目前常用的家用燃料主要是煤、煤气、石油液化气、天然气等,在农村还有使用秸秆、牛粪等生物燃料作为燃料的。

煤的成分中除了可燃部分外,还含有大量的杂质,其中最主要的是硫,此外还含有含氮化合物、硅、钙、铁、砷、氟等,其中杂质含量的多少与产地和品种有关。煤的燃烧产物是 SO_2、颗粒物、CO、CO_2、NO、甲醛、多环芳烃等。

煤气是将原煤制成可燃气体,通过管道输送到各用户。煤气燃烧的主要产物是 CO、CO_2、NO、甲醛和少量的 CO_2、炭粒以及多环芳烃等。

液化石油气是提炼石油过程中的低馏分装入高压罐内制成时,主要燃烧产物是 CO、CO_2、NO_X、甲醛以及少量颗粒物、多环芳烃和硝基多环芳烃,还可能含有少量的 SO_2。

天然气主要可燃成分是甲烷,还有少量乙烷、丙烷等碳氢化合物,有些产地的天然气中还含有少量硫、颗粒物和氡。天然气的主要燃烧产物是 CO_2、CO、NO、甲醛以及少量颗粒物、多环芳烃和硝基多环芳烃,还可能有少量的 SO_2。

生物燃料成分很复杂,其燃烧产物的种类和数量都很多,如大量的灰粉、颗粒物、CO、NO、SO_2、多环芳烃等。生物燃料是所有燃料中污染最为严重的一种。室内吸烟产生的烟草燃烧产物有 3800 多种,也是室内燃烧产物的主要来源之一。

(2)危害:由于燃料的种类不同,其燃烧产物的种类、数量不同,因此危害性也都各不相同。

燃料燃烧产物对人体产生的危害主要有:①引起急、慢性中毒。燃料所含有杂质的污染,如氟、砷含量高的煤燃烧,可造成室内空气氟、砷污染,引起氟中毒、砷中毒。②产生刺激作用。燃烧产物 SO_2、NO 可对机体皮肤、黏膜产生刺激作用。③对全身各系统的影响。进入肺组织的颗粒物可引起肺通气功能下降,肺泡换气功能障碍。烟草燃烧产物对机体的呼吸、神经、循环、内分泌、生殖系统以及免疫功能均有明显的损伤作用。④诱发癌症。大量研究已证实吸烟是引起肺癌的主要原因。除肺癌外,还可引起喉癌、咽癌、口腔癌、食道癌、肾癌、胰腺癌、膀胱癌、子宫颈癌等。

2.烹调油烟

烹调油烟是烹调过程中食用油加热后产生的油烟。据报道,烹调油烟中的成分约 200 多种,包括脂肪烃类、多环芳烃、有机酸、有机碱、酯类、醛类、酮类、醇类以及杂环类化合物等,这些成分多数对人体是有害的。

(1)来源:食用油在高温下,油脂中的不饱和脂肪酸发生了氧化和聚合反应,产生了一系列复杂成分的混合物。烹调油烟的产生与各地各国的烹调习惯方式有关。油烟成分的种类及毒性与油的品种、加工技术、变质程度、加热温度、加热容器的材料和清洁度、燃料种类、烹调物种类和质量等因素有关。

(2)危害:烹调油烟是肺鳞癌和肺腺癌的危险因素,其相对危险度分别为3.8和3.4。高浓度烹调油烟能影响肺活量,出现呛咳、胸闷、气短等症状。有研究发现厨师外周血T淋巴细胞百分率有下降的趋势。

3.二氧化碳

(1)来源:正常空气中二氧化碳含量为0.03%～0.04%。室内CO_2的主要来源:①人体和其他动物、绿色植物呼出的CO_2。人和动物的呼出气中CO_2占4%～5%。室内绿色植物养殖量大,也会产生大量的CO_2。②燃料完全燃烧产物。一切含碳的燃料在燃烧过程中都会产生大量的CO_2。③其他来源,如吸烟也能产生CO_2,无论主流烟雾或侧流烟雾都含有CO_2。密闭的室内如果存放大量潮湿的木材、蔬菜、瓜果、秸秆等有机物或大量有机垃圾时,也会放出大量CO_2。

(2)危害:CO_2在低浓度时,对呼吸中枢有一定的兴奋作用。高浓度时对呼吸中枢有抑制作用,严重时甚至有麻痹作用。当CO_2浓度<0.07%时,人体感觉良好;当CO_2浓度为0.1%时,个别敏感者有不舒适感;CO_2浓度为0.15%时,不舒适感明显;达到3%时,使人呼吸程度加深;达4%时,使人产生头晕、头痛、耳鸣、眼花、血压上升;达8%～10%时,呼吸困难,脉搏加快,全身无力,肌肉抽搐甚至痉挛,神志由兴奋至丧失;达30%时可致死亡。由于CO_2升高时,往往同时伴有缺氧,这也是引起致死的一个原因。

4.甲醛及其他挥发性有机化合物

甲醛是一种挥发性有机化合物(VOCS),是广泛使用于多种化工生产的工业原料之一,也是生物体内的一种代谢中间产物,在外环境中是甲烷氧化的一种中间产物。

(1)来源:①来自室外空气的污染。工业废气、汽车尾气、光化学烟雾等在一定程度上均可排放或产生一定量的甲醛,但是这一部分含量很少。②来自室内本身的污染。主要以建筑材料、装修物品及生活用品,如化妆品、清洁剂、杀虫剂、消毒剂、防腐剂、印刷油墨、纸张、纺织纤维等化工产品在室内的使用为主,同时也包括燃料及烟叶的不完全燃烧等。VOCS是一类重要的室内空气污染物,以TVOC(总挥发性有机物)表示其总量,目前已鉴定出500多种,它们各自的浓度并不高,但若干种VOCS共同存在于室内时,其联合作用是不可忽视的。

(2)危害:甲醛有刺激性,人的甲醛嗅觉阈值为0.06～0.07mg/m³,但个体差异很大。0.15mg/m³可引起眼红、眼痒、流泪、咽喉干燥发痒、喷嚏、咳嗽、气喘、声音嘶哑、胸闷、皮肤干燥发痒、皮炎等。甲醛是公认的变态反应原,甲醛引起的变态反应主要是过敏性哮喘,大量时可引起过敏性紫癜。长期接触低剂量甲醛可引起慢性危害,接触1.34mg/m³甲醛,能引起神经衰弱症状;有的还可引起肝功能异常,出现中毒性肝炎;肺功能方面也可出现呼气性功能障碍。甲醛已经被世界卫生组织确定为致癌和致畸物质,也是潜在的强致突变物之一。

目前认为VOCS有嗅味,有一定刺激作用;能引起机体免疫水平失调;影响中枢神经系统功能,出现头晕、头痛、嗜睡、无力、胸闷、食欲缺乏、恶心等,甚至可损伤肝脏和造血系统,并可引起变态反应等。

(二)物理性污染物

1.噪声

从物理学观点来看,噪声是指声强和频率的变化都没有规律、杂乱无章的声音;从生理学观点出发,噪声是指人们主观上不需要的声音。随着城市现代化的发展以及人们生活水平的提高,我国城市交通、建筑、家庭等设施的增多,环境噪声也已经成为污染人类社会环境的公害之一,成为与空气、水并列的三大污染物之一,三分之二的城市人口生活在噪声污染的环境中。

(1)来源:室内噪声的来源主要有室外噪声的侵入、家用电器、室内装修作业、宠物的叫声等生活活动。室外噪声主要来源于交通运输、工业生产、建筑施工、取暖锅炉风机、高音喇叭等。

(2)危害:室内噪声的危害主要有两个方面,一种是特异性对听觉系统的损伤;一种是非特异性对神经、内分泌、心血管等系统的影响。①特异性危害:是指对听觉系统的损伤作用。按其影响程度可分为听觉适应、听觉疲劳和听力损伤三个等级。②非特异性危害:噪声作用于机体各个方面,引起听觉以外的反应称为听觉外效应。噪声对机体各系统的影响,首先表现为中枢神经和心血管的损害。噪声长期作用于人的中枢神经系统,可使大脑皮质的兴奋和抑制失调,条件反射异常,出现头晕、头痛、耳鸣、多梦、失眠、记忆力减退、注意力不集中等症状,严重者可产生精神错乱。噪声是心血管疾病的危险因子,噪声导致交感神经紧张度增加,表现为心率加快,血压波动,心电图 ST、T 移位,呈缺血型改变。噪声使人的唾液、胃液分泌减少,胃酸降低,胃蠕动减弱,食欲缺乏,引起胃溃疡。噪声对女性生理功能的损伤尤为明显,会导致女性性功能紊乱、月经失调、流产率增加等。噪声对男性生殖健康的影响也已引起医学界的关注。

2.非电离辐射

非电离辐射是波长大于 100nm 的电磁波,由于其能量低于 12eV(电子伏),不能引起水和组织电离,故称非电离辐射。非电离辐射是伴随着科技发达和人民生活水平不断提高而产生的新型污染,已成为继空气、水源、噪声等污染之后新的污染。

(1)来源:室内非电离辐射主要有两个来源,一是室外环境的非电离辐射源。这类辐射主要来自调频和电视广播(54~806MHz),但不包括短波广播(0.535~1.605MHz)其辐射强度在不同地点、不同高度建筑物的室内有很大差别,楼层越高的室内强度越大($100\mu W/cm^2$),底层的室内则低($7\mu W/cm^2$),近窗口地点的强度($30\mu W/cm^2$)大于远离窗口的地点的湿度($1.5\mu W/cm^2$)。二是室内环境的非电离辐射源。这类辐射主要来自各种家用电器,如家用微波炉、电视机、电冰箱、空调器、移动电话等。家用微波炉在正常无漏能情况下,离炉门5cm 处的强度小于 $1000\mu W/cm^2$,距离 183cm 处为 $4\mu W/cm^2$,距 366cm 处为 $1\mu W/cm^2$,如有漏能时,在 5cm 距离处可达 $5000\mu W/cm^2$。移动电话,其天线接近头部,使头部处在近场区范围,应当特别注意这类非电离辐射。

(2)危害:国际上普遍认为非电离辐射对人体的主要作用就是致热作用和非致热作用。电磁辐射对人体产生的负面影响的程度与电磁辐射强度、接触时间、设备防护措施等因素有关。一般认为,强度大于 $10mW/cm^2$ 的非电离辐射引起机体体温升高,呈现致热效应。强度在 1~

$10mW/cm^2$作用下,对机体作用主要表现的是非致热效应。长期接受较强的非电离辐射的照射,人体的中枢神经系统、心血管系统、免疫系统、生殖系统、内分泌系统和消化系统等都会受到影响。手机是一个小型的电磁波发生器,对胎儿可能有致畸作用。

3.氡及其子体

自然界的氡有三种同位素,即铀系中的镭(^{226}Ra)衰变成氡(^{222}Rn);钍系中的镭(^{224}Ra)衰变成氡(^{220}Rn);锕系中的镭(^{223}Ra)衰变成氡(^{219}Rn)。后两种氡的半衰期不到一天,故危及人体健康的机会较少。从^{222}Rn到^{214}Po,它们的共同特点是半衰期都比较短,而且大部分发射α粒子,且能量较高,内照射的危害较大,一般情况下把^{222}Rn、^{218}Po、^{214}Bi、^{214}Po统称为氡及其短寿命衰变子体,简称氡及其子体。室外空气中氡的年平均浓度在$0.1\sim10Bq/m^3$之间,室内空气中则在$5\sim100Bq/m^3$之间。

(1)来源:居室的氡污染具有普遍性,一般说来,室内的氡若来自地基土壤,则氡的浓度随住房的层数升高而降低,在有些坑道式人防工事内氡的浓度可高达$849Bq/m^3$。如果氡来自建筑材料,则室内氡浓度与层高无相关关系,而是在靠近建筑材料处的氡浓度高,远离建筑材料处则低。影响室内氡含量的因素除了污染源的释放量外,室内密闭程度、空气交换率、大气压高低、室内外温差都是重要的影响因素。

(2)危害:氡进入呼吸道后,一部分可随呼吸活动被呼出体外,另一部分黏附在呼吸道上被人体吸收。氡及其子体被人吸收后沉积在气管、支气管部位,可以不断发射粒子杀伤杀死细胞,最终可能导致肺癌。统计资料表明,氡已经成为人们患肺癌的主要原因,美国每年因此死亡的人数达$5000\sim20000$人,我国每年也约有50000人因氡及其子体所致肺癌而死亡。研究也表明,接受氡及其子体照射的矿工中肺癌的相对危险度有随氡照射量的增加而上升的趋势。另外,氡还对人体脂肪有很高的亲和力,从而影响人的神经系统,使人精神不振。氡的子体每次衰变过程都有α、β和γ辐射,会对人体内的造血器官、神经系统、生殖系统和消化系统造成损伤,从而对人体健康造成危害。

(三)生物性污染物

室内常见的生物性污染物种类甚多,人们熟悉的许多微生物大都能通过空气或饮用水在室内传播,一些常见的病毒、细菌、真菌等可引起相应的疾病,如流行性感冒、麻疹、结核、白喉、百日咳等。

了解和研究室内空气生物污染的种类、来源、时空分布、致病性、预防和空气净化对预防潜在的生物危害是非常重要的。

1.尘螨

尘螨是螨虫的一种,属于昆虫类,是节肢动物。尘螨又分为几种,但基本形态相似,与室内环境关系最密切的是屋尘螨。其成虫为$0.2\sim0.3mm$,在潮湿、阴暗、通风条件差的环境中易滋生。生存环境温度为$20\sim30℃$(最适环境温度为$23\sim27℃$),环境湿度为$75\%\sim85\%$(最佳环境湿度为80%),在干燥、通风条件好的环境中不适宜生存。尘螨以粉末性物质为食,如动物皮屑、面粉等。

(1)来源:尘螨普遍存在于人类居住和工作的环境中,尘螨对气流极敏感,生存在空气不流通的环境中,气流稍大即不能存活。因此在室内潮湿、通风不良的环境中,如床垫、被褥、枕头、地毯、挂毯、窗帘、沙发罩等纺织物内极易滋生。近年来某些住宅由于使用空调或封闭式窗户，室内温湿度极其适宜，气流极小，以致室内尘螨滋生。一般情况下，尘螨的检出量为 20 个尘螨/每克尘土，有些地方可检出 500 个尘螨/每克尘土。

（2）危害：尘螨是一类极强的变应原，各年龄组人都可受到影响，尤其以儿童最为敏感。引起变态反应的变应原不仅存在于尘螨本身，也存在于尘螨的分泌物、排泄物中。尘螨可通过空气传播进入人体，因反复接触而致敏。①过敏性哮喘：哮喘病初发往往在幼年，出现婴儿湿疹，或兼有慢性气管炎。到 4 岁左右，其中部分儿童的症状转为哮喘，可迁延多年。此类哮喘为突发性，突然发作也可突然平息，并可反复发作。初期为干咳、连续打喷嚏，随后吐出大量白色泡沫痰，接着出现哮喘，不能平卧，严重时可导致缺氧、青紫，发作严重时有窒息感，甚至可以诱发猝死。此病在春秋季节好发或症状加重。发作时间常在睡后或早上起床后。②过敏性鼻炎：主要症状是鼻塞、鼻腔奇痒、连续喷嚏不止、大量清水鼻涕。该病也和过敏性哮喘一样，具有突发性和迅速平息的特点。③过敏性皮炎：皮肤过敏也是比较常见的过敏反应，如风团湿疹、血管性水肿、红斑、搔痒等，在儿童表现为面部湿疹，成人主要是四肢屈侧、肘窝处湿疹或苔藓样变。发生以上过敏性疾病，当患者脱离存在变应原的环境，症状可逐渐缓解或症状减轻。

2.霉菌

霉菌是一种能够在温暖和潮湿环境中迅速繁殖的微生物。室内常见的霉菌有青霉菌、曲霉菌、交链孢霉菌、支孢霉菌和念珠菌等，其中交链孢霉菌和支孢霉菌已被确认是诱发哮喘的过敏原。青霉菌、曲霉菌可在室内的草垫类物品、家具以及食品等上面生长繁殖。交链孢霉菌常呈尘土状挂在室内的墙壁上，其孢子可在空气中飞散。支孢霉菌在浴室、厕所的墙、瓷砖接缝处等形成黑色斑点，增生后其孢子可飞散到室内各处，从空调和加湿器中常常可检出支孢霉菌。天气阴暗、潮湿、闷热、室内通风不良等均有助于真菌生长繁殖。现代社会随着空调和加湿器的普遍使用，增加了室内空气霉菌污染的危险。在夏秋季节，室外空气中真菌孢子的数量增多，室外空气是室内空气霉菌的主要来源，真菌孢子更容易长期漂浮在室内空气中，引起过敏性疾病。

第二节　公共场所的卫生要求

一、住宿与交际场所

按照相关条例规定了各类旅店客房的空气质量、噪声、照度和公共用品消毒等标准及其卫生要求。该标准将旅店客房卫生标准值分为三类，分别制订了微小气候、二氧化碳、一氧化碳、甲醛、可吸入颗粒物、空气细菌总数、台面照度、噪声、新风量、床位占地面积等指标的限值。对于第一类的 3~5 星级宾馆，要求客房床位占地面积≥7m²，采暖季节室温＞20℃，相对湿度在40%~65%之间，新风量≥30m³/（H@人），甲醛≤0.12mg/m³，台面照度≥100Lx，噪声≤45dB（A），二氧化碳≤0.07%，一氧化碳≤5mg/m³，可吸入颗粒物≤0.15mg/m³，空气细菌总数＜10 个/皿（沉降法）等；对第二类旅店（1~2 星级宾馆）和第三类旅店（普通旅店、招待所）的某些指标的限值要求比第一类稍为宽松。该标准对旅店消毒间和卫生间设置、公共用具的清洗消毒、床上用具的质地及定期清洗、防蚊蝇鼠等措施、自备水源水质、二次供水、蓄水池防护设施、旅客废弃物的处理、内部装饰、空调器安装与过滤材料定期清洗等,提出了具体的卫生学要求。例如,茶具、毛巾和床上卧具均不得检出大肠菌群和致病菌,脸(脚)盆、浴盆、坐垫、拖鞋不得检出致病菌,旅店必须设置消毒间,除客房设置有专门卫生间外,每层楼必须备有公共卫生间。《饭店(餐厅)卫生标准》(GB16153—1996)规定了有空调装置的饭店(餐厅)的微小气候、空气质量、通风等卫生标准,要求温度为 18～22℃,相对湿度在 40％～80％之间,风速≤0.15m/s,二氧化碳≤0.15％,一氧化碳≤10mg/m³,甲醛≤0.12mg/m³,可吸入颗粒物≤0.15mg/m³,空气细菌总数≤40 个/皿(沉降法),照度≥50Lx,新风量≥20m³/(h·人),并提出了其他卫生要求,如要求餐厅设置相应数量的男女厕所,厕所内应有单独排风系统,供水应符合《生活饮用水卫生标准》的规定,餐具应执行《食(饮)具消毒卫生标准》的规定,餐厅应有防虫、防蝇、防蟑螂和防鼠害的措施。其他交际场所(不包括车马店)的卫生要求按《文化娱乐场所卫生标准》(GB9664—1996)执行。

二、洗浴与美容场所

《公共浴池卫生标准》规定了公共浴池的室温、空气质量、水温等标准值及其卫生要求,要求更衣室的气温为 25℃,浴室温度 30～50℃,桑拿浴室温度 60～80℃,二氧化碳≤0.10％(浴室)或≤0.15％(更衣室),一氧化碳≤10mg/m³,浴池水浊度≤30 度,池浴间、盆浴间内必须设置淋浴喷头,应设有禁止患有性病和各种传染性皮肤病(如疥疮、化脓性皮肤病、广泛性皮肤霉菌病等)的顾客就浴的明显标志,浴池业卫生应将用具用品的消毒放在首位,应做好浴池、浴盆和卫生间的清理消毒,浴池须每日彻底消毒并换水,池水每日至少补充 2 次新水,每次补水量不少于池水总量的 20％,浴室内不得设置公用面巾、浴巾等。

《理发店、美容店卫生标准》规定了理发店、美容院(店)的空气卫生标准值及其卫生要求,规定二氧化碳≤0.10％,一氧化碳≤10mg/m³,甲醛浓度≤0.12mg/m³,可吸入颗粒物≤0.15mg/m³(美容院)或≤0.20mg/m³(理发店),氨≤0.5mg/m³,空气细菌总数≤4000CFU/m³(撞击法),美容工具、理发工具、胡须刷用后应消毒,不得检出大肠菌群和金黄色葡萄球菌,毛巾细菌总数不得超过 200CFU/25cm²,患头癣等皮肤传染病顾客的理发用具应单独使用并有明显标志,用后应及时消毒,美容师应经过专门训练,清面时应戴口罩,供顾客使用的化妆品应符合《化妆品卫生标准》,《理发店、美容店卫生标准》还对各级烫发店、染发店和美容院的操作区设置、机械排风装置、风速等做了具体规定。

三、文化娱乐场所

《文化娱乐场所卫生标准》规定了文化娱乐场所的微小气候、空气质量、照度、噪声、通风等卫生标准值及卫生要求,要求空气相对湿度为 40％～65％,二氧化碳≤0.15％,甲醛≤0.12mg/m³,细菌总数≤4000CFU/m³(撞击法),可吸入颗粒物≤0.20mg/m³,影剧院新风量≥20m³/(h·人),歌舞厅新风量≥30m³/(h·人),酒吧、茶座和咖啡厅新风量≥30m³/(h·人),影剧院场次的间隔时间≥30min,其中空场时间≥10min,换场期间应加强通风换气,场内严禁吸烟、使用有害观众健康的烟雾剂、杀菌波长的紫外线灯和滑石粉,在呼吸道传染病流行期间,应对室内空气和地面进行消毒,该标准还对电影院视距、观众厅长度、照度、消毒间设置等做了具体规定。

四、体育与游乐场所

《体育馆卫生标准》规定了体育馆内的微小气候、空气质量、通风等标准值及其卫生要求，如冬季采暖地区气温≥16℃，二氧化碳≤0.15％，甲醛≤0.12mg/m³，细菌总数≤4000CFU/m³（撞击法），可吸入颗粒物≤0.25mg/m³等，馆内应设置机械通风装置，使用空调时观众席的新风量≥20m³/（h·人），禁止吸烟，应设置相应数量的男女厕所并有单独的通风排气设施，共用茶具要在专用消毒间消毒。《游泳场所卫生标准》规定了室内外游泳场所的水质和游泳馆的空气质量等标准值及其卫生要求，规定人工游泳池水质pH为6.5～8.5，混浊度≤5度，尿素≤3.5mg/L，游离性余氯为0.3～0.5mg/L，细菌总数≤1000个/mL，总大肠菌群≤18个/L等，浸脚消毒池水余氯量为5～10mg/L且每4h更换，开放时间每日定时补充新水。严禁患有肝炎、心脏病、皮肤癣疹（包括脚癣）、重症沙眼、急性结膜炎、中耳炎、肠道传染病、精神病等患者及酗酒者进入人工游泳池游泳。该标准对天然游泳场的要求为：pH＝6.0～9.0，透明度不低于30cm，水面不得出现油膜，无明显漂浮物，水底不应有礁石，树枝树桩等障碍物和污染源，水流速度≤0.5m/s，严禁在血吸虫病区或潜伏有钉螺地区设计和开辟游泳场所。《游泳场所卫生标准》也制订了游泳馆内空气卫生标准限值。

五、文化交流场所

《图书馆、博物馆、美术馆、展览馆卫生标准》规定了这些场所的微小气候、空气质量、噪声、照度等标准值及其卫生要求，例如，风速≤0.5m/s，气温（有空调装置）为18～28℃，图书馆、博物馆、美术馆相对湿度（由中央空调）45％～65％，图书馆、博物馆、美术馆空气中的二氧化碳≤0.1％，展览馆二氧化碳≤0.15％、甲醛含量≤0.12mg/m³，图书馆、博物馆、美术馆噪声≤50dB（A），展览馆噪声≤60dB（A），台面照度≥100Lx等，要求馆内禁止吸烟，采用湿式清扫，厅内自然采光系数≥1/6，人工照明应达到光线均匀，阅览室内不得进行印刷和复印，保持室内空气清洁。

六、购物场所

《商场（店）、书店卫生标准》规定了这些场所的微小气候、空气质量、噪声、照度等标准值及其卫生要求，适用于城市营业面积300m²以上和县、乡、镇营业面积200m²以上的室内商场（店）、书店。该标准要求，无空调装置的采暖地区冬季气温≥16℃，空气二氧化碳≤0.15％，一氧化碳≤5mg/m³，甲醛≤0.12mg/m³，可吸入颗粒物≤0.25mg/m³，细菌总数≤7000CFU/m³（撞击法），噪声≤60dB（A），照度≥100Lx，此外，有空调设备的商场和书店新风量不低于20m³/（h·人），店内禁止吸烟，采光系数≥1/6。

七、就诊与交通场所

规定了医院候诊室的微小气候、空气质量、噪声和照度等卫生标准值及其卫生要求，适用于区、县级及以上的医院的候诊室（包括挂号、取药等候室）。该标准要求无空调采暖地区冬季室内温度≥16℃，风速≤0.5m/s，二氧化碳≤0.10％，一氧化碳≤5mg/m³，甲醛≤0.12mg/m³，可吸入颗粒物≤0.15mg/m³，细菌总数≤4000CFU/m³（撞击法），噪声≤55dB（A），照度≥50Lx，候诊室应保持安静、清洁、舒适，应采用湿式清扫，易污染部位（窗台、扶手、门把手、水栓等）应每日至少消毒1次，应设痰盂及污物桶并及时清除和消毒，综合医院应设立相对独立的传染病候诊室和急诊室，不得在候诊室内出售商品和食物，新建医院应设立分科候诊室。

　　《公共交通等候室卫生标准》规定了公共交通等候室的微小气候、空气质量、噪声、照度等卫生标准及其卫生要求,适用于特等和一等站、二等站的火车候车室、二等以上的候船室、机场候机室和长途公共汽车的候车室,要求候车和候船室细菌总数$\leqslant 7000CFU/m^3$(撞击法)、候机室细菌总数$\leqslant 4000CFU/m^3$(撞击法),候车和候船室可吸入颗粒物$\leqslant 0.25mg/m^3$,候机室可吸入颗粒物$\leqslant 0.15mg/m^3$,噪声$\leqslant 70dB(A)$,风速$\leqslant 0.5m/s$,二氧化碳$\leqslant 0.15\%$,甲醛$\leqslant 0.12mg/m^3$,一氧化碳$\leqslant 10mg/m^3$,禁止吸烟,应设置防虫、防鼠、果皮箱、卫生间等设施。

　　《公共交通工具卫生标准》规定了旅客列车车厢、轮船客舱、飞机客舱内的微小气候、空气质量、噪声、照度等标准值及其卫生要求,如风速$\leqslant 0.5m/s$,二氧化碳$\leqslant 0.15\%$,一氧化碳$\leqslant 10mg/m^3$等,可吸入颗粒物$\leqslant 0.25mg/m^3$(旅客列车车厢、轮船客舱$\leqslant 0.15mg/m^3$),火车硬卧车厢卧具应该单程更换,软席车厢卧具应该一客一换,车厢和客舱内的蚊蝇、蟑螂指数及鼠密度应达到全国爱卫会考核规定,车厢和客舱内应设有明显禁烟标志和管理制度等。

第九章 慢性非传染性疾病防治

第一节 高血压诊断和临床评估

一、目的

早期发现和诊断高血压患者并及时给予临床评估,以便确定高血压的病因、潜在危险的大小及适宜的治疗措施等提供依据。

二、内容与方法

(一)接诊和诊断

1.病史采集

包括一般情况、家族史、个人史、症状及既往史、病程、生活方式、用药史、心理因素等。

2.体格检查

(1)正确测量上臂(双臂)血压、体重指数、腰围及臀围。

(2)全面心肺检查及眼底、外周血管、腹部、神经系统等检查。

3.辅助检查

血、尿常规,生化检查(电解质、血脂、肝功能),心电图,B超等。

4.诊断

未服用抗高血压药物的情况下,经过至少3次不同日血压测量,如有2次血压达到收缩压≥140mmHg和(或)舒张压≥90mmHg,方可诊断为高血压。高血压的确诊需由心血管科专科医生进行。

(二)高血压患者的分类

1.原发性高血压

多为病因不明确,约占高血压患者的95%。

2.继发性高血压

可以找到明确的引起血压升高的病因,约占高血压患者的5%~10%。

(三)临床评估

1.明确血压水平分级。

2.其他心血管疾病危险因素

(1)年龄:≥55岁。

(2)吸烟。

(3)血脂异常:总胆固醇(TC)≥5.7mmol/L(220mg/dl)或低密度脂蛋白胆固醇(LDL-C)>3.6mmol/L,(140mg/dl),或高密度脂蛋白胆固醇(HDL-C)<1.0mmol/L(mg/dl)。

(4)腹型肥胖或肥胖:腹型肥胖:腰围(WC)男性≥85cm,女性≥80cm;肥胖:BMI≥28kg/m²。

(5)早发心血管疾病家族史,一级亲属发病年龄＜50岁。

(6)缺乏体力活动。

3.靶器官损害:

(1)左心室肥厚。

(2)动脉壁增厚:颈动脉超声IMT≥0.9mm或动脉粥样硬化性斑块。

(3)血清肌酐浓度轻度升高:男性115～133μmol/L(1.3～1.5mg/dl),女性107～124μmol/L,(1.2～1.4mg/dl)。

(4)微量清蛋白尿:尿清蛋白30～300mg/24h,清蛋白/肌酐比:男性≥22mg/g(2.5mg/mmol),女性≥31mg/g(3.5mg/mmol)。

4.并存的临床情况

(1)脑血管疾病(缺血性脑卒中、出血性脑卒中、短暂性脑缺血发作)。

(2)心脏疾病(心绞痛、心肌梗死、慢性心力衰竭)。

(3)糖尿病。

(4)肾脏疾病:糖尿病肾病,肾功能受损:血肌酐浓度男性＞133μmol/L(1.5mg/dl),女性＞124μmol/L(1.4mg/dl)。

(5)重度高血压性视网膜病变(出血或渗出、视盘水肿)。

(6)外周血管疾病。

5.确定危险分层

按照危险因素、靶器官损害及并存的临床情况将危险量化为低危、中危和高危三档。

第二节　高血压的治疗原则

一、目的

最大限度地降低心血管疾病的死亡和病残的总危险。使无特殊并发症的高血压患者将血压降至140/90mmHg以下,预防心血管事件的发生;减少靶器官的损伤,提高生活质量。

二、内容与方法

(一)高血压治疗的总体目标

(1)无特殊并发症的高血压患者通常应将血压降至140/90mmHg以下。

(2)老年(65岁以上)高血压患者血压降至150/90mmHg以下。

(3)年轻人或糖尿病、脑血管病、稳定型冠心病、慢性肾病患者,血压降至130/80mmHg以下。

(4)减少靶器官损害,提高生活质量。

(5)预防心血管事件的发生。

(二)高血压药物治疗的时机

高血压初步诊断后,应立即采取治疗性生活方式干预。3级高血压或伴发心脑血管病、糖尿病、肾脏病等高危患者,立即开始并长期药物治疗。1～2 级高血压患者伴头晕等不适症状的,考虑小剂量药物治疗;如无症状,则仔细评估有关危险因素、靶器官损害及伴发临床疾患,危险分层属高危的,立即药物治疗;属中危的,则随访 1 个月内 2 次测量血压,如平均血压≥140/90mmHg 者,则开始药物治疗;如血压＜140/90mmHg 者,继续监测血压;属低危的,则随访 3 个月内多次测量血压,如平均血压≥140/90mmHg 者,考虑开始药物治疗;如血压140＜90mmHg 者,继续监测血压。

提倡高血压患者使用上臂式电子血压计进行家庭自测血压以协助评估,自测血压平均值≥135/85mmHg 者考虑为高血压。

经随访观察后,一般高血压患者血压水平≥140/90mmHg、高危患者血压水平≥135/85mmHg,即开始药物治疗。

(三)高血压的非药物治疗

1.非药物治疗原则

(1)除高血压急症和继发性高血压外,均应在开始药物治疗前首先应用或与药物治疗同时应用非药物治疗,并应终身进行。

(2)具体化、个性化,要与患者的日常工作和生活条件相结合。

(3)针对患者存在的各种不合理生活方式进行全方位干预。

(4)定期随访患者和高危个体,对其生活方式的变化进行监测和督促,以提高干预的效果。

2.非药物治疗内容

(1)合理膳食:①限盐:食盐摄入(包括烹饪及其他食物含钠折合成食盐的总量)应逐步减至每日 6g 以下。②限酒:饮用量折合白酒＜50g/d,最好不饮酒。③多吃新鲜蔬菜、水果。④增加膳食钙的摄入。⑤减少膳食脂肪,适量增加优质蛋白质的摄入。

(2)控制体重:

体重指数(BMI)＝体重(kg)/身高(m)^2。

减重目标:BMI＜24kg/m^2。

腰围:男性＜85cm,女性＜80cm。

注意减重速度以每周 0.5～1kg 为宜。初步减重不要超过原体重的 15％。不要采用通过极度饥饿达到迅速减重的方法。

(3)进行有规律的体育锻炼:根据患者的身体状况、个人喜好和实际条件,选择合适的运动项目;锻炼强度因人而异,以运动后不出现过度疲劳或明显不适为限。鼓励患者循序渐进、持之以恒。

(4)戒烟:经过解释教育,使患者产生戒烟愿望,并彻底放弃吸烟。

(5)减轻精神压力,保持平衡心理。

(四)高血压的药物治疗

1.药物治疗原则

(1)强调治疗要达到目标血压。轻型高血压的药物治疗是必要和有益的。

(2)小剂量开始,逐步增加以获得最低有效剂量。

(3)合理联合用药,在单药治疗效果差时,采用两种或两种以上药物。

（4）24 小时平衡降压,尽可能使用一天一次的具有 24 小时降压疗效的长效药物。其标志之一是降压谷峰比值＞50％。

（5）除特殊情况,一般避免频繁换药。

（6）个体化治疗,兼顾并存的相关疾病及其他危险因素。

（7）长期用药。

2.常用降压药的种类

当前常用降压药主要有六大类:利尿剂、β 受体阻滞剂、钙拮抗剂、血管紧张素转换酶抑制剂（ACEI）、血管紧张素 Ⅱ 受体拮抗剂（ARB）和 α 受体阻滞剂。

3.制订治疗方案

确诊高血压患者的治疗方案必须由专科医生制订和调整。患者病情出现变化时,应及时转诊,以免耽误病情。

第三节　高血压预防与控制

一、高危人群健康指导和干预

(一)目的

通过对高危人群强化健康生活方式的干预和行为指导,养成健康行为习惯,阻止和延缓高血压及相关疾病的发生。

(二)内容与方法

1.高危人群的识别具有以下 1 项及以上的危险因素,即可视为高危人群。

（1）收缩压介于 130～139mmHg 之间和（或）舒张压介于 85～89mmHg 之间。

（2）高血压家族史。

（3）BMI≥24kg/m^2。

（4）经常超量饮酒。

（5）长期高盐膳食。

2.高危人群发现方式可通过机会性筛查、健康体检、建立健康档案及社区人群主动检测等多种方法发现。

3.指导与干预措施:

（1）随访管理计划:每年随访 1 次,监测高危因素:血压、体重以及高危行为改变情况。

血脂异常人群每半年监测 1 次血脂,其余有条件者每年监测 1 次血脂。

（2）个体指导和干预:利用门诊就诊和家庭访视等途径,对高危人群进行个体化的指导和干预,改变不良生活行为方式,降低危险因素。

（3）开展健康教育。

（4）通过相关危险因素评估等活动,提高高危人群识别自身危险因素的能力。

二、健康教育

(一)目的

通过高血压相关知识宣教促使人们自觉地采纳有益于预防和控制高血压的行为和生活方式,消除或减轻高血压的危险因素。提高患者对医生的信任感和依从性,从而收到良好的治疗效果。

(二)内容与方法

1.健康教育的内容

(1)针对一般人群:高血压的基本知识;危险因素、危害;健康的生活方式;定期监测血压。

(2)针对高危人群:高血压的基本知识;危险因素、危害;健康的生活方式,针对性的行为纠正和生活方式指导;定期监测血压。

(3)高血压患者:高血压的基本知识;疾病的危害;健康的生活方式,针对性的行为纠正和生活方式指导;定期监测血压;高血压危险分层的概念和意义;非药物治疗与长期随访的重要性和坚持终身治疗的必要性;正确认识降压药物的疗效和副作用;急性并发症的预防和基本抢救;慢性并发症的预防和日常护理等。

2.健康教育形式

(1)全人群的健康教育:采用发放宣传资料、形象直观教育、入户辅导、专题宣传日、社区咨询义诊等多种形式活动。

(2)患者及高危人群的健康教育。①面对面交流、示范、指导。②讲座与培训:采用宣传资料、电化教育等多种形式进行。③行为和技能训练:如血压计的使用、饮食搭配和运动方式的选择等。

(3)学校的健康教育:通过健康教育课、讲座与讨论、技能培训等多种方式,引导并提高学生自觉选择健康行为的能力。

第四节　高血压的药物治疗

一、常见降压药物的分类

(一)临床应用指征

噻嗪类利尿剂价格便宜、疗效肯定,是很有价值的降压药物。特别适用于轻中度高血压、老年单纯性收缩期高血压、肥胖及高血压合并心力衰竭的患者。其他单药治疗无效时,家用利尿剂疗效显著。与利尿剂联用有效的药物有:β受体阻滞剂、ACEI和ARB。

(二)不良反应

小剂量使用通常安全有效,长期大剂量使用可导致低钾血症、胰岛素抵抗及脂质代谢紊乱。

(三)注意事项

(1)伴有高尿酸血症、痛风、肾功能不全、血肌酐>3mg/dl者慎用。

（2）袢利尿剂（如呋塞米）多用于高血压急症及肾性高血压，一般不用于长期高血压治疗。

（3）剂量宜小不宜大，鼓励多吃富含钾的食物及水果，如芹菜、香蕉、橘汁等。

二、β 受体阻滞剂

（一）临床应用指征

β 受体阻滞剂主要用于轻中度高血压，尤其是静息心率较快（>80 次/分）的中青年患者或合并心绞痛者。β 受体阻滞剂与利尿剂或二氢吡啶类钙拮抗剂联用，可以增加降压效果及减少不良反应。

（二）不良反应

（1）常见不良反应：疲劳、肢体寒冷。常见于非选择性 β 受体阻滞剂。

（2）可引起糖代谢、脂质代谢紊乱。

（3）少见的不良反应：对哮喘患者可能诱发支气管痉挛，也可有胃肠不适、眼睛闪烁及视觉盲点等。相对罕见的不良反应包括心力衰竭加重、肌肉痉挛及血浆肌酸激酶水平增高、皮疹、阳痿及性功能减退等。

（三）注意事项

（1）用药前心率低于 55 次/分或 Ⅱ 度以上房室传导阻滞时，不用 β 受体阻滞剂。

（2）停用 β 受体阻滞剂可发生反跳现象，故在缺血性心脏病及高血压治疗中应逐渐停用。

（3）应用 β 受体阻滞剂后心率下降为药物的治疗作用，但若心率低于 50 次/分，应减量或停药。

（4）哮喘、慢性阻塞性肺病和周围血管疾病的患者禁用 β 受体阻滞剂，心功能不全、糖尿病、严重的血脂紊乱患者慎用。

三、血管紧张素转换酶抑制剂（ACEI）

（一）临床应用的指征

（1）ACEI 是安全和有效的降压药物，可用于治疗各级高血压，尤其适用于：YI5 高血压伴有左心室肥厚。②左心室功能不全或心力衰竭。③心肌梗死后心室重构。④糖尿病伴微量。⑤高血压伴有周围血管病、雷诺现象或抑郁。

（2）ACEI 应用的临床优点：①有效改善心力衰竭患者的预后。②延缓糖尿病（尤其伴有蛋白尿）肾病、高血压肾病的进展。③逆转左心室肥厚。④降低血压的同时不影响心率、糖代谢和脂代谢。

（二）不良反应

最常见干咳。其他不良反应包括首剂低血压反应和高钾血症。

（三）注意事项

（1）妊娠高血压禁用，因可致胎儿畸形。

（2）肾血管性高血压尤其是双侧肾血管病变或孤立肾动脉狭窄者禁用。

（3）重度血容量减少，重度主动脉瓣、二尖瓣狭窄，缩窄性心包炎，重度充血性心力衰竭，肾功能不全（肌酐>3mg/dl）时慎用或禁用。

（4）一般不与保钾利尿药合用以免发生高钾血症，与噻嗪类利尿剂合用无须常规补钾。

四、钙拮抗剂(CCB)

(一)临床应用指征

钙拮抗剂适用于各种类型的高血压患者,尤其适用于高血压合并冠心病、心绞痛、肺心病、周围血管疾病、老年高血压、糖耐量异常、肾脏损害的患者。对糖代谢和脂质代谢无不良影响。

(二)不良反应

二氢吡啶类钙拮抗剂(如硝苯地平等)不良反应主要有反射性心动过速、头痛、面红、外踝水肿、便秘等,但长效及控制剂的不良反应轻微。非二氢吡啶类钙拮抗剂(如硫氮卓酮等)不良反应主要有降低心率、抑制心肌收缩力等。

(三)注意事项

(1)不稳定性心绞痛、急性心肌梗死或心功能不全时不用短效二氢吡啶类钙拮抗剂。

(2)非二氢吡啶类钙拮抗剂不宜与β受体阻滞剂合用。

五、血管紧张素Ⅱ受体拮抗剂(ARB)

ARB是最新使用的一类降压药物,其适应证与禁忌证同ACEI。不良反应率低,适用于对ACEI不能耐受的患者。注意事项见ACEI。

六、α受体阻滞剂

(一)临床应用指征

α受体阻滞剂主要用于轻中度高血压。α受体阻滞剂有改善脂质代谢异常和糖耐量异常的作用,并减轻前列腺增生患者的尿路梗阻症状。

(二)不良反应

主要的不良反应为直位性低血压,尤多见于老年单纯收缩性高血压、脑血管病患者,故应用过程中应监测体位血压。

(三)注意事项

(1)为防止直位性低血压,首剂应减半,并在入睡前服用。

(2)随疗程延长会产生耐药性,应根据血压变化调整剂量。

七、复方制剂

(一)优点

药物的正确配伍可达到协同或叠加作用,增大疗效,减少每种成分药的剂量,减少不良反应。缺点:不适合个体化治疗,部分复方制剂配伍欠合理,药量和药效关系不宜评估。

(二)注意事项

(1)含有噻嗪类利尿剂的复方制剂,对高血脂、高血糖、高尿酸血症及低血钾患者要慎用。

(2)注意复方制剂中每个成分药物的药理及毒理作用,避免患者对某一成分的过敏或毒副反应。

(3)有夜间睡眠呼吸暂停综合征者慎用。

第五节　糖尿病诊断

一、目的

早期发现和诊断糖尿病患者,及时开展管理、健康教育、行为干预和药物治疗,最大限度减少或延缓各类并发症的发生和发展。

二、内容与方法

(一)接诊和诊断

1.病史采集

包括一般情况、家族史、个人史、症状初现时间、程度、诊治经过,及既往史、生活方式等。

2.体格检查

(1)测量身高、体重,计算体重指数;

(2)常规的全身各系统和器官检查,注重足部检查。

3.辅助检查

(1)常规生化项目;

(2)血糖:空腹血糖、餐后 2 小时血糖、动态血糖监测等;

(3)75 克葡萄糖耐量试验(OGTT);

(4)心电图、B 超等,根据情况进行针对性检查。

4.诊断

糖尿病的确诊需由内分泌科专科医生进行,根据静脉血浆葡萄糖水平诊断。

(二)糖尿病的分型

目前将糖尿病分为 1 型糖尿病、2 型糖尿病、其他特殊类型糖尿病和妊娠糖尿病 4 大类型。

(三)鉴别诊断

1.糖尿病各类型的鉴别。

2.与肝、肾疾病及急性应激、药物影响和甲状腺亢进等内分泌疾病所致使血糖升高,肾性糖尿、尿崩症等相鉴别。

第六节　糖尿病治疗

一、糖尿病的治疗原则

(一)目的

贯彻糖尿病现代综合治疗原则,落实糖尿病的教育、血糖监测、饮食、运动和药物治疗 5 个方面措施。最大限度地防止急性并发症的发生和减低慢性病的风险,降低糖尿病并发症带来的高致残率、病死率,提高患者生活质量。

(二)内容与方法

1.非药物治疗

(1)原则:①非药物治疗是糖尿病治疗的基础,应终身进行,并且应首先或者在药物治疗的同时开始进行。②非药物治疗要与患者的日常生活相结合,要个体化、具体化。③针对存在的不良生活方式进行多方面干预,循序渐进,持之以恒。④定期进行患者随访,及时对其生活方式的变化进行监测和督促。

(2)内容:

1)健康教育:健康教育的内容:糖尿病的性质、糖尿病的症状、并发症的危险性、个体化的治疗目标、合适的生活方式和饮食方案、治疗中有规律锻炼的重要性、饮食、运动、口服降糖药和胰岛素之间的相互关系、血糖自我监测,血糖结果的意义以及需要采取的措施、如何应付患病、低血糖及外科手术等应急状态、患糖尿病的妇女在妊娠期需要特别注意的事项等。

2)血糖自我监测:指尖毛细血管血糖检测是最理想的方法,但条件所限不能做血糖检测时,可用尿糖检查替代。

①血糖自我监测频率:A.血糖控制达标或稳定的患者,每周监测1天或2天。B.血糖控制差或不稳定的患者应每日监测4～7次,直到病情稳定,血糖得到控制。C.使用胰岛素治疗的患者,在初始阶段每日至少测血糖5次,达标后每日监测2～4次。D.使用口服药和生活方式干预的患者,达标后每周监测2～4次。E.生病或血糖>20mmol/L(360mg/dl)时,应测定尿酮体。

②血糖监测时间(空腹、餐前、餐后两小时、睡前等):A.餐前血糖监测,适用于血糖水平很高或有低血糖风险者。B.餐后2小时血糖监测,适用于空腹血糖已控制但未达标者。C.睡前血糖监测,适用于注射胰岛素,特别是注射中长效胰岛素的患者。D.夜间血糖监测,适用于胰岛素治疗已接近目标而空腹血糖仍高者。E.出现低血糖症状者,及时监测血糖。F.剧烈运动前后宜监测血糖。

③尿糖监测中的几个问题:A.对低血糖无预警作用。B.肾糖阈升高(老年人)或降低(妊娠)时,尿糖监测无意义。C.生病期间一定要检查尿酮体。

3)合理饮食:①合理均衡各种营养物质,控制总热量的摄入。总热量分配:糖类55%～65%;脂肪和油25%～30%;蛋白质15%。②食盐摄入总量(包括烹饪及其他食物含钠折合量)限制在每天6g以内。③限酒:饮用量不超过1～2份标准量/日(标准量=10g酒精)。最好不饮酒。

4)戒烟。

5)适量运动:运动应在医生指导下进行。因人而异,最适活动强度以主观感觉微微出汗,全身轻松,食欲不减为佳。

6)控制体重:体重最好能够控制在正常范围内(18.5≤BMI<24.0)。超重或肥胖的糖尿病患者,每年以减轻体重5%～10%为佳。

2.药物治疗

(1)原则:①个体化的治疗方案。②综合性治疗措施,在控制血糖的同时,对伴发高血压、血脂异常和(或)其他并发症的情况,要同时进行治疗。③在防止发生低血糖的前提下,力争血糖控制达标。60岁以上的老年患者,血糖控制可适当放宽。④联合用药的原则。

　　3.治疗方案

　　糖尿病患者的治疗方案必须由专科医生制订和调整,不具备专科诊疗水平的社区健康服务医生不得自行制订或调整患者的治疗方案。

第十章 公共卫生应急管理体系

突发公共事件是一项重大的社会问题,直接关系到公众健康、经济发展和社会稳定,并日益成为社会普遍关注的热点问题。突发事件的应对能力是衡量政府执政能力与服务管理水平和社会进步程度的重要标志,也是提升政府公信力的必然要求。

突发事件应急管理主体对突发事件进行事前、事发、事中、事后的全过程介入和应对行动,需要一系列系统的制度体系去保证支持,这种制度体系主要包括了应急管理相关法律、体制、机制、规章、能力与技术、环境与文化等。这样的一个应急管理系统的活动和演变决定了一个国家或一个地区应对突发事件的能力和效率。

第一节 概述

应急管理体系是指应对突发公共事件时的组织、制度、行为、资源等相关应急要素及要素间关系的总和。

我国应急管理系统是以"一案三制"(预案、体制、机制、法制)为基础架构的四个维度的综合应急管理体系,是由政府和其他各类社会组织构成的一个应对突发事件的整合网络,它包括法律法规、体制机构(包括公共和私人的部门)、机制与规则、能力与技术、环境与文化等,是一个结构与功能高位整合的系统。

一、"一案三制"

(一)体制是基础

应急管理体制主要是指应急管理机构的组织形式,即综合性应急管理组织、各专项应急管理组织,以及各地区、各部门的应急组织各自的法律地位,相互间的权力分配关系及其组织形式等,是一个由横向机构和纵向机构、政府机构与社会组织相结合的复杂关系,主要包括应急管理的领导指挥机构、专项应急指挥机构、日常办事机构、工作机构、地方机构及专家组织等不同层次。应急管理体制的形成,不仅需要成立一个实体机构,更要有对实体机构的责任界定和不同实体机构之间的关系规定。

我国实行"统一领导、综合协调、分类管理、分级负责、属地管理为主"的应急管理体制。应急管理体制是"硬件",决定了应急管理体系的静态结构,规定了应急管理体系的潜在功能。

(二)机制是关键

应急管理机制是以相关法律、规则和部门规章制度等为基础的应急管理制度和方法的具体运行流程,体现了政府应急管理的各项具体职能,是一个复杂的工作系统。

机制是相对固定的、被证明行之有效的工作方法,其本身含有制度的因素。我国应急管理机制以应急管理全过程为主线,正在建设和不断完善中,涵盖了事前、事发、事中和事后的各个时间段,包括预防与应急准备、监测与预警、应急处置与救援、善后恢复与重建等全过程中各种系统化、制度化、程序化的应急管理方法与措施。

目前,我国应急管理机制研究在整体上处于起步阶段。

(三)法制是保障

应急法制是指应急管理相关的法律、法规和规章。应急管理的相关法律不仅包括已经颁布实施的《突发事件应对法》,还包括诸如《防震减灾法》《防洪法》《安全生产法》《传染病防治法》《海上交通安全法》等单一法律,以及对社会、企业、个人可能造成人为原因的突发事件具有约束力的各种法律。

(四)预案是前提

以应急预案为抓手,可以化应急管理为常规管理。

我国应急预案体系的建构是由政府主导的自上而下的政策动员过程,以制定和完善应急预案为切入点,全面推进应急体系建设。预案体系构建的具体表现:①政策对象扩展:企业系统→政府体系→社会系统;②政策效力提升:从行业法规→公共政策→法律规范;③政策过程延伸:既涉及政策制定,也涉及政策执行和政策评估的完整过程。中国的应急预案体系已经形成,标志着应急预案从主要适用于企业的技术手段上升为普遍适用的公共政策。

二、应急管理体制、机制、法制的关系

应急预案、应急管理体制、应急管理机制和应急管理法制具有各自不同的内涵特征和功能定位,四个核心要素相互作用、互为补充,是应急管理体系不可分割的重要组成部分。

总体来看:体制是以权力为核心,以组织结构为主要内容,解决的是应急管理的组织结构、权限划分和隶属关系问题,属于宏观层次的战略决策,相当于硬件。机制是以运作为核心,以工作流程为主要内容,解决的是应急管理的动力和活力问题,属于中观层次的战术决策,相当于软件。法制是以程序为核心,以法律保障和制度规范为主要内容,解决的是应急管理的依据和规范问题,属于规范层次。预案是以操作为主体,以演练为主要内容,解决的是如何化应急管理为常规管理的问题,主要是通过模拟演练来提高应急管理实战水平,是应急处置的根本依据,属于微观层次的实际执行。

体制、机制、法制有着相辅相成的关系。一方面,体制是机制的"载体",体制内含机制。应急管理机制贯穿于体制中,体现了体制的内在功能。组织体系在遇到突发事件后的有效运转,使应急管理中的各个利益相关体有机地结合起来并且协调地发挥作用。另一方面,应急管理机制为积极发挥体制的作用服务。机制能让体制按照既定的工作流程正常运转起来,从而发挥积极功效。推动应急管理机制建设,既可以促进应急管理体制的健全和有效运转,也有利于弥补体制存在的不足(体制建设具有滞后性),促进体制的发展与完善。同时,机制建设能够帮助完善相关工作制度,并通过体制和法制的建设与发展来保障机制实施。

在现阶段,我国应急管理体系建设应当遵循体制优先的基本思路,在理顺应急管理体制的基础上,完善相关工作流程和制度规范。

三、公共卫生应急管理体系

公共卫生应急管理体系是整个应急管理体系的重要组成部分,主要应急管理主体是各级卫生政府部门及各级卫生专业机构,其根本任务是在各级人民政府统一领导和指挥下,管理和应对各种突发公共卫生事件和突发事件公共卫生问题,建立健全突发公共卫生事件应急管理

的各项机理性制度,落实各项防范措施。

以下将重点围绕突发事件公共卫生应急预案,以公共卫生应急体制、公共卫生应急法制、公共卫生应急机制为主体架构,具体阐述公共卫生应急管理体系。

第二节　突发事件公共卫生应急预案

突发事件公共卫生应急预案是针对潜在的或可能发生的突发公共卫生事件及可能造成公共卫生威胁的其他类型突发事件,为保证迅速、有序、有效地开展卫生应急与救援行动,降低事件造成的损失而预先制定的应急处置原则性应急计划或方案。

应急预案是应急准备的基础性平台,是应急响应的直接依据。通过预案来组织推进和实施应急准备,应急预案的质量决定着应急响应的质量。

一、应急预案分类

不同类型的预案其侧重点和表现形式不尽相同。

(一)按照突发事件类型

按照突发事件类型,预案可分为自然灾害类应急预案、事故灾害类应急预案、公共卫生事件类应急预案和社会安全事件类应急预案。其中自然灾害类应急预案又可以分为抗震减灾应急预案、抗洪防涝应急预案、恶劣天气应急预案等。公共卫生事件类预案主要包括:传染病疫情、群体性不明原因疾病、食品安全和职业危害、动物疫情以及其他严重影响公众健康和生命安全事件的预案。

(二)按照预案制定主体

按照预案制定主体,预案可划分为政府预案、企业预案、事业单位预案等。

1.政府预案

政府制定的预案更宏观一些,一般具有综合性质。政府预案分国家、省、市、县四级。

国家和省级应急预案是一种宏观管理、以场外应急指挥为主的综合性预案,包括出现涉及全国或省区,或性质特别严重的重大事故、灾难的危急处置情况。必要时,可以分灾种制定工作预案作为总预案的附件。

市、县级应急预案应既有场外应急指挥,也有场内应急救援指挥,还包括应急响应程序和标准化操作程序。所有应急救援活动的责任、功能、目标都应清晰、准确,每一个重要程序或活动必须通过现场实际演练与评审。

2.企事业应急预案

企事业单位根据相关法律、法规和政府预案,结合单位实际情况,制订企事业单位的应急预案。

企事业单位应急预案明确了企事业单位是其内部发生突发事件的责任主体,应急预案大多是一种现场预案,以场内应急指挥为主,它强调预案的可操作性。企事业应急预案是对政府预案技术层面的补充。

(三)按照功能与目标划分

1.综合应急预案

综合应急预案是总体、全面的预案,是预案体系的顶层,在一定的应急方针、政策指导下,从整体上分析一个行政辖区的危险源、应急资源、应急能力,并明确应急组织体系及相应职责、应急行动的总体思路等,以场外指挥与集中指挥为主,侧重于应急救援活动的组织协调。一般由各级人民政府制定。

2.专项应急预案

专项应急预案通常是针对某一种类型突发事件而制定的应急预案。在综合预案的基础上充分考虑了某种特定危险的特点,对应急形式、组织机构、应急活动等进行更为具体的阐述。一般由各级人民政府的综合部门牵头制定,政府办公厅(室)印发,涉及多个相关部门的工作职责专项预案兼顾综合性与专业性特征,具有较强的针对性,偏重于具体操作技术层面。其主要目的是规范某一类型或某几种类型突发事件的应急管理和应急相应程序,及时有效地实施应急救援工作,最大限度地减少灾害损失。一个政府专项预案可以附多个技术层面的方案。

3.现场应急预案

现场应急预案是在专项预案基础上,根据具体情况需要编制,以现场设施或活动为具体目标而制定和实施的应急预案。

(四)按照预案的性质划分

按照预案的性质,预案可分为战略级预案、操作级预案、战术级预案和现场行动方案。

1.战略级预案

战略级预案也称战略规划。战略级预案位于应急预案体系最顶层,主要功能是政策引导、总体布局,提出国家突发事件应急管理的愿景目标,适用时间跨度一般要数年、数十年。

2.操作级预案

操作级预案主要是基于各类灾害的特定情景,描述政府和各个部门在应急管理工作中的任务、职责和统一协调的机制与程序。适用时间跨度以月计。操作级预案要根据演练与实践的评估结果不断完善改进。

操作级预案依据其功能常划分为概念预案和行动预案两种类型。概念预案主要用于政府应急管理部门和应急指挥机构,主要功能是综合协调辖区内各类行动与资源。而行动预案主要用于政府相关部门和参与应急活动的各个功能单位,主要是以任务清单的形式,确定各个单位的任务与职责,其内容应更加详细、具体。

3.战术级预案

战术级预案在行动预案的基础上产生,并视现场的随机情景而改进完善。主要使用对象是参加现场应急响应行动的功能单元,例如负责或参与工程抢险、医疗救护和后勤支持等各个单位。战术级预案结构与内容应具有良好的弹性、灵活性与可操作性,主要制定与使用者是政府各个部门及其下属单位。适用时间跨度以天计。

4.现场行动方案

现场行动方案也可称为现场运行计划。主要针对突发事件中的随机情景,只适用于一个完整行动或一个单项任务,时间限度一般以小时计。

现场行动方案由具体承担应急响应职责的单位(如医学救护队、消防灭火队等)在现场制定,但其模板应事先构建。现场行动方案与其说是行动方案,不如说是现场行动方案的路径、方法和程序。这类预案对应急行动的时间、地点、人员和活动都要清晰、明确和具体。

这四种应急预案构成了各类功能预案的基本原型。国家、省级侧重在战略级和操作级,市县地方政府侧重在操作级,而社区和企事业单位应急预案则主要应是操作级和战术级。

二、公共卫生应急预案体系框架

应急预案体系是一个复杂系统,其核心是总体框架的概念设计,即我们常讲的所谓"顶层设计"。

(一)国家总体应急预案

《国家突发公共事件总体应急预案》(下称《总体预案》)是全国应急预案体系的总纲,是由国务院制订的、应对特别重大突发公共事件的综合性预案。

《总体预案》确定了"以人为本,减少危害;居安思危,预防为主;统一领导,分级负责;依法规范,加强管理;快速反应,协同应对;依靠科技,提高素质"的突发公共事件的六大工作原则。从总体上阐述预案的应急方针、政策,应急组织结构及相应的职责,应急行动的总体思路等,明确了各类突发公共事件分级、分类及预案框架体系,是指导预防和处置各类突发公共事件的规范性文件。适用于跨省级行政区域,或超出事发地省级人民政府处置能力的,或需要由国务院负责处置的特别重大突发公共事件的应对工作。

(二)国家突发事件公共卫生应急专项预案

专项应急预案主要是国务院及其有关部门为应对某一类型或某几种类型突发公共事件而制定的应急预案。国家突发事件公共卫生应急专项预案是制定各单项公共卫生应急预案和部门预案的重要依据。

国家突发事件公共卫生应急专项预案是全国突发公共卫生事件应急预案体系的总纲,共两项,分别是《国家突发公共卫生事件应急预案》和《国家突发公共事件医疗卫生救援应急预案》。

《国家突发公共卫生事件应急预案》是指导预防和处置各类突发公共卫生事件的规范性文件。《国家突发公共事件医疗卫生救援应急预案》是指导预防和处置各类突发公共事件医疗卫生救援工作的规范性文件。

(三)国家突发事件公共卫生应急部门预案

部门应急预案是国务院有关部门根据总体应急预案、专项应急预案和部门职责为应对突发公共事件制定的预案。

国家突发事件公共卫生应急部门预案是国务院有关职能部门根据《总体预案》《国家突发公共卫生事件应急预案》《国家突发公共事件医疗卫生救援应急预案》及部门职责,为有效应对突发公共卫生事件或突发事件公共卫生问题而制订实施的应急预案,侧重于突发事件发生后,本部门的权责、应对措施、资源保障、部门联动等具体办法。

国务院卫生行政主管部门在制定了一系列突发公共卫生事件单项应急预案后,为进一步指导和规范突发公共卫生事件应急处置,为一些单项预案配套制定了相应的技术指导方案,如《人感染高致病性禽流感应急预案》配套的《人间禽流感病毒感染状况调查方案》《禽流感实验室检测技术方案》《与禽流感病禽密切接触人员防护指导原则》等技术方案。

(四)地方突发事件公共卫生应急预案

地方应急预案是指省级以下人民政府,根据国家预案,结合当地实际情况制定的、适用本级的突发公共事件总体应急预案、专项应急预案和部门应急预案。

根据省级人民政府制定的突发公共事件总体应急预案和国家专项及部门公共卫生应急预案,制定省级的公共卫生专项预案和部门公共卫生应急预案。

各市(地)、县(市)人民政府及其基层政权组织,按照分类管理、分级负责的原则,制定本级的突发公共卫生事件应急预案、部门公共卫生应急预案。

(五)企事业单位公共卫生应急预案

企事业单位根据本级人民政府总体应急预案、专项和部门公共卫生应急预案,结合单位实际情况制订卫生应急预案。

(六)大型活动与特殊场所的公共卫生应急预案

针对大型公众聚集活动(如经济、文化、体育、民俗、娱乐等重大活动)或高风险的建设施工或维修活动(如人口高密度区建筑物的定向爆破等活动),由主办单位制订的临时性公共卫生应急行动方案。预案内容主要是针对活动中可能出现的紧急情况,预先对相应应急机构的职责、任务和预防措施做出的安排。

国家重要基础设施,如大型水坝、核电设施等,由各级政府、企事业单位依据各自职责,分别制定单项应急预案,包括公共卫生应急预案。

三、预案编制和修订

预案编制和修订要遵循战略性、前瞻性、继承性和致用性的应急预案体系框架的总体设计思路。预案类型要涵盖所有类型的突发公共卫生事件或突发事件公共卫生问题。预案要切合实际,具有针对性和可操作性,要根据事件的发生、发展、演变规律,针对风险隐患的特点和部门应对的薄弱环节,科学制定。

(一)核心目标与工作原则

1.核心目标

现代应急管理强调突发事件发生之前就做好各项应急准备工作,应急处置则是应急准备的发展与延续。应急预案作为应急准备系统运行的基础平台,用于指导突发公共事件的应对工作,因此,提高突发事件的应急准备能力是应急预案的核心目标。

应急预案结构与内容要紧紧围绕应急准备这一核心目标。应急准备主要包括应急预案、组织与人力资源、物质资源配备、持续培训、应急演练和评审改进等工作内容,除应急预案以外的其他几项应急准备工作,需通过应急预案来组织推进和实施,也正是通过这些应急准备活动的运行,为应急预案的持续更新与完善提供依据。

2.工作原则

遵循预防为主、常备不懈的方针,按照统一领导、分级管理,条块结合、以块为主,职责明确、规范有序,结构完整、功能全面,反应灵敏、运转高效的总体思路,制定和完善突发公共事件应急预案。

(1)统一领导、分级管理:在国务院统一领导下,组织有关部门、单位制定和修订本部门的突发公共事件应急预案。要按照分级管理、分级响应和条块结合、以块为主的原则,落实各级应急响应的岗位责任制,明确责任人及其指挥权限。

(2)以人为本、依法规范:把保障人民群众的生命安全和身体健康作为应急工作的出发点和落脚点,最大限度地减少突发公共事件造成的人员伤亡和危害。应急预案制定工作要与加强法制建设相结合,使突发公共事件的应急处置逐步走向规范化、制度化和法制化轨道。

(3)依靠科学、协调配合:制定、修订应急预案要遵循决策民主、科学的原则,充分吸纳、集合社会各界及相关领域专家的知识和经验,采用先进的预测、预警、预防和应急处置技术,优化应急预案编制流程,注重整体与个性相结合以及预案各部分之间的有机衔接,提高预案预防和应对突发公共事件的科技水平。预案编制过程需要搭建组织内外的协调沟通平台,将组织机构、公众、非政府部门、专家团队及其他社会团体等都纳入预案编制的参与主体中,充分发挥社会各方面力量。

(4)反应灵敏,运转高效:制定、修订应急预案既要坚持科学规范为基础,又要充分考虑到不同突发公共卫生事件自身的特点,注重结合本部门实际,体现出本级别、本地区的特殊性,确保突发公共卫生应急事件处置工作反应灵敏、快速有效。坚决避免预案"上下一般粗,左右一般平",照抄照搬立法条款或上级预案,内容形式固定(格式化倾向),缺乏必要的弹性和灵活性,针对性、可操作性不强,未真正实现应急预案的功能等问题。

(5)平战结合,整合资源:提高突发事件的应急准备能力是预案的核心目标,而事件的应急处置是其关键环节。应急预案结构与内容要紧紧围绕应急准备这一核心目标,做好应对突发公共卫生事件的思想准备、预案准备、机制准备和工作准备,正确处理好"平时"和"战时"的工作关系。制定、修订应急预案要充分利用现有资源,通过预案有效进行资源整合,降低行政成本。

(6)借鉴经验、立足实际:制定、修订应急预案,既要认真借鉴国外处置突发公共事件的有益经验,又要深入研究我国实际情况,充分发挥我国的政治优势、组织优势,在各级政府的领导下,发挥基层组织的作用,逐步提高预案制定能力和水平,不断充实、完善预案体系。

(二)预案编制技术路线和流程

预案制订是一项涉及诸多方面的系统工程,是一种理性制度设计。预案制订过程,就是对潜在的或可能发生的情形进行科学分析、预测,发现问题、研究问题,进而给出解决方案的过程。从某种意义上讲,应急预案的制定过程可能比形式文本更重要。

1.预案本体模型构建思路

(1)事态集:制订预案时设想某个(些)事件或问题可能出现的各种各样的事态,这些事态就构成了一个集合。任何一项预案中都存在一个对应的事态集。

通过逻辑分析方法,将某一被考察的事态集分解为各个不同的事态因素,分别对不同因素进行研究,从中找出起主导作用或具有本质意义的因素。如将被考察事态集 $\{S\}$ 分解为不同事态因素 $\{S_1, S_2, S_3, \quad, S_n\}$,将不同因素加以比较,研判其在被考察事态集中的地位及效用 (E),撇开一些无关的或次要的,把起主导作用的或本质意义的因素抽取出来。

(2)行动集:针对事态集提出的对策,包含种种可能采取的行动,就构成了一个行动(行为)集合。针对事态因素 $\{S_1, S_2, S_3, \quad, S_n\}$,提出相应行动或对策 $(a_1, a_2, a_3, \quad, a_n)$,就构成行动集 $\{A\}$。

(3)预后集:就某种可能事态(s),采取某可能行动或对策(a)。事态不止一种,可能采取的行为也不止一种,因而就导致许多不同的预后,即 SAAP,或(S−A)P。

事态集、行动集、预后集是预案制订的逻辑模式及逻辑方法,包含预案制订中的逻辑基本构成的因素集合及其相互关系。在预案制订的过程中,针对某一或某些事态,在若干可能性行动方案中选择最佳效用的若干行动组合确定总方案。

预案制订过程中的逻辑思维活动,需要精湛的专业知识和技术支持,以及各相应环节和措施流程化、合理化、有序组合,如第一步做什么、如何做,第二步做什么、如何做等等,即预案制定需"逻辑维""知识维""时间维"的有机结合。制订预案可参照霍尔三维结构系统工程方法。

2.预案编制工作步骤

(1)组建预案编制队伍:由于突发公共卫生事件应急处置涉及诸多不同部门、不同专业领域,因此预案编制队伍成员应涵盖医疗、公共卫生、检验、管理人员及相关领域专家,预案编制成员要具备丰富的突发公共卫生事件处置经验,专业知识精湛,在本单位本部门具有一定决策力。

(2)风险与应急能力分析:风险与应急能力分析是编制、修订预案的先决条件。

风险分析主要是指法律法规风险和突发公共卫生事件风险分析。预案要符合有关法律、法规、规章,与相关政策相衔接,与完善政府社会管理和公共服务职能、深化行政管理体制改革相结合。风险分析是应急预案编制的基础,风险评估质量直接影响预案的科学性与可行性。编制预案前,要充分评估突发公共卫生事件的历史情况、风险要素、地理环境等自然因素、社会因素及脆弱性因素等,确保应急预案的全局性、规范性、科学性和可操作性。风险分析的结果不仅有助于确定应急工作重点,提供划分预案编制优先级别的依据,而且也为应急准备和应急响应提供必要的信息和资料。

依据风险分析的结果,对应急能力分析。应急能力包括应急队伍和应急物资两方面,主要是指应急物资、装备、资金、人员、技术等资源。应急能力评估还应注意发现应急体系中的缺陷和不足。编制预案时,应当在评价与潜在危险相适应的应急资源和能力的基础上,选择最现实、有效的应急策略。

(3)编制预案:应急预案编制要坚持系统性、针对性、灵活性、周密性、科学性、实效性原则。

系统性是指预案要具备完整的结构、完备的内容、涵盖应急救援的全过程;针对性主要着眼于各种力量的联动和协调,避免编制成适用于各类突发事件的通用手册;灵活性是指预案编制要结合现场实际情况,具有一定弹性,避免将处置措施作为教条;周密性是指对突发公共卫生事件的响应等级、组织指挥、力量部署、现场环境、应急保障、善后恢复等预先进行周密安排,即事前、事发、事中、事后全过程规划;科学性表现在提供合理的处置程序和专业处置措施等,以科学服务于实效,以实效性推动科学性,以服务实战为目的,以切实有效为根本。

预案编制时应充分收集并参阅已有的应急预案,包括上级部门的应急预案、所在地区的总体预案等,以最大限度地减少工作量和避免应急预案的重复和交叉,并确保与其他相关应急预案的协调和一致。

一般而言,省市级预案侧重总体把握、明确一般流程和处置原则,体现法规性和一般指导性作用。基层预案则体现先期救援和处置的特点,针对区域主要风险源,明确先期应急准备、应急响应、先期处置、信息报告、应急保障、善后处置等系列环节的责任主体、具体措施等细节内容，突出针对性和操作性。

3.情景构建技术方法

突发事件情景规划是制订应急预案重要依据。应急预案编制首先应以突发公共卫生事件情景构建为基础，以"情景－任务－能力"为技术路线。

第一阶段，资料收集与分解。收集分析突发事件典型案例(至少应十年以上)、其他国家或地区类似事件的相关资讯，国际、国内和地区经济社会发展形势变化，环境、地理、地质等方面出现的新情况等。

第二阶段，以事件为中心评估与归纳。按时间序列描述事件发生、发展过程，分析事件演化的主要动力学行为，从复杂多变的"事件群"中归纳出具有若干特征的要素和事件链，辨识不同事件的共性特点，建立同类事件的逻辑结构。

第三阶段，突发事件情景的集成与描述。所有事件情景根据重要性和优先级的排序(按照事件的破坏强度、影响范围和复杂性)，整合与补充事件情景，筛选出最少数和共性最优先的若干个突发事件情景。依据对应急准备战略需求和实际能力现状，提出若干突发事件情景草案，通过专家评审和社会公示等形式，广泛征求各方面意见，形成重大突发事件情景规划。

情景规划中列入的情景不是一个具体事件的投影，而是无数同类事件和风险的集合。虽然规划中列入的情景是少数，但它可有广泛的代表性。

(三)预案的基础框架

依据《国务院有关部门和单位制定和修订突发公共事件应急预案框架指南》，各部门、单位根据突发公共事件的性质、类型和自己的实际情况，可以适当增减或修改相应内容，调整预案结构。

应急预案框架中，组织指挥体系及职责、预警和预防机制应急响应、善后处理、保障措施是应急预案的重点内容，也是整个预案编制和管理的难点所在。

四、预案评价

预案拟定完稿后，必须要经过测试评估，才能发布实施。没有哪一项预案是完美无缺和一劳永逸的，只有通过评估后，才算完成一个完整的预案制定过程。

目前，预案实施评价的大背景环境尚未建立，具体表现在预案评估制度、机制缺失或不完备，预案实施评价的主体不明确，预案实施评价本身存在许多困难。

(一)预案评价过程和关键环节

预案评价分为事前评价和实施后评价两个阶段。

1.预案事前评价

(1)针对预案文本的评价：这方面的内容国内学者的研究居多。主要采取形式评审和要素评审两种方法。形式评审主要是对应急预案的层次结构、内容格式、语言文字、附件项目，以及编制程序等内容进行审查，重点审查应急预案的规范性和编制程序，一般用于应急预案备案时的评审。要素评审侧重于突发事件应急响应程序与处置技术等关键要素，侧重从完整性、针对性、实用性、科学性、操作性和衔接性等方面对应急预案进行评审。

(2)针对预案演练评价：通过模拟应对突发事件的活动，检验应急预案的可行性、应急准备的充分性、应急机制的协调性及相关人员的应急处置能力,查找问题,完善应急预案。

预案演练评估预期达到的目标:提升突发事件应对速度和处置能力;有利于科学、规范处置突发公共卫生事件;发现和解决预案存在的问题;促进各级各类应急预案之间的协调一致性;解决预案要素不全、针对性不强、可操作性差等问题;提高专业人员业务素质。

2.预案实施后评价

预案实施后评价是指某个预案被执行以后对其执行情况进行的评价,以便对应急准备体系和应急预案提出修改意见。预评价包括过程评价和实施效果评价。最好的"应急计划"也会由于实施过程中遇到的问题而失败。目前,国内外对预案实施评价的研究非常少,大多数预案缺乏评价理论和方法,亟待实践检验。

(1)基于实效性评价:应急预案是处理未来某一不确定事件时,供决策者参考的标准化反应程序,但并非"一成不变"的蓝本。如果预案中的相关内容在决策者制定决策时被参考或者被咨询过,即使行动偏离了"应急计划"本身的内容,但偏离"应急计划"是合理的或者必要的,也视为预案被执行了。

(2)基于一致性评价:应急预案作为应对突发事件的标准化反应程序,其行动策略、知识和相关技术足以用来指导公共卫生应急实践。这种指导程度或者遵从的程度可以被定量或者定性测量。实际的应急行动符合预案设想,并且实现了"应急计划"的相关环节目标和要求时,就认为预案一致性较好。

(二)预案评估方法

预案本身是一个多级、多标准分类的复杂体系,目前尚没有一套统一的标准或方法用以评价和衡量预案编制是否成功。

1.专家评估方法

由专家组成应急预案评估小组对应急预案进行审核、评价工作。主要依靠评估专家的知识和经验进行判断。评价过程中存在随机性、专家主观上的偏好和认识上的模糊性等问题,评估的主观性有余,客观性不足。

2.指标体系评价法

预案评价指标分为通用评价标准及专项评价标准。

利用层次分析方法分析系统中各要素的关系,建立描述系统功能或特征的递阶层次结构,这种结构划分为目标层、准则层(一级指标)、指标层(二级指标)、方案层(三级指标)等若干层次,并确定各层要素的权重值。例如王明贤在《层次分析法在应急救援预案评价指标体系中的应用》一文中,给出某企业应急救援预案评价系统的递阶层次模型。

3.模糊综合评价法

基于预案指标和专家打分相结合的评价方法。通常采用定性预测方法,依靠专家集体的知识、经验判断,对预案关键环节进行评估。

评估程序:

(1)确定突发公共事件预案评估的评判因素集 $U\{u_1, u_2, \quad , u_m\}$,其中 $u_1, u_2, \quad , u_m$ m 分别表示所选择的对预案进行评估的评判因素。所选择的评判因素应能准确地反映该预案处置突发事件的能力。

（2）确定评语集 V：V＝{v₁,v₂, ,vₙ}，其中 v₁,v₂, vₙ 表示对预案的 n 种评语。

（3）确定评判矩阵：对评判因素集 U 中单因素的评判结果是评语集 C 上的模糊集，对确定的 u_i 可用（r_{i1},r_{i2} r_{in}）表示，其中 r_{ij} 表示对于第 i 个因素 u_i 获得第 j 个评语的隶属度。当每个因素都被评定之后，就可以获得评判矩阵 R＝（r_{ij}）mXn，R 即为评判矩阵。

（4）选择综合评判函数：采用主因素突出型综合评判函数。

目前尚缺乏一种通用的、可靠的方法或标准来评价应急预案的应用效果，虽然从技术层面上提出了个人判断法、专家会议法、头脑风暴法、德尔菲法、故障树分析法、指标法、多级模糊评估法等多种评估方法，但偏于理论探讨，真正进入实证应用的少，可尝试通过综合多种方法进行预案评估。

五、预案演练

应急演练是指各级人民政府及其部门、企事业单位、社会团体等组织相关单位及人员，依据有关应急预案，模拟应对突发事件的一种实践活动，是检验应急预案体系针对性、完备性和操作性的最好方式，是检验评价、修订完善应急预案的重要手段。

演练实质上是一种特殊形式的培训，是一种体验式学习过程。

（一）演练目的和原则

1.演练目的

（1）检验预案：通过开展应急演练，查找应急预案和管理体系中存在的问题或不足，进而完善应急预案，提高应急预案的实用性和可操作性。

（2）完善准备：通过演练，检查应对突发事件所需的队伍、物资、装备、技术等准备情况，发现不足时，及时调整补充，做好应急准备工作。

（3）锻炼队伍：增强演练组织单位、参与单位和人员等对应急预案的熟悉程度，强化相关人员的风险意识，提高快速反应能力和实战水平。

（4）磨合机制：进一步明确相关单位和人员的职责任务，理顺工作关系，促进相关人员掌握应急预案中所规定的职责和程序，提高指挥决策、协同配合和后勤保障能力。

（5）科普宣教：普及应急知识，提高公众风险防范意识和自救互救等灾害应对能力。

2.演练原则

（1）结合实际、合理定位：紧密结合应急管理工作实际，明确演练目的，根据资源条件确定演练方式和规模。

（2）着眼实战、讲究实效：以提高应急指挥人员的指挥协调能力和应急队伍的实战能力为着眼点。重视对演练效果、组织工作的评估、考核，总结推广好经验，及时整改存在的问题。

（3）精心组织、确保安全：围绕演练目的，精心策划演练内容，科学设计演练方案，周密组织演练活动，制订并严格遵守有关安全措施，确保演练参与人员及演练装备与设施的安全。

（4）统筹规划、厉行节约：统筹规划应急演练活动，适当开展跨地区、跨部门、跨行业的综合性演练，充分利用现有资源，努力提高应急演练效益。

（二）演练分类

1.按组织形式划分

（1）桌面演练：桌面演练是指参演人员利用地图、沙盘、流程图、计算机模拟、视频会议等辅助手段,针对事先假定的演练情景,按照预案流程和标准,讨论和推演突发应急状态下应急决策及现场处置的过程。桌面演练又分为桌面推演、指挥部演练、联合指挥部演练三种不同形式。

桌面演练对演练情景进行口头演练,一般仅限于有限的应急响应和内部协调活动,一般在室内完成,调动资源较少,成本较低,主要目的是锻炼参演人员解决问题的能力和应急联动部门间相互协作、职责划分的问题。

(2)实战演练:实战演练是指参演人员利用应急处置涉及的设备和物资,针对事先设置的突发事件情景及其后续的发展情景,通过实际决策、行动和操作,在特定场所完成真实应急响应的过程。

2.按演练内容划分

(1)单项演练:单项演练是指只涉及应急预案中特定应急响应功能或现场处置方案中一系列应急响应功能的演练活动。注重针对一个或少数几个参与单位的特定环节和功能进行检验。

(2)综合演练:综合演练是指涉及应急预案中多项或全部应急响应功能的演练活动。注重对多个环节和功能进行检验,特别是对不同单位之间应急机制和联合应对能力的检验。

3.按目的与作用划分

(1)检验性演练:检验性演练是指为检验应急预案的可行性、应急准备充分性、应急机制的协调性及相关人员的应急处置能力而组织的演练。

(2)示范性演练:示范性演练是指为向观摩人员展示应急能力或提供示范教学,严格按照应急预案规定开展的表演性演练。

(3)研究性演练:研究性演练是指为研究和解决突发事件应急处置的重点、难点问题,试验新方案、新技术、新装备而组织的演练。

不同类型的演练相互结合,可以形成单项桌面演练、综合桌面演练、单项实战演练、综合实战演练、示范性单项演练、示范性综合演练等。

(三)演练规划与组织

1.演练规划

演练组织单位要根据实际情况,并依据相关法律法规和应急预案的规定,制订年度应急演练规划,按照"先单项后综合、先桌面后实战、循序渐进、时空有序"等原则,合理规划应急演练的频次、规模、形式、时间、地点等。

2.演练组织

演练应在相关预案确定的应急领导机构或指挥机构领导下组织开展。演练组织单位要成立由相关单位领导组成的演练领导小组,通常下设策划部、保障部和评估组,对于不同类型和规模的演练活动,其组织机构和职能可以适当调整,可根据需要成立现场指挥部。

(四)演练准备

1.制定演练计划

演练计划主要内容包括:①确定演练目的,明确举办应急演练的原因、演练要解决的问题和期望达到的效果等。②分析演练需求,在对事先设定事件的风险及应急预案进行认真分析的基础上,确定需调整的演练人员、需锻炼的技能、需检验的设备、需完善的应急处置流程和需进一步明确的职责等。③确定演练范围,根据演练需求、经费、资源和时间等条件的限制,确定演练事件类型、等级、地域、参演机构及人数、演练方式等。演练需求和演练范围往往互为影响。④安排演练准备与实施的日程计划,包括各种演练文件编写与审定的期限、物资器材准备的期限、演练实施的日期等。⑤编制演练经费预算,明确演练经费筹措渠道。

2.设计演练方案

(1)确定演练目标:演练目标是需完成的主要演练任务及其达到的效果,一般说明"由谁在什么条件下完成什么任务,依据什么标准,取得什么效果"。演练目标应简单、具体、可量化、可实现。一次演练一般有若干项演练目标,每项演练目标都要在演练方案中有相应的事件和演练活动予以实现,并在演练评估中有相应的评估项目判断该目标的实现情况。

(2)设计演练情景与实施步骤:演练情景要为演练活动提供初始条件,还要通过一系列的情景事件引导演练活动继续,直至演练完成。①演练场景概述:要对每一处演练场景概要说明,主要说明事件类别、发生的时间地点、发展速度、强度与危险性、受影响范围、人员和物资分布、造成的损失、后续发展预测、气象及其他环境条件等。②演练场景清单:要明确演练过程中各场景的时间顺序列表和空间分布情况。演练场景之间的逻辑关联依赖于事件发展规律、控制消息和演练人员收到控制消息后应采取的行动

(3)设计评估标准与方法:演练评估是通过观察、体验和记录演练活动,比较演练实际效果与目标之间的差异,总结演练成效和不足的过程。演练评估应以演练目标为基础。每项演练目标都要设计合理的评估项目方法、标准。根据演练目标不同,可以用选择项(如:是/否判断,多项选择)、主观评分(如:1-差、3-合格、5+优秀)、定量测量(如:响应时间、被困人数、获救人数)等方法进行评估。为便于演练评估操作,通常事先设计好评估表格,包括演练目标、评估方法、评价标准和相关记录项等。有条件时还可以采用专业评估软件等工具。

(4)编写演练方案文件:演练方案文件是指导演练实施的详细工作文件。根据演练类别和规模的不同,演练方案可以编为一个或多个文件。编为多个文件时可包括演练人员手册、演练控制指南、演练评估指南、演练宣传方案、演练脚本等,分别发给相关人员。对涉密应急预案的演练或不宜公开的演练内容,还要制订保密措施。①演练人员手册:内容主要包括演练概述、组织机构、时间、地点、参演单位、演练目的、演练情景概述、演练现场标识、演练后勤保障、演练规则、安全注意事项、通信联系方式等,但不包括演练细节。演练人员手册可发放给所有参加演练的人员。②演练控制指南:内容主要包括演练情景概述、演练事件清单、演练场景说明、参演人员及其位置、演练控制规则、控制人员组织结构与职责、通信联系方式等。演练控制指南主要供演练控制人员使用。③演练评估指南:内容主要包括演练情况概述、演练事件清单、演练目标、演练场景说明、参演人员及其位置、评估人员组织结构与职责、评估人员位置、评估表格及相关工具、通信联系方式等。演练评估指南主要供演练评估人员使用。④演练宣传方案:内容主要包括宣传目标、宣传方式、传播途径、主要任务及分工、技术支持、通信联系方式等。⑤演练脚本:对于重大综合性示范演练,演练组织单位要编写演练脚本,描述演练事件场景、处置行动、执行人员、指令与对白、视频背景与字幕、解说词等

(5)演练方案评审:对综合性较强、风险较大的应急演练,评估组要对文案组制订的演练方

案进行评审,确保演练方案科学可行,以确保应急演练工作的顺利进行。

3.演练动员与培训

在演练开始前要进行演练动员和培训,确保所有演练参与人员掌握演练规则、演练情景和各自在演练中的任务。

所有演练参与人员都要经过应急基本知识、演练基本概念、演练现场规则等方面的培训。对控制人员要进行岗位职责、演练过程控制和管理等方面的培训;对评估人员要进行岗位职责、演练评估方法、工具使用等方面的培训;对参演人员要进行应急预案、应急技能及个体防护装备使用等方面的培训。

4.应急演练保障

根据演练方式和内容,做好必要的人员、经费、演练场地、物资和器材、通信、安全等保障。

(五)演练实施

1.演练启动

演练正式启动前一般要举行简短仪式,由演练总指挥宣布演练开始并启动演练活动。

2.演练执行

(1)演练指挥与行动:演练总指挥负责演练实施全过程的指挥控制。当演练总指挥不兼任总策划时,一般由总指挥授权总策划对演练过程进行控制。

按照演练方案要求,应急指挥机构指挥各参演队伍和人员,开展对模拟演练事件的应急处置行动,完成各项演练活动。

演练控制人员应充分掌握演练方案,按总策划的要求,熟练发布控制信息,协调参演人员完成各项演练任务。

参演人员根据控制消息和指令,按照演练方案规定的程序开展应急处置行动,完成各项演练活动。

模拟人员按照演练方案要求,模拟未参加演练的单位或人员的行动,并做出信息反馈。

(2)演练过程控制:总策划负责按演练方案控制演练过程。

(3)演练解说:在演练实施过程中,演练组织单位可以安排专人对演练过程进行解说。解说内容一般包括演练背景描述、进程讲解、案例介绍、环境渲染等。对于有演练脚本的大型综合性示范演练,可按照脚本中的解说词进行讲解。

(4)演练记录:演练实施过程中,一般要安排专门人员,采用文字、照片和视频等手段记录演练过程。文字记录一般可由评估人员完成,主要包括演练实际开始与结束时间、演练过程控制情况、各项演练活动中参演人员的表现、意外情况及其处置等内容,尤其是要详细记录可能出现的人员"伤亡"(如进入"危险"场所而无安全防护,在规定的时间内不能完成疏散等)及财产"损失"等情况。

照片和视频记录可安排专业人员和宣传人员在不同现场、不同角度进行拍摄,尽可能全方位反映演练实施过程。

(5)演练宣传报道:演练宣传组按照演练宣传方案做好演练宣传报道工作。认真做好信息采集、媒体组织、广播电视节目现场采编和播报等工作,扩大演练的宣传教育效果。对涉密应急演练要做好相关保密工作。

3.演练结束与终止

演练完毕,由总策划发出结束信号,演练总指挥宣布演练结束。演练结束后所有人员停止演练活动,按预定方案集合进行现场总结讲评或者组织疏散。保障部负责组织人员对演练现场进行清理和恢复。

演练实施过程中出现下列情况,经演练领导小组决定,由演练总指挥按照事先规定的程序和指令终止演练:①出现真实突发事件,需要参演人员参与应急处置时,要终止演练,使参演人员迅速回归其工作岗位,履行应急处置职责;②出现特殊或意外情况,短时间内不能妥善处理或解决时,可提前终止演练。

(六)演练评估与总结

1.演练评估

演练评估是在全面分析演练记录及相关资料的基础上,对比参演人员表现与演练目标要求,对演练活动及其组织过程做出客观评价,并编写演练评估报告的过程。所有应急演练活动都应进行演练评估。

演练结束后可通过组织评估会议、填写演练评价表和对参演人员进行访谈等方式,也可要求参演单位提供自我评估总结材料,进一步收集演练组织实施的情况。

演练评估报告的主要内容一般包括演练执行情况、预案的合理性与可操作性、应急指挥人员的指挥协调能力、参演人员的处置能力、演练所用设备装备的适用性、演练目标的实现情况、演练的成本效益分析、对完善预案的建议等。

2.演练总结

演练总结可分为现场总结和事后总结。

(1)现场总结:在演练的一个或所有阶段结束后,由演练总指挥、总策划、专家评估组长等在演练现场有针对性地进行讲评和总结。内容主要包括本阶段的演练目标、参演队伍及人员的表现、演练中暴露的问题、解决问题的办法等。

(2)事后总结:在演练结束后,由文案组根据演练记录、演练评估报告、应急预案、现场总结等材料,对演练进行系统和全面的总结,并形成演练总结报告。演练参与单位也可对本单位的演练情况进行总结。

演练总结报告的内容包括:演练目的,时间和地点,参演单位和人员,演练方案概要,发现的问题与原因,经验和教训,以及有关工作的改进建议等。

3.成果运用

对演练暴露出来的问题,演练单位应当及时采取措施予以改进,包括修改完善应急预案、有针对性地加强应急人员的教育和培训、对应急物资装备有计划地更新等,并建立改进任务表,按规定时间对改进情况进行监督检查。

4.文件归档与备案

演练组织单位在演练结束后应将演练计划、演练方案、演练评估报告、演练总结报告等资料归档保存。

对于由上级有关部门布置或参与组织的演练,或者法律、法规、规章要求备案的演练,演练组织单位应当将相应资料报有关部门备案。

5.考核与奖惩

演练组织单位要注重对演练参与单位及人员进行考核。对在演练中表现突出的单位及个人,可给予表彰和奖励;对不按要求参加演练,或影响演练正常开展的,可给予相应批评。

第三节　公共卫生应急管理体制

公共卫生应急体制也可称为卫生应急行政管理体制,指为了预防和减少突发公共卫生事件的发生,控制、减轻和消除突发公共卫生事件引起的严重社会危害,保护人民生命健康,维护国家安全,国家依法将应急管理组织系统内部的组织机构设置、隶属关系、责权划分及其运作制度化的总称,即建立起以政府为核心,社会组织、企事业单位、基层自治组织、公民个人,甚至国际社会共同参与的有机体。

一、应急组织体系及职责

我国逐步建立健全中央、省、市(地)、县四级公共卫生应急管理组织体系。

(一)应急指挥机构

各级人民政府卫生行政部门依照职责,在本级人民政府或突发公共事件应急指挥机构的统一领导下,与有关部门密切配合、协调一致,共同应对突发公共卫生事件应急处理工作,做好突发公共事件的医疗卫生救援工作。

各级人民政府卫生行政部门,根据突发公共卫生事件应急处理工作的实际需要,向本级人民政府提出成立地方突发公共卫生事件应急指挥部的建议。各级人民政府根据本级人民政府卫生行政部门的建议和实际工作需要,决定是否成立国家和地方应急指挥部。

各级人民政府及有关部门和单位要按照属地管理的原则,切实做好本行政区域内突发公共卫生事件应急处理工作和突发公共事件的医疗卫生救援工作。

1.全国突发公共卫生事件应急指挥部的组成和职责

全国突发公共卫生事件应急指挥部负责对特别重大突发公共卫生事件的统一领导、统一指挥,做出处理突发公共卫生事件的重大决策。指挥部成员单位根据突发公共卫生事件的性质和应急处理的需要确定。

(1)卫生部门负责组织制订突发事件卫生应急及防治技术方案,统一组织实施应急医疗救治工作和各项预防控制措施,并进行检查;督导,根据预防控制工作需要,依法提出隔离、封锁有关地区,将有关疾病列入法定管理传染病等建议,制订突发事件卫生相关信息发布标准,授权对外及时发布突发事件卫生相关信息,负责组织全社会开展爱国卫生运动。

(2)中宣部负责组织广播影视、新闻出版单位,及时报道国务院和相关部委部授权发布的突发事件信息,并积极主动地正确引导舆论,加强突发事件应急处理的宣传报道、危机心理干预和防病知识普及。

(3)新闻办组织安排突发事件及应急处理情况的对外信息发布,必要时组织新闻发布会或中外新闻媒体采访;跟踪境外舆情,及时对外澄清事实,主动引导舆论;加强网上信息发布的管理和引导。

（4）外交部做好突发事件应急处理的涉外事务，协助职能部门向相关国际组织及有关国家通报情况、接待国际组织考察、争取国际援助等方面工作。

（5）发展改革委负责组织应急疫苗、药品、医疗设备和器械、防护用品以及生活必需品的生产、储备和调度，保证供应，维护市场秩序，保持物价稳定。

（6）教育部与卫生行政部门密切配合，组织实施各类学校的突发事件控制措施，防止突发疫情等对健康有害因素在校内发生和流行，做好在校学生、教职工的宣传教育和自我防护工作。

（7）科技部根据实际情况和需要，制订突发事件应急防治技术研究方案，组织科研力量开展应急防治技术科研攻关，统一协调、解决检测技术、药物、疫苗研发和应用中的科技问题。

（8）公安部密切注视疫情动态和与疫情有关的社会动态，依法、及时、妥善地处置与疫情有关的突发事件，查处打击违法犯罪活动，维护社会稳定。协助卫生行政部门依法落实强制隔离措施。

（9）财政部保证突发事件应急处理所需经费，并做好经费和捐赠资金的监督管理工作。

（10）民政部组织做好受灾群众的紧急转移、安置工作，负责对特困群众进行生活救助和医疗救助。组织、协调有关部门和社会团体开展社会捐助工作，接受、分配国内外企业、个人以及外国政府、境外组织捐助的资金和物资，做好款物管理和发放工作。组织和动员社区、村委会力量，参与群防群治。协调做好死亡人员的火化和其他善后工作。

（11）劳动保障部组织制订并会同有关部门落实好参与突发事件应急处理工作人员的工伤待遇政策。

（12）运输部协助卫生行政部门对乘坐公路、水路交通工具的人员进行交通检疫、查验工作，防止传染病通过交通工具传播。确保突发事件处置人员以及防治药品、器械等急用物资和有关标本的运送，做好疫区的公路、水路交通管理工作。铁路运输总公司负责组织对进出车站和乘坐列车的人员进行检疫、查验工作，将发现的传染病患者和疑似传染病患者移交指定的医疗机构处理，防止传染病通过列车传播。确保铁路安全畅通，确保突发公共卫生事件处置人员以及防治药品、器械等急用物资和有关标本的运送，做好疫区的铁路交通管理工作。

（13）信息产业部负责组织、协调各电信运营企业为突发公共卫生事件应急处理（包括报告）提供通信保障工作。

（14）农业部负责动物疫病（包括陆生和水生动物）的防治工作，开展与人类接触密切的动物相关传染病的监测和管理工作。

（15）商务部在突发事件发生期间，负责组织生活必需品的市场供应，维护市场秩序；组织做好参加外经贸活动人员的宣传、登记、观察工作，防止传染病疫情等在外经贸活动期间发生和跨地区传播扩散。

（16）质检总局组织做好发生突发事件时国境口岸的出入境卫生检疫、传染病监测、卫生监督和卫生处理工作，及时收集和提供国外传染病疫情信息，确保应急物资的产品质量和标准制定。

（17）出入境检验检疫机构主要负责发生突发公共卫生事件时对口岸出入境人员的健康申

报、体温检测、医学巡查、疾病监测、疫情报告、患者控制、消毒处理、流行病学调查和宣传教育等。

(18)环保总局负责组织环境质量监测与环境保护监督执法,维护环境安全。

(19)民航总局协助卫生行政部门对乘坐飞机的人员进行检疫、查验工作,防止传染病通过飞机传播。确保突发事件卫生应急处置人员以及防治药品和器械等物资的运送。

(20)林业局组织开展野生动物相关传染病的监测、基础调查和样品采集及保存;在突发事件发生期间,组织快速隔离控制、病样采集,组织专家分析和提出有关野生动物活动范围和趋势等预警信息。

(21)食品药品监管局在职责范围内组织开展食品重大事故的查处,做好应急救援工作的组织协调和配合,负责突发事件卫生应急处理药品、医疗设备和器械的监督和管理。

(22)旅游局组织旅游全行业认真做好突发事件中疾病的预防和应急处理工作;在突发公共卫生事件发生期间,组织做好旅游团队及人员的宣传、登记、观察工作,防止突发公共卫生事件在海内外旅游团队中发生和跨地区传播扩散;通过驻外旅游办事处等渠道,及时收集世界旅游组织和主要客源国的反映,有针对性地做好有关工作。

(23)红十字会总会组织群众开展现场自救和互救,根据突发事件的具体情况,向国内外发出呼吁,依法接受国内外组织和个人的捐赠,提供急需的人道主义援助。

(24)总后卫生部门负责军队系统突发事件卫生应急处理工作,调集军队有关卫生资源,支援国家突发事件的卫生应急处理工作。

(25)武警总部组织指挥武警部队参与突发事件的应急处理行动,配合公安机关做好事件现场的控制工作。

(26)其他有关部门根据本部门职责和突发事件处理的需要,组织好紧急物资的进口、市场监督管理、污染扩散的控制、相关法规的制订以及全国突发事件应急指挥部交办的相关工作等。

2.省级应急指挥部的组成和职责

省级突发公共卫生事件应急指挥部由省级人民政府有关部门组成,实行属地管理的原则,负责对本行政区域内突发公共卫生事件应急处理的协调和指挥,做出处理本行政区域内突发公共卫生事件的决策,决定要采取的措施。

中央和地方政府的突发事件指挥部是在发生突发公共卫生事件后成立的,是一个临时性机构,负责对全国和地方突发事件应急处理的统一领导、统一指挥,对突发事件应急处理工作进行督察和指导。

各级卫生行政部门根据实际工作需要在突发公共事件现场设立现场医疗卫生救援指挥部,统一指挥、协调现场医疗卫生救援工作。

(二)日常管理机构及职责

不同层级的卫生应急办公室,在职能和工作重点上是有所不同。

国务院和省级卫生行政部门设立卫生应急办公室。卫生应急办公室是应急组织协调管理的一个常设机构,负责突发公共卫生事件应急处理的日常管理工作。主要职能:履行值守应急、信息汇总,办理和督促落实应急指挥机构决定的事项;制定卫生应急物资储备计划,综合协调突发公共卫生事件应急防治体系、应急指挥信息平台建设；依法组织协调有关突发公共卫生事件应急处理工作，发挥运转枢纽作用；负责与突发公共卫生事件应急处理相关法律法规的起草、修订和实施；组织制定有关突发公共卫生事件应急处理工作的方针、政策和措施；组建与完善公共卫生事件监测和预警系统；组织各级各类医疗卫生机构开展突发公共卫生事件的监测，突发公共卫生事件发展趋势研究和应急处置措施的会商、评估；组织制定突发公共卫生事件应急预案、突发公共事件医疗卫生救援，组织审核专项应急预案和重要技术方案，组织和指导突发公共卫生事件应急预案、突发公共事件医疗卫生救援的培训和实施；组织对公共卫生和医疗救助专业人员进行有关突发公共卫生事件和突发公共事件医疗卫生救援的应急知识和处理技术培训；承办救灾、反恐、中毒、放射事故等重大安全事件中涉及公共卫生问题的组织协调工作；对突发重大人员伤亡事件组织紧急医疗救护工作；协调建立卫生应急物资储备的管理制度。

军队、武警系统要参照国务院卫生行政部门突发公共卫生事件日常管理机构的设置及职责，结合各自实际情况，指定突发公共卫生事件的日常管理机构，负责本行政区域或本系统内突发公共卫生事件应急的协调、管理工作。

各市(地)级、县级卫生行政部门要指定机构负责本行政区域内突发公共卫生事件应急的日常管理工作。

(三)专家咨询委员会

1.突发公共卫生事件专家咨询委员会

国务院卫生行政部门和省级卫生行政部门组建突发公共卫生事件专家咨询委员会。专家咨询委员会由临床医学、预防医学、卫生管理、卫生经济、城市灾害管理、社会学、法学等相关领域的专家组成。主要职能：对突发公共卫生事件应急准备提出咨询建议；对突发公共卫生事件相应的级别以及采取的重要措施提出咨询建议；对突发公共卫生事件及其趋势进行评估和预测；对突发公共卫生事件应急反应的终止、后期评估提出咨询意见；参与制订、修订和评估突发公共卫生事件应急预案和技术方案；对突发公共卫生事件的应急处置进行技术指导，参与应急处理专业技术人员的技术培训，必要时参加突发公共卫生事件的应急处置工作；指导对社会公众开展突发公共卫生事件应急知识的教育和应急技能的培训；承担突发公共卫生事件应急指挥机构和日常管理机构交办的其他工作。

市(地)级和县级卫生行政部门可根据本行政区域内突发公共卫生事件应急工作需要，组建突发公共卫生事件应急处理专家咨询委员会。

2.突发公共事件医疗卫生救援专家组

各级卫生行政部门应组建专家组，对突发公共事件医疗卫生救援工作提供咨询建议、技术指导和支持。

(三)应急处置专业技术机构

各级各类医疗卫生机构是突发公共卫生事件应急处理的专业技术机构。发生突发公共卫生事件后，应急处置专业技术机构必须服从卫生行政部门的统一指挥和调度，开展应急处理工作。

1.疾病预防控制机构主要职责

(1)按照属地化管理原则,建立监测信息数据库,负责对行政辖区内突发公共卫生事件信息的收集、分析、汇总,定期向卫生行政部门提出突发公共卫生事件分析报告,提出预警建议。

(2)负责突发公共卫生事件的现场流行病学调查处理:对突发事件累及人群的发病情况、分布特点进行调查分析,提出并实施有针对性的预防控制措施;对传染病患者、疑似患者、病原携带者及其密切接触者进行追踪调查,查明传播链;搜索密切接触者,追踪传染源,必要时采取观察和隔离措施;进行疫点消毒及其技术指导,环境和物品的卫生学处理等。

(3)开展现场和实验室检测:按有关技术规范采集适量的患者和环境标本,分送地方、省级和国家应急处理功能网络实验室检测,查找致病原因。

(4)开展现场卫生学评价:收集有关卫生学资料,利用卫生学调查结果进行综合分析,可能波及的场所进行卫生学评价。

(5)设置专门的举报、咨询热线电话,接受突发公共卫生事件和疫情的报告、咨询和监督。

(6)开展健康教育和健康促进,增强公众的防护意识和自我防护能力,避免引起不必要的社会恐慌。

(7)负责公共卫生信息网络建设与维护:按照突发事件监测和预警系统设置要求,配置必需的设施和设备,建立和完善信息报告、存储、分析、利用和反馈系统,确保日常监测和预警工作的正常运行。

(8)开展科研与国际交流:开展与突发公共卫生事件相关的诊断试剂、疫苗、消毒方法、医疗卫生防护用品等方面的研究。开展病源查寻和病因诊断技术等方面的国际合作与交流。

(9)技术标准、规范和预案制订:协助卫生行政部门制订新发现传染病、不明原因群体性疾病、重大食物和职业中毒等事件的处置技术标准和规范,并参与起草相关应急预案。

(10)各级疾病预防控制中心负责对下级疾控机构专业技术人员开展培训,同时对辖区内医院和下级疾控机构的疫情报告和信息网络管理工作进行监督与技术指导。对重点涉外机构或单位发生的疫情,由省级以上疾病预防控制机构进行报告管理和检查指导。

2.医疗救援机构职责

医疗救援机构包括医疗急救中心(站)、综合医院、专科医院、化学中毒和核与放射事故专业医疗救治机构等。

(1)各级各类医疗机构总职责:承担责任范围内突发公共卫生事件和传染病疫情监测报告任务;对患者提供现场抢救、运送、检测、诊断、治疗等;协助疾病预防控制机构人员开展标本采集与流行病学调查工作;做好医院内现场控制、消毒隔离、个人防护、医疗垃圾和污水处理工作,控制院内感染;对群体性不明原因疾病和新发传染病做好病例分析与总结,积累诊疗经验;开展有关突发事件相关的诊断试剂、药品、防护用品等方面的科研与国际交流。

(2)医疗救援中心职责:按照突发事件应急预案制定医疗救治方案;配备必要的应急物资,包括药品、急救器材、急救设备、防护用品等,确保质量完好;定期组织人员培训,做好技术储备;建立突发公共卫生事件急救通信调度指挥网络系统,保障急救信息网络通畅;服从统一指挥和调度,科学有序开展现场救治、患者转送和分流。

(3)中毒医学救援中心职责:负责制定中毒预防、控制和救援预案及相应的实施方案及工作计划;整理毒物毒性资料、解毒药品备置信息以及临床资料,建立中毒事故卫生救护与中毒控制信息交流网络;开展中毒事件的现场流行病学调查,现场毒物侦检,组织鉴定毒物性质和危害程度;负责中毒事件的现场医学救援;组织专业人员培训和应急救援演练;开展卫生预评价和中毒预防知识的宣传普及,探索适宜的干预模式。

(4)放射事件医学救援中心职责:负责制订核和放射事件医学应急救援方案,做好相应事件的医学应急救援准备和响应工作;负责有关信息的收集、整理、分析、储存和交流;指导和必要时参与核事故现场的放射性污染监测;开展核事故应急卫生防护与医疗救援方法、技术的研究;负责实施核与放射事件医学应急机构技术骨干的培训和演习;参与放射事故受照人员的医学处理和长期医学观察;参加制定核事故时保护公众的剂量干预水平和导出干预水平导则;协助核设施所在地卫生行政部门实施核事故卫生防护措施。

(5)其他医疗卫生机构职责:社区卫生服务中心、乡镇卫生院、私营医院、诊所等其他医疗卫生机构,在突发事件应急处置过程中,应协助有关职能机构开展社区内受累人员的登记、个案调查、医学观察、访视和管理等工作。

3.卫生监督机构职责

(1)建立应急值守制度,接受群众举报、咨询和监督。

(2)协助卫生行政部门对事件发生地的饮水卫生、学校卫生、公共场所开展监督检查,对医疗机构的疫情报告、疫情控制措施、消毒隔离和医疗废物处置情况等进行卫生监督和执法检查。

(3)依法履行卫生监督工作职责,确保卫生应急工作的正常进行。

(4)建立完善的卫生监督统计报告及管理系统,制定相应的应急处理预案,并适时组织演练。

4.出入境检验检疫机构

(1)突发公共卫生事件发生时,调动出入境检验检疫机构技术力量,配合当地卫生行政部门做好口岸的应急处理工作。

(2)及时上报口岸突发公共卫生事件信息和情况变化。

(五)卫生应急处置专业队伍

应急队伍主要由专业基本力量、骨干突击力量以及社会辅助力量构成。

省级以下地方人民政府卫生行政部门可依托所属的医疗卫生机构建立健全各类突发公共卫生事件应急处置专业队伍和突发公共事件医疗卫生救援队伍。应急队伍主要包括传染病、食物中毒、群体性不明原因疾病、核事故和突发放射事件、职业中毒和化学污染中毒等类别。应急队伍组建要以现场应急处置为主要任务,人员组成上要确保专业合理、来源广泛,队伍要配备必要的现场应急装备。

社会辅助力量包括兼职应急救援队伍、综合性应急救援队伍、应急志愿者队伍。

二、卫生应急人员职责

(一)网络直报人员

主要职责:在疫情管理机构的指导下依法进行传染病和突发公共卫生事件及相关信息的网络报告;收到传染病报告卡、突发公共卫生事件相关信息报告卡后,核对报告卡内容并在规定时间内录入网络直报系统;应急状态下应根据需要随时做好传染病、突发公共卫生事件及相关信息的网络直报工作。

(二)疫情值班人员

主要职责:认真落实突发公共卫生事件值守制度,开通并公布值班电话,确保传染病和突发公共卫生事件及相关信息流通渠道通畅;接到疫情报告,立即向发生地疾控机构进行电话核实,认真记录,及时向值班领导、上级疾控机构及同级卫生行政部门电话或传真报告;发生突发公共卫生事件时,随时追踪事件进展及处理工作动态,及时完成总结呈报相关部门。

(三)应急救援专家

主要职责:在医疗应急救援领导小组的领导下,负责对应急救治提供咨询、建议、技术指导和支持;负责全院危重症患者会诊、抢救,积极收集各种信息,制订切实可行的诊断标准、治疗预防原则和救治方案;审查院医疗应急救援预案,协助院医疗应急救援领导小组做好决策与指挥;指导并参与应急卫生防护与医疗救援专业技术培训工作;参与医疗应急救援后的评价总结与奖惩工作;完成应急医疗救援领导小组交办的其他任务。

(四)急救医护人员

主要职责:在专家组的指导下,具体负责医疗救治,并及时向专家组反馈救治情况;严格执行急诊各项规章制度和技术操作规程,疑难、危重病员应立即请上级医生诊视或急会诊;严格执行首诊负责制、交接班和查对制度,以高度的敬业精神和责任心,及时、认真、敏捷地进行救治;做好患者病情登记和患者交接工作,严密观察病情,记录及时详细、用药处置准确;按急救规范要求做好患者转送和途中救护工作;参与医疗救治的评估与总结。

(五)现场流调人员

主要职责:开展现场流行病调查方法学、调查技术的研究,为现场调查提供技术支持;做好各类公共卫生事件现场流行病学调查的准备工作;开展公共卫生监测工作,掌握各类事件的发生、发展规律及其相关因素,及时进行公共卫生事件预警和预测;对突发公共卫生事件及时做出响应,开展现场调查并根据形势提出针对性预防控制措施。

(六)现场卫生评价人员

主要职责:在上级卫生行政部门的领导下,开展早期应急现场快速卫生学评估;根据现场危害源、危害途径以及危害因素的特征,提出相应的公共卫生预防控制措施;对现场应急处置工作进行效果评估,在此基础上进一步补充和修订预防控制措施;在现场卫生评价结束后一定时间内,就突发事件的原因、所采取的预防控制措施及其效果评价、后续卫生评估以及今后的工作建议等方面,写出评价总结报告。

(七)应急检测人员

主要职责:做好各种检测试剂的准备工作;开展有计划的演练活动,通过演练优化检测流程;注重新发传染病检测方法的研制,做好相应的技术储备;发生突发公共卫生事件时,提出采集适宜标本的建议;开展突发公共卫生事件标本检测,努力查明事件原因,同时确保检测人员、标本和环境的生物安全。

(八)现场采样人员

主要职责:注重平时演练活动,充分熟悉标本采集和个人防护的流程;发生突发公共卫生事件时,按照方案(预案)要求进行标本采集,确保标本质量,做好标本的标识与登记;采样时做好个人防护,注意标本采集过程中的生物安全;对标本进行正确包装、保存与运输;做好采样后的现场清理工作,对废弃的采样器材、防护器材进行消毒处理。

(九)信息发布人员

主要职责:在卫生行政部门指导下进行突发公共卫生事件相关信息的发布;与现场调查及实验检测人员随时沟通,把握突发公共卫生事件进展;及时主动,在第一时间发布突发公共卫生事件相关信息;把握导向,避免多头发布信息,正确、有效引导社会舆论。

(十)疫区(点)消杀人员

主要职责:加强对消杀药械的储备管理,保证消杀药械随时调用;出现突发公共卫生事件时,根据疫源地消毒技术规范与应急预案,对疫区(点)及时进行现场调查及消杀处理,并在实际工作中不断完善各种预案;现场消杀处理后,对携回的污染衣物立即分类进行最终消毒,及时整修、补充所消耗的药品器械;必要时开展消杀效果评价。

(十一)健康教育人员

主要职责:认真制订应对突发公共卫生事件的健康教育预案;建立健全卫生应急健康教育工作网络,协助卫生应急领导小组实施健康教育专兼职人员的培训;及时了解国内外应急健康教育发展动态,科学组织编印卫生宣传材料;发生突发公共卫生事件时,与大众传媒密切合作,利用报刊、广播、电视、互联网等传媒渠道开展卫生应急宣传与教育,正确引导社会舆论。

(十二)物资保管人员

主要职责:科学制定应急物资储备计划,保证发生突发公共卫生事件时的应急工作所需;严格做好物资的入库验收、出库调配、定额仓储等相关工作,做到手续完备;定期对库存物资进行盘存,保持物资随时更新,账册资料完整;定期检查急救设备、急救药品、急救器材性能和状态,发现问题及时解决,时刻保持处于应急状态。

(十三)应急后勤保障人员

主要职责:做好通信、交通、设备等后勤保障工作。

第四节 公共卫生应急管理机制

各级应急管理机构只是决定了应急管理体系的静态"硬件"结构,要想有效发挥其潜在功能,需遵循统一指挥、反应灵敏、协调有序、运转高效的原则,建立并运行各种制度化、程序化的应急管理方法与措施。

根据国家《突发事件应对法》的相关规定,结合应急管理工作流程,可把我国主要公共卫生应急机制分为:预防与应急准备机制、监测预警机制、应急决策和协调机制、分级负责和响应机制、信息发布与通报机制、应急保障机制、国际和地区间的交流与合作机制、责任追究与奖惩机制、社会动员机制、恢复重建机制、督导评估机制等。

各项应急管理机制建立过程中,要通盘考量我国经济发展水平、应急体制、突发公共事件范围和频度等因素,在突发事件预防、处置到善后处理的整个过程中,各个利益相关体有机地结合起来,并组织和协调各方面资源高效地发挥作用,真正实现突发事件系统化、规范化、流程化管理。

一、预防与应急准备机制

突发事件应对工作实行预防为主、预防和应急结合的原则。

预防和应急准备是应急管理过程的基础性行动。建立并维持各类突发事件预防、预警、响应及恢复能力的各项工作,都属于应急准备的范畴。应急准备的核心任务是应急相应能力建设。

应急准备各项基础性、常态性的管理工作,主要包括应急意识、预案管理、队伍培训与演练、资源管理、应急能力和脆弱性评估等。

(一)预案管理

预案编制和管理是应急准备机制建设的制度基础与政策工具。围绕应急准备这一指导思想,采用分类、分级、制度化、动态化管理,制定与预案管理相匹配的规范和程序。应急预案的核心内容应与应急准备的主要工作相一致,应急预案管理运行模式应与应急准备过程紧密结合在一起。

1.建立周期循环性的应急预案编/修订机制,即周而复始的 PDCA 循环,即计划(plan)—实施(do)—检查(check)—处理(action)。随突发事件和外部环境的变化而不断充实、改进和完善应急预案。有下列情形之一的,编制部门(单位)应及时修订应急预案:应急组织体系或职责有调整的;应急管理主要负责人或主要人员发生变化的;实际情况发生较大变化的;国务院及上级有关部门另有明确规定的。

2.建立应急预案评估制度,分定期(如一年)和不定期两种。不定期评审主要由培训和演习中发现的问题、重大事故灾害的应急经验与教训、国家或地方有关应急法规发生变化、本地区(单位)或周边危险源及环境的变化等相关因素影响决定是否需要及时修订预案。

3.确定预案管理的重点工作领域。主要包括:预案体系的系统性建设;预案体系的规范性建设;预案体系的实效性建设;"培训—演练—评估—修订"的预案管理程序;应急预案编制队伍和评估专家队伍建设等。

预案相关理论、编制程序和技术方法、预案框架及演练评估等见本章第二节。

(二)培训演练

培训演练是突发公共卫生事件应急处置和突发公共事件医疗卫生救援的关键技术保障手段之一。

建立危机事前学习机制。各级人民政府卫生行政部门要按照"统一规划、分类实施、分级负责、突出重点、适应需求"的原则,采取定期和不定期相结合的形式,面向专业人员和公众,组织开展应急培训和演练,通过模拟演练来完善预案,巩固和提高应急处置能力。医疗卫生救援演练需要公众参与的,必须报经本级人民政府同意。

1.设计并组织相关培训

(1)分析差距与缺陷,明确培训需求。

(2)设置标准化系列培训课程,安排标准化培训。重点围绕预案编制、应急管理、应急指挥、组织结构、协调流程及规程等方面,有针对性设计标准化培训课程。重点培训各级卫生行政部门、各级卫生应急管理机构、各级专业部门和机构的管理人员和专业人员,并根据其不同的应急职责,设计专业技能的标准化培训课程。强化应急处置人员(包括志愿者)各种危险情况下如何保障安全与健康的相关知识和技能培训。必要时为非应急人员设计培训。

2.对标准化培训课程进行评估

(1)对应急准备情况进行评估。

(2)通过多种方式评估培训效果,包括演练与实战。

(3)针对应急管理新出现关键问题,对现有培训内容进行修改,并整合到培训计划清单中。

3.演练与评审改进

(1)开展各种演练活动,检验各项应急管理功能和应急响应行动,测试应急响应人员专业知识、技术与能力。

(2)建立总结报告制度与规程。评审演练行动,总结经验教训,制定改进措施。

演练相关理论、规划与组织、实施步骤、总结评估等见本章第二节。

(三)资源管理

应急资源是预防和处置突发事件所需的全部要素,是构成区域应急能力的核心因素。

1.人才资源管理

建立完善各类应急人才储备机制;建立相应的人才资质及其认证机制;制定、推广相关标准、指南和规程;对突发公共卫生事件管理系统中的各项职责进行规定。

2.物资装备管理

建立应急物质的储备机制。根据不同类型突发公共卫生事件,在应急物资装备品种(类型)、数量、规格、储备地点,以及生产、运输、储存、调用、配送、监管等各个管理环节上统筹规划。

我国于2008年制定了卫生应急队伍参考目录,用于指导和规范县级以上卫生应急队伍装备建设,要求卫生应急队伍装备建设应当结合当地实际,服从和服务于所承担的卫生应急任务,遵循平战结合、分类配置、最大保障、系统配套和模块组配等原则。具体装备分为医疗救援(含药品)、传染病控制、中毒处置、核与放射损伤处置和队伍保障共五类,对装备的具体种类和数量也做出明确规定。如:传染病控制类包括个体防护装备、现场工作人员预防性药品、现场样本采集和保存、现场快速鉴定检测装备和试剂、现场消杀灭装备及药品等5类88种,装备数量除有特殊说明外,均为能满足15人传染病处置队伍处理一次事件的最大需要量。

(四)应急能力评估

建立实施应急准备评价制度,对行动、政策和遵守情况进行评估,对应急能力和脆弱性评估。

1.需求分析

筛选主要风险类型;根据风险类型,具体分析有效应急管理需要的应急资源;目前拥有哪些应急资源及其分布情况;资源是短缺还是过剩;物资调用及购买协议情况是否完备有效等。

2.应急队伍评估

评估考察紧急时可以动员多少全职救援队伍、多少兼职救援力量、多少社会志愿者及可动用人员的应急培训水平等方面。

3.应急装备物资评估

应急装备物资评估：一是应急救援物资储备状况，二是物资管理系统的有效性。

评估内容主要包括：救援仪器设备、个人防护、药物、疫苗、通信、交通等评估；应急救援物资储备制度建立和执行情况；应急物资生产、储备、调拨体系和方案是否合理有效；是否有效建立与其他省(市、区)和地区物资调用及供应渠道等。

(五)其他

1.规划应急准备的目标，确保目标实现。

2.建立应急管理协调机构，制定应急准备标准或规范。

3.推广应急准备安全指导原则，制定安全操作的系列标准。

4.建立完善的法律支持系统。

二、监测预警机制

各地区、各部门针对各种可能发生的突发公共卫生事件，建立完善监测预警机制，建立预测预警系统，开展风险分析，做到早发现、早报告、早处置。

(一)监测

1.明确各部门、机构的工作职责与基本任务

(1)各级政府及卫生行政部门：各级政府及卫生行政部门负责建立和完善突发公共卫生事件监测与预警系统，构建与完善公共卫生网络信息平台，提供必要的物资设备和经费保障，确保监测与预警系统的正常运行。省级人民政府卫生行政部门要按照国家统一规定和要求，结合实际，组织开展重点传染病和突发公共卫生事件的主动监测。国务院卫生行政部门和地方各级人民政府卫生行政部门要加强对监测工作的管理和监督，保证监测质量。

(2)疾病预防控制机构：在各级政府及卫生行政部门领导下开展突发公共卫生事件监测、预测，并提供预警所需的相关信息，建立健全突发公共卫生事件监测网络，根据突发公共卫生事件的类别，制定监测计划，科学分析、综合评价监测数据。对发现的潜在隐患以及发生的突发公共卫生事件，按国家规定要求的程序和时限及时报告。

(3)各级各类医疗救治机构：按政府、卫生行政部门及疾病预防控制机构的要求，承担监测初始信息的实时收集与网络直接报告工作、监测哨点工作、突发公共卫生事件和法定传染病疫情的报告任务。

(4)社区卫生服务机构：及时组织完成各类疫情与监测信息的收集与报告；提供可靠、完整、准确的预测必需的基础数据，发现突发公共卫生事件和法定传染病疫情及时报告。

(5)社会团体和新闻媒体：发现突发公共卫生事件和传染病疫情信息或疫情、事件线索，应及时报告就近疾病预防控制机构。

2.建立工作流程与步骤

(1)制定监测计划和方案：针对不同类别的传染病、食物中毒、职业中毒等突发公共卫生事件制定监测计划。

(2)设立监测点与建立监测网络，组织技术培训：根据监测计划，选择设立各类监测点，建立监测网络。针对不同类别的突发公共卫生事件监测的要求，组织专业技术队伍，开展监测技

术培训,统一监测方法。

(3)实施监测:按监测计划和方案要求,做好监测过程各个环节的工作。重点是突发公共卫生事件信息的核实,保证监测信息报告的及时性和准确性。

(4)资料分析、预测:根据监测收集到的各类监测信息、数据和指标分布特征情况,选择科学的方法进行处理和分析,预测可能出现的危险情况或潜在危险。

(5)结果上报:疾病预防控制机构及时向卫生行政部门报告分析结果,必要时申请卫生行政部门适时发出预警。

3.确定工作质量控制指标

围绕工作目标,依据工作流程和步骤,明确各关键工作,从而确定质量控制指标。

(二)预警

各级人民政府和卫生行政部门,根据医疗机构、疾病预防控制机构、卫生监督机构提供的监测信息,按照公共卫生事件的发生、发展规律和特点,及时分析其对公众身心健康的危害程度、可能的发展趋势,及时做出预警。对事态和影响不断扩大的事件,应及时升级预警和反应级别。对范围局限、不会进一步扩散的事件,应相应降低反应级别,及时撤销预警。

预警级别依据突发公共事件可能造成的危害程度、紧急程度和发展势态,一般划分为四级:Ⅰ级(特别严重)、Ⅱ级(严重)、Ⅲ级(较重)和Ⅳ级(一般),依次用红色、橙色、黄色和蓝色表示。

预警信息包括突发公共事件的类别、预警级别、起始时间、可能影响范围、警示事项、应采取的措施和发布机关等。

预警信息的发布、调整和解除可通过广播、电视、报刊、通信、信息网络、警报器、宣传车或组织人员逐户通知等方式进行,对老、幼、病、残、孕等特殊人群以及学校等特殊场所和警报盲区应当采取有针对性的公告方式。

(三)风险评估

突发事件公共卫生风险评估是监测和预警之间关键环节。建立和完善突发事件公共卫生风险评估工作机制,规范开展风险评估工作,有利于及时发现风险,早期预警,为科学决策提供技术支持。

二、信息报告与通报机制

(一)信息报告

1.突发公共卫生事件信息报告

(1)明确责任报告单位、人员:任何单位和个人都有权向国务院卫生行政部门和地方各级人民政府及其有关部门报告突发公共卫生事件及其隐患,也有权向上级政府部门举报不履行或者不按照规定履行突发公共卫生事件应急处理职责的部门、单位及个人。

县级以上各级人民政府卫生行政部门指定的突发公共卫生事件监测机构、各级各类医疗卫生机构、卫生行政部门、县级以上地方人民政府和检验检疫机构、食品药品监督管理机构、环境保护监测机构、教育机构等有关单位为突发公共卫生事件的责任报告单位。

执行职务的各级各类医疗卫生机构的医疗卫生人员、个体开业医生为突发公共卫生事件的责任报告人。

（2）规定报告内容、方式：我国建立以传染病个案报告为基础的传染病与突发公共卫生事件信息报告管理系统，规范信息传递方式，实现了报告的动态性、实时性和网络化管理。该系统的建立为突发公共卫生事件监测预警、分级响应、风险评估及指挥决策等工作奠定了基础。

突发公共卫生事件责任报告单位要按照有关规定及时、准确地报告突发公共卫生事件及其处置情况。

2.突发公共事件医疗卫生救援信息报告

医疗急救中心（站）和其他医疗机构接到突发公共事件的报告后，在迅速开展应急医疗卫生救援工作的同时，立即将人员伤亡、抢救等情况报告现场医疗卫生救援指挥部或当地卫生行政部门。

现场医疗卫生救援指挥部、承担医疗卫生救援任务的医疗机构要每日向上级卫生行政部门报告伤病员情况、医疗救治进展等，重要情况要随时报告。有关卫生行政部门要及时向本级人民政府和突发公共事件应急指挥机构报告有关情况。

（二）信息通报

建立职能部门间信息通报共享机制，对内快速信息共享。

国务院卫生行政部门应当及时向国务院其他有关部门和各省、自治区、直辖市人民政府卫生行政部门通报传染病疫情和突发公共卫生事件的相关信息。毗邻的以及相关的地方人民政府卫生行政部门，应当及时互相通报本行政区域的传染病疫情和突发事件相关信息。对涉及跨境的疫情线索，由国务院卫生行政部门向有关国家和地区通报情况。

对于及时发布的甲类传染病和采取甲类传染病预防控制措施的传染病，以及不明原因群体性疾病等突发公共卫生事件个案信息，国家卫健委至少在发布前2小时向国务院其他有关部门和各省、自治区、直辖市卫生行政部门通报。各地在自主发布本辖区上述信息前，应事先（至少8小时）报告国家卫健委，并告知具体发布时间，由国家卫健委提前向各省、自治区、直辖市卫生行政部门通报。上述信息发布前，国家卫健委应通过有效途径告知港澳台地区和有关国际组织；发生在广东省的突发事件信息，还应按照粤港澳疫情信息通报机制的有关规定处理。

其他法定传染病暴发、流行的突发公共卫生事件个案信息，国家卫健委相关部门和事发地卫生行政部门在对外发布前，也要通过便捷有效的方式及时互通情况，并将有关情况向相邻的省份通报，共同做好疾病的预防和控制工作。

五、应急决策和协调机制

应急决策是整个突发公共事件应急管理的核心，是贯穿于突发事件的预防、准备、管理、反应、恢复、重建全过程的灵魂，对应急管理的成败起着至关重要的作用。

（一）建立和完善突发公共卫生事件应急决策系统

突发公共卫生事件应急决策系统是国家应急决策系统的重要组成部分，属国家应急决策系统的医疗卫生子系统，是突发公共卫生事件危机应急响应系统的神经中枢。应急决策系统负有领导整个决策过程、选择最终决策方案的责任，同时还担负着综合协调、统一指挥的重任。

突发公共卫生事件应急指挥决策系统融指挥协调、监测、预警、医疗救治、物资储备等功能为一体，主要包括决策目标、主体系统、支持系统、保障系统、辅助决策系统等，为统一、高效、快捷、准确应急决策提供支持。

(二)建立有效的应急决策综合协调机制

围绕决策系统的整体目标,遵循属地为主、统一指挥、快速反应的原则,建立既分工合作又协调统一的应急决策协调机制,使决策机构、决策者和决策方法高效统一,实现政府与公众联动、政府部门间联防联控、区域联防联控、军地联动。

2004 年以来,我国已经建立起多层次、多形式的卫生应急联防、联控机制,加强了各部门间的信息沟通与措施联动。还针对重大疾病,建立了重点地区的联防、联控工作机制。例如,根据鼠疫疫源地性质和行政区域划分,分别建立了北方 7 省(区、市)、南方 13 省、西北 5 省区和东北 4 省区鼠疫联防机制。2005 年 10 月,内地与港、澳联合签署了《关于突发公共卫生事件应急机制的合作协议》,确定三方合作范围,包括重大突发公共卫生事件和传染病疫情的信息通报、应急处置的协调、联动、卫生应急的技术、培训及科研等方面。

五、分级响应和应急处置机制

建立分级管理、逐级响应、全程响应的应急管理机制。

(一)突发公共卫生事件的分级响应和应急处置

特别严重突发公共卫生事件(Ⅰ级),由国务院或国务院卫生行政部门和有关部门依法处置;重大突发公共卫生事件(Ⅱ级),由省级人民政府依法处置;较大突发公共卫生事件(Ⅲ级),由地(市)级人民政府依法处置;一般突发公共卫生事件(Ⅳ级),由县级人民政府依法处置。超出本级应急处置能力时,地方各级人民政府要及时报请上级人民政府和有关部门提供指导和支持。

突发事件的响应级别与预警风险等级密切相关,根据风险等级,启动相应级别的应急响应行动。不同的响应级别应在事故的通知范围、应急中心的启动程度、应急资源调集规模、人员疏散的范围、应急总指挥的层级等方面都有不同的规定。

突发公共卫生事件的现场调查、病因分析,以及突发公共卫生事件的分级响应和应急处置。

(二)突发公共事件医疗卫生救援分级响应和应急处置

1.分级

根据突发公共事件导致人员伤亡和健康危害情况将医疗卫生救援事件分为特别重大(Ⅰ级)、重大(Ⅱ级)、较大(Ⅲ级)和一般(Ⅳ级)四级。

(1)特别重大事件(Ⅰ级):①一次事件出现特别重大人员伤亡,且危重人员多,或者核事故和突发放射事件、化学品泄漏事故导致大量人员伤亡,事件发生地省级人民政府或有关部门请求国家在医疗卫生救援工作上给予支持的突发公共事件。②跨省(区、市)的有特别严重人员伤亡的突发公共事件。③国务院及其有关部门确定的其他需要开展医疗卫生救援工作的特别重大突发公共事件。

(2)重大事件(Ⅱ级):①一次事件出现重大人员伤亡,其中,死亡和危重病例超过 5 例的突发公共事件。②跨市(地)的有严重人员伤亡的突发公共事件。③省级人民政府及其有关部门确定的其他需要开展医疗卫生救援工作的重大突发公共事件。

(3)较大事件(Ⅲ级):①一次事件出现较大人员伤亡,其中,死亡和危重病例超过 3 例的突发公共事件。②市(地)级人民政府及其有关部门确定的其他需要开展医疗卫生救援工作的较大突发公共事件。

(4)一般事件(Ⅳ级):①一次事件出现一定数量人员伤亡,其中,死亡和危重病例超过 1 例的突发公共事件。②县级人民政府及其有关部门确定的其他需要开展医疗卫生救援工作的一般突发公共事件。

2.应急响应

(1)Ⅰ级响应:符合下列条件之一者,启动医疗卫生救援应急的Ⅰ级响应。①发生特别重大突发公共事件,国务院启动国家突发公共事件总体应急预案。②发生特别重大突发公共事件,国务院有关部门启动国家突发公共事件专项应急预案。③其他符合医疗卫生救援特别重大事件(Ⅰ级)级别的突发公共事件。

Ⅰ级响应行动:国务院卫生行政部门接到关于医疗卫生救援特别重大事件的有关指示、通报或报告后,应立即启动医疗卫生救援领导小组工作,组织专家对伤病员及救治情况进行综合评估,组织和协调医疗卫生救援机构开展现场医疗卫生救援,指导和协调落实医疗救治等措施,并根据需要及时派出专家和专业队伍支援地方,及时向国务院和国家相关突发公共事件应急指挥机构报告和反馈有关处理情况。凡属启动国家总体应急预案和专项应急预案的响应,医疗卫生救援领导小组按相关规定启动工作。

事件发生地的省(区、市)人民政府卫生行政部门在国务院卫生行政部门的指挥下,结合本行政区域的实际情况,组织、协调开展突发公共事件的医疗卫生救援。

(2)Ⅱ级响应:符合下列条件之一者,启动医疗卫生救援应急的Ⅱ级响应。①发生重大突发公共事件,省级人民政府启动省级突发公共事件应急预案。②发生重大突发公共事件,省级有关部门启动省级突发公共事件专项应急预案。③其他符合医疗卫生救援重大事件(Ⅱ级)级别的突发公共事件。

Ⅱ级响应行动:省级卫生行政部门接到关于医疗卫生救援重大事件的有关指示、通报或报告后,应立即启动医疗卫生救援领导小组工作,组织专家对伤病员及救治情况进行综合评估。同时,迅速组织医疗卫生救援应急队伍和有关人员到达突发公共事件现场,组织开展医疗救治,并分析突发公共事件的发展趋势,提出应急处理工作建议,及时向本级人民政府和突发公共事件应急指挥机构报告有关处理情况。凡属启动省级应急预案和省级专项应急预案的响应,医疗卫生救援领导小组按相关规定启动工作。

国务院卫生行政部门对省级卫生行政部门负责的突发公共事件医疗卫生救援工作进行督导,根据需要和事件发生地省级人民政府和有关部门的请求,组织国家医疗卫生救援应急队伍和有关专家进行支援,并及时向有关省份通报情况。

(3)Ⅲ级响应:符合下列条件之一者,启动医疗卫生救援应急的Ⅲ级响应。①发生较大突发公共事件,市(地)级人民政府启动市(地)级突发公共事件应急预案。②其他符合医疗卫生救援较大事件(Ⅲ级)级别的突发公共事件。

Ⅲ级响应行动:市(地)级卫生行政部门接到关于医疗卫生救援较大事件的有关指示、通报或报告后,应立即启动医疗卫生救援领导小组工作,组织专家对伤病员及救治情况进行综合评估。同时,迅速组织开展现场医疗卫生救援工作,并及时向本级人民政府和突发公共事件应急指挥机构报告有关处理情况。凡属启动市(地)级应急预案的响应,医疗卫生救援领导小组按相关规定启动工作。

省级卫生行政部门接到医疗卫生救援较大事件报告后,要对事件发生地突发公共事件医疗卫生救援工作进行督导,必要时组织专家提供技术指导和支持,并适时向本省(区、市)有关地区发出通报。

(4)Ⅳ级响应:符合下列条件之一者,启动医疗卫生救援应急的Ⅳ级响应。①发生一般突发公共事件,县级人民政府启动县级突发公共事件应急预案。②其他符合医疗卫生救援一般事件(Ⅳ级)级别的突发公共事件。

Ⅳ级响应行动:县级卫生行政部门接到关于医疗卫生救援一般事件的有关指示、通报或报告后,应立即启动医疗卫生救援领导小组工作,组织医疗卫生救援机构开展突发公共事件的现场处理工作,组织专家对伤病员及救治情况进行调查、确认和评估,同时向本级人民政府和突发公共事件应急指挥机构报告有关处理情况。凡属启动县级应急预案的响应,医疗卫生救援领导小组按相关规定启动工作。

市(地)级卫生行政部门在必要时应当快速组织专家对突发公共事件医疗卫生救援进行技术指导。

3.现场医疗卫生救援及指挥

医疗卫生救援应急队伍在接到救援指令后要及时赶赴现场,并根据现场情况全力开展医疗卫生救援工作。在实施医疗卫生救援的过程中,既要积极开展救治,又要注重自我防护,确保安全。

为了及时准确掌握现场情况,做好现场医疗卫生救援指挥工作,使医疗卫生救援工作紧张有序地进行,有关卫生行政部门应在事发现场设置现场医疗卫生救援指挥部,主要或分管领导同志要亲临现场,靠前指挥,减少中间环节,提高决策效率,加快抢救进程。现场医疗卫生救援指挥部要接受突发公共事件现场处置指挥机构的领导,加强与现场各救援部门的沟通与协调。

(1)现场抢救:到达现场的医疗卫生救援应急队伍,要迅速将伤员转送出危险区,本着"先救命后治伤、先救重后救轻"的原则开展工作,按照国际统一的标准对伤病员进行检伤分类,分别用蓝、黄、红、黑四种颜色,对轻、重、危重伤病员和死亡人员做出标志(分类标记用塑料材料制成腕带),扣系在伤病员或死亡人员的手腕或脚踝部位,以便后续救治辨认或采取相应的措施。

(2)转送伤员:当现场环境处于危险或在伤病员情况允许时,要尽快将伤病员转送并做好以下工作:①对已经检伤分类待送的伤病员进行复检。对有活动性大出血或转运途中有生命危险的急危重症者,应就地先予抢救、治疗,做必要的处理后再进行监护下转运。②认真填写转运卡提交接纳的医疗机构,并报现场医疗卫生救援指挥部汇总。③在转运中,医护人员必须在医疗仓内密切观察伤病员病情变化,并确保治疗持续进行。④在转运过程中要科学搬运,避免造成二次损伤。⑤合理分流伤病员或按现场医疗卫生救援指挥部指定的地点转送,任何医疗机构不得以任何理由拒诊、拒收伤病员。

4.医疗卫生救援应急响应的终止

突发公共事件现场医疗卫生救援工作完成,伤病员在医疗机构得到救治,经本级人民政府或同级突发公共事件应急指挥机构批准，或经同级卫生行政部门批准，医疗卫生救援领导小组可宣布医疗卫生救援应急响应终止，并将医疗卫生救援应急响应终止的信息报告上级卫生行政部门。

六、信息发布与舆论引导机制

突发公共事件信息或突发公共事件医疗卫生救援信息发布应当及时、准确、客观、全面。事件发生的第一时间要向社会发布简要信息，随后发布初步核实情况、政府应对措施和公众防范措施等，并根据事件处置情况做好后续发布工作。

信息发布形式主要包括授权发布、散发新闻稿、组织报道、接受记者采访、举行新闻发布会等。

信息发布途径应多元化、立体化并及时滚动更新，坚持"快报事实、慎报原因"的发布原则，并充分利用新媒体资源的信息传播优势。

突发事件公共卫生风险沟通。

七、应急保障机制

应急保障机制是为了确保突发事件发生时，卫生应急资源能得到高效、统筹保障。要实现应急资源有效的供给，必须超前规划、精心准备、优化配置，坚持预防为主、平战结合。

(一)技术保障

1.信息系统

国家建立突发公共卫生事件应急决策指挥系统的信息、技术平台，承担突发公共卫生事件及相关信息收集、处理、分析、发布和传递等工作，采取分级负责的方式实施。

在充分利用现有资源的基础上，建设医疗救治信息网络，实现卫生行政部门、医疗救治机构与疾病预防控制机构之间的信息共享。

2.疾病预防控制体系

国家建立统一的疾病预防控制体系。各省(区、市)、市(地)、县(市)要加快疾病预防控制机构和基层预防保健组织建设，强化医疗卫生机构疾病预防控制的责任；建立功能完善、反应迅速、运转协调的突发公共卫生事件应急机制；健全覆盖城乡、灵敏高效、快速畅通的疫情信息网络；改善疾病预防控制机构基础设施和实验室设备条件；加强疾病控制专业队伍建设，提高流行病学调查、现场处置和实验室检测检验能力。

3.应急医疗救治体系

按照"中央指导、地方负责、统筹兼顾、平战结合、因地制宜、合理布局"的原则，逐步在全国范围内建成包括急救机构、传染病救治机构和化学中毒与核辐射救治基地在内的，符合国情、覆盖城乡、功能完善、反应灵敏、运转协调、持续发展的医疗救治体系。

各直辖市、省会城市可根据服务人口和医疗救治的需求，建立一个相应规模的医疗急救中心(站)，并完善急救网络。每个市(地)、县(市)可依托综合力量较强的医疗机构建立急救机构。

按照"平战结合"的原则，依托专业防治机构或综合医院建立化学中毒医疗救治和核辐射应急医疗救治专业机构，依托实力较强的综合医院建立化学中毒、核辐射应急医疗救治专业科室。

4.卫生执法监督体系

国家建立统一的卫生执法监督体系。各级卫生行政部门要明确职能,落实责任,规范执法监督行为,加强卫生执法监督队伍建设。对卫生监督人员实行资格准入制度和在岗培训制度,全面提高卫生执法监督的能力和水平。

5.应急卫生救治队伍

各级人民政府卫生行政部门按照"平战结合、因地制宜,分类管理、分级负责,统一管理、协调运转"的原则建立突发公共卫生事件应急救治队伍和突发公共事件医疗卫生救援应急队伍,根据需要建立特殊专业医疗卫生救援应急队伍。

各级卫生行政部门要保证医疗卫生救援工作队伍的稳定,严格管理,定期开展培训和演练,提高应急救援能力。

6.科研和国际交流

国家有计划地开展应对突发公共卫生事件相关的防治科学研究,包括现场流行病学调查方法、实验室病因检测技术、药物治疗、疫苗和应急反应装备、中医药及中西医结合防治等,尤其是开展新发、罕见传染病快速诊断方法、诊断试剂以及相关的疫苗研究,做到技术上有所储备。同时,开展应对突发公共卫生事件应急处理技术的国际交流与合作,引进国外的先进技术、装备和方法,提高我国应对突发公共卫生事件的整体水平。

此外,在预防和应急准备机制中介绍的培训演练,也是技术保障的重要方法。

(二)物资、经费保障

1.物资储备

各级人民政府要建立处理突发公共卫生事件的物资和生产能力储备。发生突发公共卫生事件时,应根据应急处理工作需要调用储备物资。卫生应急储备物资使用后要及时补充。

卫生应急物资储备是一项复杂、动态的系统工作,涉及卫生、发展改革和财政等多个部门。我国卫生应急物资储备以地方储备为主,国家储备作为有益和必要的补充。物资储备种类包括:药品、疫苗、医疗卫生设备和器材、快速检验检测技术和试剂、传染源隔离及卫生防护的用品和应急设施等。

2.经费保障

(1)突发公共卫生事件经费保障:应急保障突发公共卫生事件应急基础设施项目建设经费,按规定落实对突发公共卫生事件应急处理专业技术机构的财政补助政策和突发公共卫生事件应急处理经费。根据需要对边远贫困地区突发公共卫生事件应急工作给予经费支持。国务院有关部门和地方各级人民政府应积极通过国际、国内等多渠道筹集资金,用于突发公共卫生事件应急处理工作。

(2)突发公共事件医疗卫生救援经费保障:财政部门负责安排应由政府承担的突发公共事件医疗卫生救援所必需的经费,并做好经费使用情况监督工作。

自然灾害导致的人员伤亡,各级财政按照有关规定承担医疗救治费用或给予补助。

安全生产事故引起的人员伤亡,事故发生单位应向医疗急救中心(站)或相关医疗机构支付医疗卫生救援过程中发生的费用,有关部门应负责督促落实。

社会安全突发事件中发生的人员伤亡,由有关部门确定的责任单位或责任人承担医疗救治费用,有关部门应负责督促落实。各级财政可根据有关政策规定或本级人民政府的决定对医疗救治费用给予补助。

各类保险机构要按照有关规定对参加人身、医疗、健康等保险的伤亡人员,做好理赔工作。

(三)通信与交通保障

各级应急医疗卫生救援应急队伍要根据实际工作需要配备救护车辆、交通工具和通信设备。

铁路、交通、民航、公安(交通管理)等有关部门,要保证医疗卫生救援人员和物资运输的优先安排、优先调度、优先放行,确保运输安全畅通。情况特别紧急时,对现场及相关通道实行交通管制,开设应急救援"绿色通道",保证医疗卫生救援工作的顺利开展。

(四)法律保障

国务院有关部门应根据突发公共卫生事件应急处理过程中出现的新问题、新情况,加强调查研究,起草和制订并不断完善应对突发公共卫生事件的法律、法规和规章制度,形成科学、完整的突发公共卫生事件应急法律和规章体系。

国务院有关部门和地方各级人民政府及有关部门要严格执行《突发事件应对法》《突发公共卫生事件应急条例》等规定,根据《国家突发公共卫生事件应急预案》要求,严格履行职责,实行责任制。对履行职责不力,造成工作损失的,要追究有关当事人的责任。

(五)社会公众的宣传教育

县级以上人民政府要组织有关部门利用广播、影视、报刊、手册、互联网等多种形式,对社会公众广泛开展突发公共卫生事件应急知识和突发公共事件医疗卫生救援知识的普及教育。

各医疗卫生机构要做好宣传资料的提供和师资培训工作,指导群众以科学的行为和方式对待突发公共事件。

要充分发挥有关社会团体在普及卫生应急知识和卫生科普知识方面的作用。在广泛普及医疗卫生救援知识的基础上,逐步组建以公安干警、企事业单位安全员和卫生员为骨干的群众性救助网络,经过培训和演练提高其自救、互救能力。

(六)其他保障

相关部门按照各自职责,做好保障工作。如公安机关负责维护突发公共事件现场治安秩序,保证现场医疗卫生救援工作的顺利进行。海关负责突发公共事件医疗卫生救援急需进口特殊药品、试剂、器材的优先通关验放工作。

食品药品监管部门负责突发公共事件医疗卫生救援药品、医疗器械和设备的监督管理,参与组织特殊药品的研发和生产,并组织对特殊药品进口的审批。

红十字会按照《中国红十字会总会自然灾害与突发公共事件应急预案》,负责组织群众开展现场自救和互救,做好相关工作。并根据突发公共事件的具体情况,向国内外发出呼吁,依法接受国内外组织和个人的捐赠,提供急需的人道主义援助。

总后卫生部门负责组织军队有关医疗卫生技术人员和力量,支持和配合突发公共事件医疗卫生救援工作。

七、责任追究与奖惩机制

(一)奖励

县级以上人民政府人事部门和卫生行政部门,对参加突发公共卫生事件应急处理或突发公共事件医疗卫生救援做出贡献的先进集体和个人要给予表彰和奖励;民政部门对在突发公共卫生事件应急处理或突发公共事件医疗卫生救援工作中英勇献身的人员,按有关规定追认为烈士。

(二)责任

对在突发公共卫生事件应急处置或突发公共事件医疗卫生救援过程中,有玩忽职守、失职、渎职等行为的,依据有关法律法规追究当事人的责任,构成犯罪的,依法追究刑事责任。

(三)抚恤和补助

地方各级人民政府要组织有关部门对因参与应急处理工作致病、致残、死亡的人员,按照国家有关规定,给予相应的补助和抚恤;对参加应急处理一线工作的专业技术人员应根据工作需要制订合理的补助标准,给予补助。

(四)征用物资、劳务的补偿

突发公共卫生事件应急工作结束后,地方各级人民政府应组织有关部门对应急处理期间紧急调集、征用有关单位、企业、个人的物资和劳务进行合理评估,给予补偿。

八、社会动员机制

在日常和紧急情况下,动员社会力量进行自救、互救或参与政府应急管理行动,在应急处置过程中对民众善意疏导、正确激励、有序组织,提高全社会的安全意识和应急技能。

九、恢复重建机制

突发公共卫生事件的结束并不意味着突发公共卫生事件应急管理过程的完全终结。要积极稳妥地开展生产自救,做好善后处置工作,把损失降到最低,让受灾地区和民众尽快恢复正常的生产、生活和工作秩序,实现常态管理与非常态管理的有机转换。

十、督导评估机制

突发公共卫生事件结束后,各级卫生行政部门应在本级人民政府的领导下,组织有关人员对突发公共卫生事件的处理情况进行评估。

评估内容主要包括事件概况、现场调查处理概况、患者救治情况、所采取措施的效果评价、应急处理过程中存在的问题和取得的经验及改进建议。

评估报告上报本级人民政府和上一级人民政府卫生行政部门。

突发公共卫生事件的后期评估。

第五节　公共卫生应急管理法制

2003 年的 SARS 危机开启了中国应急法律体系的建设。目前我国已构建起了具有中国特色的突发事件公共卫生应急法规体系。

一、应急管理法制的分类

应急管理法制分为广义和狭义两种。

(一)狭义的应急管理法制

狭义的应急管理法制是指与应急管理活动相关的各项法律、法规和规章,即在突发事件引起的公共紧急情况下处理国家权力之间、国家权力与公民权利之间、公民权利之间各种社会关系的法律规范和原则的综合,其核心和主干是宪法中的紧急条款和突发事件应对法或紧急状态法。

应急管理法律法规是一个国家在非常规状态下实行法治的基础,是一个国家应急管理的依据,也是一个国家法律体系和法律学科体系的重要组成部分。与常规状态下的法律运作机制相比,应急管理法制具有权力优先性、紧急处置性、程序特殊性、社会配合性、救济有限性等特点。

(二)广义的应急管理法制

广义的应急管理法制还包括各种具体制度。包括日常工作制度、会议制度、民主决策制度、学习制度、应急队伍管理制度、应急物资管理制度等。

广义的应急法制是静态和动态的有机统一。从静态来看,应急法制是指法律和制度的总称,包括法律规范、法律组织、法律设施等;从动态来看,应急法制是指各种法律活动的总称,包括法的制定、实施、监督等。

规范化的制度一般包括三个部分:①条件,即规定本制度的适用范围;②规则,即规定应该做什么,应该怎样做,禁止做什么,禁止怎样做;③制裁,即规定违反本制度必须承担的责任和后果。

制度建设的注意事项:①制度要与国家的相关法律法规相适应,不能和相关的法律法规相抵触;②制度设置要注意符合本单位本部门的实际,具有可操作性,避免"墙上的制度"现象;③制度中要明确组织机构和人员的权限,保证制度的落实;④各项制度的制定应发扬民主,鼓励组织成员积极参与讨论制定;⑤制度面前人人平等,追究不遵守制度的行为。

二、公共卫生应急管理法规体系

通过制定规则来协调和解决不同利益主体间的冲突,实现良性的利益博弈。

(一)法律体系

以宪法为根本指导,我国已建立以《突发事件应对法》为基本法、大量单行立法与之并存的公共卫生应急管理的法律体系。

1.基本法

2007年11月1日,我国正式颁布施行了《突发事件应对法》。该法为突发事件应对的基本法。《突发事件应对法》主要集中规范普通的应急管理,已经不再考虑极端形式的紧急状态。首次系统、全面地规范了突发事件应对工作的各个领域和各个环节,确立了应对工作应当遵循的基本原则,建构了一系列基本制度,规范了在突发公共事件预防和应急准备、监测预警、应急处置和救援、善后与恢复等阶段的具体应对活动,以及政府、社会和个人在各项应对活动中的相互关系,为突发事件应对工作的全面法律化和制度化提供了最基本的法律依据。

2.单行法

我国的单行立法主要采取一事一立法的思路,是关于应对某类突发事件的规定。法律层面关于突发事件的立法中有一部分是专门立法,包括《防震减灾法》《防沙治沙法》《防洪法》《传染病防治法》等。

多数立法并非是关于突发事件预防和应对的专门立法,只是部分条款与突发事件的应对相关,内容相对简单,具有很强的针对性。该类立法规定在部门管理法中,如公共卫生事件类的《食品安全法》《职业病防治法》《放射性污染防治法》《国境卫生检疫法》《动物防疫法》《安全生产法》等。

(二)行政法规

行政法规是指国务院根据宪法和法律,按照法定程序制定的有关行使行政权力,履行行政职责的规范性文件的总称。行政法规一般以条例、办法、实施细则、规定等形式作成。行政法规的制定主体是国务院,需要国务院总理签署国务院令。它的效力次于法律、高于部门规章和地方法规。如《突发公共卫生事件应急条例》《重大动物疫情应急条例》《核电厂核事故应急管理条例》《传染病防治法实施办法》《食品安全法实施条例》《公共场所卫生条例》《医疗机构管理条例》等。

(三)地方性法规

地方性法规的制定机关有两类:一是由省、自治区、直辖市的人大和人大常委会制定;二是由省会所在地的市以及国务院批准的较大的市的人大及其常委会制定,但同时应报省一级人大常委会批准,还要报全国人大常委会备案。地方性法规的效力低于宪法、法律和行政法规。

(四)部门规章

根据制定机关的不同,规章可分为两类:①由国务院的组成部门和直属机构在其职权范围内制定的规范性文件。该类文件不须经国务院批准,其与地方性法规处于一个级别。一般以《意见》《通知》等形式下发,如《国务院办公厅关于加强基层应急管理工作的意见》《国务院关于全面加强应急管理工作的意见》《结核病防治管理办法》《医院感染管理办法》《关于疾病预防控制体系建设的若干规定》《关于卫生监督体系建设的若干规定》等。②地方行政规章。由省、自治区和直辖市人民政府,以及省人民政府所在地的市人民政府和国务院批准的较大市人民政府制定的规范性文件。地方政府规章除了服从宪法、法律和行政法规外,还要服从地方性法规。

(五)预案

应急预案是将立法规定具体化,是应急响应的直接依据。

(六)技术指南、标准、导则等技术支持性文件

为保证突发事件应急处理机构和个人正确、有效地开展救援工作,需要制定针对性强、内容具体的《标准》《工作指南》《工作规范》等技术支持性文件,用于指导和规范突发事件应对行为。这些技术文件也是对机构和个人工作考核的依据。

第十一章　突发急性传染病(疫情)事件

传染病始终威胁着人类健康,每一次重大传染病暴发或流行,都会严重侵害人类生命健康,干扰正常社会秩序,造成巨大的经济损失。随着人类对环境的掠夺性开发、城市化进程的不断加速、全球气候变化导致媒介生物分布的改变、国际旅行和贸易日益发达和畜牧模式的革新以及病原体耐药变异加速,这一系列因素使得我国面临传染病流行的风险日益上升。当今世界,传染性疾病仍然是威胁人类社会发展的最严重问题之一。

第一节　概述

传染病病原体繁杂,感染途径多样。传播过程除了病原体和易感宿主之间相互作用的影响,还受到诸多环境因素的影响。在传染病突发事件的防控实践中,既需要掌握传染病、流行病学的基本理论、知识,还需要具备解决大量实际问题的能力。

一、传染病基础知识

(一)传染病的传播模式

1.三角模型

"病原体—宿主—环境"三角模型,强调病原体传播是三者相互作用的结果。

2.环状模型

"病原体—储存宿主—排出门户—传播途径—侵入门户—易感者"的环状模型,强调病原体实现传播的路径和要素。

(二)传染病的感染过程和疾病过程

病原体进入人体后,有的发生定殖,有的造成感染。定殖是指病原体附着于人体皮肤或黏膜表面,没有任何临床症状和体征。感染是病原体进入易感宿主体内复制或生长发育的过程。

1.潜伏期

是指从病原体侵入宿主到宿主出现临床表现的间隔期。由于个体差异,每个人感染病原体后的潜伏期不尽相同。在全人群中,疾病的潜伏期近似于正态分布。

疾病的潜伏期可用于制定监测或病例搜索的病例定义、推断可疑暴露时间、确定检疫期限、判断疫情终止等。实践中,通常用宿主暴露于病原体与临床发病之间的间隔来测量潜伏期。

2.潜隐期

是指病原体侵入宿主到该宿主可以排出新的病原体的间隔期。潜隐期可用于明确病例传染期的开始时机,从而有针对性地采取必要的感染控制措施等。若某种传染病的潜隐期小于潜伏期,即在疾病仍处于潜伏期过程时,感染宿主已具备排出病原体的能力,存在传播病原体的可能,该类传染病仅对临床病例进行隔离、治疗不能有效控制病原体在人群中的传播,应同时考虑采取对暴露者实施检疫措施。

3.传染期

是指感染宿主可以持续传播病原体的时期。积极治疗患者,通过清除患者体内病原体,可以缩短患者的传染期。

(三)传染病的传播动力学

代间距是从原发病例的发病日期与其传播感染导致的续发病例发病日期的间隔。常用于描述可以人间传播疾病的传播情况。代间距的长短与病原体的潜隐期、潜伏期密切相关。代间距越短,表明该传染病有效传播速度越快,疫情容易迅速在人群中播散。

再生数是用来描述某传染病在人群中传播能力的指标,可以分为基本再生数(R_0)和实际再生数(R)。基本再生数指的是一个病例进入到易感人群中,在理想条件下可感染的二代病例个数。它取决于病例单位时间内接触人数、每次接触实现传染的概率和该病传染期的长短。理论上可表述为:

R_0=单位时间内接触人数×每次接触传播的概率×传染期

现实中,当人群中有一定比例的个体具有对该病的免疫能力,或对一定比例的病例实施了隔离等措施时,原发病例引起的续发病例数将下降,此时的再生数称为实际再生数(R)。

R=XR0(X 为校正系数)

R 可以用于判断疫情发生发展趋势。当 R<1 时,疫情将呈现下降趋势;R=1 疫情将呈现平稳;R>1 疫情将呈现持续上升。传染病在人群流行过程中,可能因为人群自然感染产生群体免疫、感染宿主死亡等因素,R 可以从>1 逐渐转为<1,进而流行自然终止。

若要认为使得 R<1,可用多种措施。如在易感宿主中接种足够的疫苗或开展群体性预防服药;隔离足够数量的患者;治疗患者以缩短传染期;减少人群相互接触的频率等。

以群体接种疫苗为例,根据 R 和 R_0 可以进行某种疾病控制时需要的人群疫苗接种率 F 的计算。要保证该疾病呈现下降趋势或者不发生暴发,人群免疫接种率 F 应该大于以下计算值:根据 $R=XR_0=(1-F)R_0<1$,从而 $F>(1-1/R_0)$

假设麻疹 R_0=15,那么要保证人群不发生麻疹暴发,人群的麻疹接种率应为 F>(1-1/15)=93%。即:人群的麻疹疫苗接种率需要在 93%以上方可保证人群不会发生麻疹暴发(此处未考虑疫苗接种失败率的因素,如果考虑疫苗接种失败率,此比例还需提高)。

对于没有疫苗的传染病,可以计算至少需要有效隔离多少病例可控制流行。假定 SARS 的 R_0=3,隔离 SARS 病例 F>(1-1/3)=67%,可以达到控制流行的目的。

二、传染病相关概念及特点

(一)突发急性传染病

1.突发急性传染病的概念

突发急性传染病是指在短时间突然发生,重症和死亡比例高,具有潜在的大规模传播流行风险,需要采取紧急控制措施的一类传染性疾病,主要包括鼠疫等传统烈性传染病、传染性非典型肺炎(SARS)、人感染禽流感等新发传染病、埃博拉出血热、黄热病等输入性传染病、群体性不明原因疾病及其病原可用于生物恐怖的相关急性传染性疾病。

我国对突发急性传染病的命名采纳权威专家的意见,并借鉴世界卫生组织或其他国家的称谓等方式。

2.突发急性传染病的主要特点

(1)突发急性传染病具有发病急、传播快、致病微生物新或致病源不明等特点。

(2)突发急性传染病发生后,易导致大规模暴发或流行,出现重大传染病疫情,或构成突发公共卫生事件,必须采取紧急应对措施。

(3)重症和死亡比例高,受到的关注程度较既往明显增加,易造成严重的社会、经济和政治影响。

(4)通常早期识别困难,缺乏特异和有效的防治手段。

(二)新发传染病

1.新发传染病的概念

是指在一个国家或地区新出现的,或已存在的,但发病率或发病地域迅速增加的传染病。

2.分类

新发传染病的病原体大致可分三类:①在早已知道的疾病中发现了新的病原体,如消化性溃疡的幽门螺旋杆菌;②人间可能早已存在的传染病,但近年才被发现和认识,并发现了相应的病原体,如戊型肝炎病毒等;③既往人类中不存在的、新出现的传染病病原体,如O139霍乱弧菌等。前两种传染病,特别是第二种传染病的病原体,在人间可能早已存在,未及时发现的主要原因是这些传染病过去在人间的发生不像现在这样频繁,或由于分离培养、检测技术的限制,过去无法识别其病原体,以致未受到人们的关注。因此,这些疾病也可视为新发传染病。微生物进化是导致出现新病原体的内在因素,同时如环境变化、经济活动、生活方式、生产方式、卫生保健、基础设施、防制措施等诸多因素对新发传染病的发生和传播也有着重要作用。

3.新发传染病的特点

(1)发生和出现不确定性,可呈大流行、点状暴发或散发,大流行时来势汹汹、传播快,易造成跨国界、跨洲界甚至全球性传播。

(2)病原体种类及宿主种类多样,病原体具有较强的变异性,传播途径复杂。

(3)人体除了天然屏障外,缺乏特异性免疫力。

(4)常呈现人兽共患性,新发传染病中超过3/4是人畜共患病。

(5)早期发现及诊断较为困难,缺乏特异性治疗方法,部分新发急性传染病病死率居高不下。如埃博拉出血热等在90%左右,尼巴病毒性脑炎在48%左右。

(6)发生疫情时缺乏针对性防制措施与建议,政府决策者无法及时做出决策。

(7)公众得不到有效的宣传和教育,易对新发传染病产生恐慌心理,造成社会的不稳定。

(三)输入性传染病

1.概念

凡本国(地区)不存在或已经消除的疾病,由国外(地区外)输入时,称为输入性疾病。在一个国家内,某种疾病由一地区传入另一没有该病或已经消除了该病的地区,则不称为输入性,而称为带入性。

2.输入方式

(1)传染源输入:是指通过从国外入境的病例和隐性感染者的输入。如本国人员在境外感染后回国,或外国人作为传染源入境造成输入传播。

(2)病原体的其他输入方式:病媒生物(媒介生物或动物宿主)可通过长途旅行交通工具从一地到达另一地,并导致一些病媒传染病的暴发流行。国家(或地区)间动物及其制品的合作与交流日益频繁。动物作为重要的病原携带载体,病原体在人与动物间、国家与国家间不断传播。

3.输入后疾病的结局

(1)局限于输入个案,不能引起本地传播。这类疾病主要是一些需要医学昆虫作为媒介的自然疫源性疾病,以及需要中间宿主才能完成生活史的寄生虫病,而本地缺乏疾病传播所需的媒介或中间宿主。

(2)输入后有引起本地传播的可能,但尚未导致本地传播,仅限于输入个案。

(3)输入后引起本地传播,但得到有效控制和消除。如我国大多数登革热为输入性的,但由于我国具有登革热传播的媒介和环境,输入病例易引起我国登革热本地传播。

(4)输入后引起本地传播,并成为输入地的主要传染病。

4.输入性风险因素

(1)传染病本身的传播能力、致病力、严重程度等。

(2)传入的机会:国际商务、旅游、劳务等人员的往来,国际贸易的货物跨运输等均可增加输入或输出的机会。

(3)对新发传染病缺乏认知和免疫力。

(4)当地的自然环境、气候等是否适合输入性传染病的流行。

(5)针对输入性传染病的综合防控能力。

(四)生物恐怖

1.概念

生物恐怖是指恐怖分子为了达到其政治、经济、宗教、民族等目的,利用传染性病原体或其产生的毒素等(生物战剂)作为恐怖手段,通过一定的途径散布,企图造成人群中传染病的暴发或流行,导致人群失能或死亡,以期引发人们的心理恐慌和社会动荡的事件。

可能导致生物恐怖的病原,统称为生物恐怖病原。尽管任何致病微生物或生物毒素都可以用于生物恐怖,但是最有可能用于生物恐怖的病原是那些致病性强,获取方便、制备容易,毒性强,播撒后可导致人死亡和国家安全隐患的病原。

2.可用作生物战剂的病原体特点

(1)能被作为生物战剂研制、生产、储存、施放。

(2)感染剂量低、毒性高,可通过不同途径进入机体引起感染或中毒,尤其是通过呼吸道途径。

(3)具有高度传染性。

(4)所致疾病的潜伏期短、发病率高,危害大,常引起失能或死亡。

(5)缺乏可广泛使用的有效防治措施(如疫苗、免疫血清、抗生素),在环境中稳定性好、持续存在时间长、早期难以检测或鉴定等特性。

根据病原的危险性强弱、致死率高低一般分为三大类:即甲类、乙类和丙类病原。

3.生物恐怖的流行病学特点

(1)传染源难以追查:一般生物恐怖引起的传染病是通过人工撒布气溶胶、污染水源和食品,或由媒介生物而引起的,由于攻击点具有不确定性和分散性,对于这种突发性的传染病流行,很难确定最初的传染源。

(2)传染途径隐蔽:在正常的情况下,每种传染病都有特定的传播途径,但在生物恐怖袭击中,通常采用气溶胶方式经呼吸道感染,这种反常的传播途径给疾病的诊断和治疗增加了难度。

(3)人群免疫力普遍缺乏:生物恐怖分子往往选择目标人群缺乏免疫力的病原体。并随着生物技术的发展,一些传统的病原微生物经过改造和修饰,使其增强致病力并获得某些抗药性,或者将多种微生物的毒力因子杂交到一起,增加了防治难度。

(4)流行形式特殊:通常情况下,除了通过食物和水污染造成的传染病流行曲线呈陡然上升而缓慢下降的特点外,一般传染病的病例数都是逐渐增多,然后达到高峰。而在生物恐怖袭击后,受攻击区域的人群可同时大批感染,出现暴发性流行,发患者数在短期内迅速达到高峰。

生物恐怖引起的传染病不受流行地区、季节限制,没有明显职业性差异,任何接触到病原体的人都可能感染。

第二节　传染病的分类与特征

根据传染病性质,按照传播途径不同,把传染病分呼吸道传染病、肠道传染病、自然疫源及虫媒传染病、血源及性传播传染病等类型。

一、呼吸道传染病

呼吸道传染病是指由病毒、细菌、支原体、衣原体、真菌等病原体通过呼吸道传播、感染的疾病。

(一)传染源

患者是呼吸道传染病最主要的传染源,隐性感染者或健康带毒(菌)者也是重要的传染源,同时一些动物也可成为呼吸道传染病的传染源(如禽鸟类是人感染高致病性禽流感的重要传染源)。

(二)传播途径

主要通过空气中的飞沫、尘埃、气溶胶等传播,多数亦可通过直接接触或手—鼻/口等间接接触而感染。患者或病原携带者在呼吸、咳嗽、喷嚏时将带有细菌或病毒的呼吸道分泌物散布到空气中,易感的人随呼吸吸入或接触等方式感染后,经过一定时间的潜伏期使靶器官发生病变。

(三)群易感性

人群普遍易感,尤其婴幼儿、儿童、老年人和免疫力低下者。病原体型别较多或发生变异,都可造成类似病原体传染病的再次流行。由于人群累计感染率或免疫水平不同,可表现为不同人群对某些传染病的罹患率不同。

(四)呼吸道传染病暴发和流行特点

①多数呼吸道传染病有较显著的季节性,主要以冬、春季高发,所以在流行病学三间分布特征的描述中,应观察其季节性分布的特点。

②患者多分布在传染源周围,呈聚集性,离患者越近,接触越密切,被感染的机会越大,发病率越高。

③群体性发生多见,在短时间内罹患率可升到较高水平。

④疾病的发生常与居住、生活条件有关。居住拥挤,飞沫、尘埃浓度高,容易传染。好发于集体单位如学校,托幼机构等。

⑤人们常在儿童时期感染这些疾病,如麻疹、流行性脑脊髓膜炎等,常被称为"儿童传染病"。流行性感冒虽没有明显儿童发病率高的特点,但仍容易在学校出现暴发。

1.流行性脑脊髓膜炎

(1)病原学特点:

1)病原体:脑膜炎奈瑟菌。

2)病原体特性:①主要致病成分为内毒素,内毒素作用于小血管和毛细血管,引起坏死、出血,皮肤黏膜淤点、淤斑和微循环障碍,大量内毒素释放可造成 DIC 及中毒性休克。②外环境抵抗力低。

(2)临床表现:

1)潜伏期:数小时至 10 天。

2)主要症状、体征:①发热、头痛、呕吐、脑膜刺激征。重症患者可有不同程度的意识障碍和(或)感染中毒性休克。②皮肤、黏膜出现淤点、淤斑。

3)临床分型:①普通型可分为上呼吸道感染期、败血症期和脑膜炎期,但不易严格区分;②暴发型可分为休克型、脑膜炎型和混合型,病情凶险、进展迅速;③轻型表现为低热、轻微头痛、咽痛等上呼吸道症状,皮肤黏膜可有少量细小出血点,亦可有脑膜刺激征。

(3)流行病学特征:

1)传染期:潜伏期开始至病后 10 天。

2)传染源:①患者和带菌者是本病的传染源。流行期人群带菌率可达 50%～70%。②多数患者由自体带菌感染。

3)传播途径:①空气飞沫传播;②间接传播机会少;③2 岁以下婴幼儿密切接触传播有重要意义。

4)人群易感性:①人群易感性与体内特异性保护抗体水平密切相关。新生儿可从母体获得保护性抗体。②患病后可获得牢固免疫力。③15 岁以下是多发年龄,6 个月～2 岁发病率最高。

5)暴发和流行特点:①全年均可发生,主要发生于冬春季的 11 月～5 月,2～4 月为高峰;②发病多分布于中小城市及乡镇;③A 群为优势株,B 群以散发为主

2.人感染禽流感

(1)病原学特点:

1)病原体:H5N1、H7N9 等。

2)病原体特性:①致病力:H5N1 为高致病性禽流感病毒,能引起严重的禽类疾病;H7N9 对禽类来说属于低致病性,但这两种病毒人类感染后目前多表现为重症肺炎。②毒力位点:HA 裂解位点和受体位点、PB2627 位点、NS1 蛋白和 PB1-F2 蛋白都是该病毒的毒力位点,对致病性都有贡献。③变异:都属于甲型流感病毒,变异率高。④传染能力:一般认为,目前该病毒还没有发生重大宿主适应性变异,还不具备持续的人传人能力。⑤理化特性:对乙醚、氯仿、丙酮、酒精等有机溶剂敏感,常用消毒剂也容易将其灭活。

(2)临床表现:

1)潜伏期:潜伏期通常为 2~8d,中位,数为 3.3 天,报道最长可达 17 天。

2)主要症状、体征:主要为发热、咳嗽、咳痰,多数病例在一周内出现呼吸困难,呼吸衰竭是最主要的并发症,许多病例快速进展为急性呼吸窘迫综合征(ARDS)和多器官衰竭。

(3)流行病学特征:

1)传染期:携带禽流感病毒的水禽能够长期排毒。人感染禽流感病毒后能够在呼吸道分泌物中检测到病毒的存在,报道可长达数月。

2)传染源:主要为感染禽流感病毒的鸡、鸭、鹅等家禽,H7N9 有报道传染源为鸽子、鹌鹑等。

3)传播途径:主要通过呼吸道飞沫传播,也可通过密切接触病例或感染病毒的禽类及其分泌物、排泄物,病毒污染的水等被感染。

4)人群易感性:①人群普遍易感。②从事禽类相关工作的职业人群、病例的密切接触者为高危人群。

5)暴发和流行特点:主要发生在冬春季,每年 10 月至次年 4 月为流行季节。病例以散发为主,偶有家庭聚集性病例发生。H5N1 发病的人群以青年和儿童为主,H7N9 发患者群以中老年男性为主。

3.传染性非典型肺炎

(1)病原学特点:

1)病原体:SARS 病毒,属于冠状病毒 β 属 B 亚组。

2)病原体特性:①传染性强;②该病毒的抵抗力和稳定性要强于其他人类冠状病毒,但对乙醚、氯仿、甲醛和紫外线等均敏感。

(2)临床表现:

1)潜伏期:1~16 天,常见为 3~5 天。

2)主要症状、体征:发热、头痛、肌肉酸痛、乏力、干咳少痰、腹泻,部分患者进展为呼吸窘迫综合征。

3)临床分期:①早期,一般为病初的 1~7 天。起病急,以发热为首发症状。②进展期,病情于 10~14 天达到高峰,发热、乏力等感染中毒症状加重,并出现频繁咳嗽、气促和呼吸困难。③恢复期,病程进入 2~3 周后,发热渐退,其他症状与体征减轻乃至消失。

(3)流行病学特征:

1)传染期:发病后至康复前。

2)传染源:患者为主要传染源。

3）传播途径：①短距离的飞沫传播；②通过消化道传播；③接触传播；④患者粪便中的病毒污染了建筑物的污水排放系统和排气系统造成环境污染，可能造成局部流行。

4）人群易感性：①人群普遍易感。发病者以青壮年居多，儿童和老人少见。②患者家庭成员和医务人员属高危人群。患病后可获得一定程度的免疫力。

5）暴发与流行特征：①主要流行于人口密集的大都市，农村地区甚少发病。②流行发生于冬末春初，有明显的家庭和医院聚集发病现象。③社区发病以散发为主，偶见点状暴发流行。

4.中东呼吸综合征

（1）病原学特点：

1）病原体：中东呼吸综合征冠状病毒（MERSCoV）属于冠状病毒β属C亚组。

2）病原体特征：该病毒被发现时间较短，其病原学特征尚不完全清楚，该病毒受体为二肽基肽酶4（DPP4），主要分布于人深部呼吸道组织，可以部分解释中东呼吸综合征临床症状严重性。

（2）临床表现：

1）潜伏期：2～14天。

2）主要症状、体征：发热、畏寒、咳嗽、气短、肌肉酸痛，在肺炎基础上，临床病变进展迅速，很快发展为呼吸衰竭、ARDS或多器官功能衰竭（MODS），特别是肾衰竭，甚至危及生命。二代病例病情相对较轻，也可无症状感染。

（3）流行病学特征：

1）传染期：发病后至康复前。

2）传染源和传播途径：目前认为单峰骆驼可能是该病原的中间宿主，人可能通过接触含有病毒的单峰骆驼的分泌物、排泄物（尿、便）、未煮熟的乳制品或肉而感染。而人际间主要通过飞沫经呼吸道传播，也可通过密切接触患者的分泌物或排泄物而传播。

3）人群普遍易感。

4）暴发与流行特征：目前的病例均来自中东地区，主要为沙特阿拉伯，当地流行以冬春季为主。家庭成员间密切接触和医院感染引起的聚集性病例是主要暴发疫情所在，尚未出现社区持续性传播疫情。

5.麻疹

（1）病原学特点：

1）病原体：麻疹病毒。

2）病原体特性：①只有一个血清型；②含脂蛋白包膜，是主要的致病物质；③在体外抵抗力较弱，对热、紫外线及一般消毒剂敏感。

（2）临床表现：

1）潜伏期：6～21天，平均为10天左右。接种过麻疹疫苗者可延长至3～4周。

2）主要症状、体征：发热、咳嗽、流涕及眼结膜炎，特征性表现为口腔麻疹黏膜斑及皮肤斑丘疹。

3）临床分型：①典型麻疹分为前驱期、出疹期、恢复期。②非典型麻疹分为轻型麻疹、重型麻疹、异型麻疹。异型麻疹主要发生在接种麻疹灭活疫苗后4～6年，在接触麻疹患者时出现。

（3）流行病学特征：

1）传染期：发病前 2 天至出疹后 5 天内。

2）传染源：麻疹患者。

3）传播途径：①经呼吸道飞沫传播为主要传播途径；②经污染病毒的手传播，通过第三者或衣物间接传播很少见。

4）人群易感性：①人类对麻疹病毒普遍易感，易感者接触患者后 90％以上均可发病，病后可获得持久免疫力。②6 个月以内婴儿因可从母体获得抗体很少患病，该病主要在 6 个月至 5 岁小儿间流行。近年成人麻疹病例增多。

5）暴发与流行特征：发病季节以冬、春季为多见，但全年均可发生。

6.肺结核

（1）病原学特点：

1）病原体：结核分枝杆菌

2）病原体特性：①包括人型、牛型、鸟型和鼠型等类型，对人致病的主要为人型，牛型少见。②含脂类、蛋白质和多糖类。③对外界抵抗力强，耐干燥；对热、紫外线酒精比较敏感。④在一些特定的条件下，结核杆菌的形态、致病力、药物敏感性等特性可发生改变。

（2）临床表现：

1）潜伏期：肺结核的潜伏期因人而异，短的数月、长的数年甚至数十年，但以感染两年之内发病的最为常见。

2）主要症状、体征：长期低热、咳痰、咯血等

3）临床分型：原发性肺结核、血行播散型肺结核、继发性肺结核、结核性胸膜炎、肺外结核。

（3）流行病学特征：

1）传染期：肺结核病的传染期长短不一，理论上讲，只要患者在痰中带有结核菌就可以造成传染

2）传染源：排菌的患者和动物（主要是牛）。

3）传播途径：①以飞沫传播为主。②其他途径如饮用带菌的牛奶经消化道感染、患病孕妇母婴传播及经皮肤伤口感染均少见。

4）人群易感性：普遍易感。婴幼儿、青春后期及老年人发病率较高。

5）暴发与流行特征：结核病多呈散发状态，无特别明显的季节性和周期性。但在通风不良环境下集体学习、生活和工作的人群中，一旦有人发生肺结核病，其他人常可受到结核菌感染，可呈现结核病的局部聚集或暴发。

7.百日咳

（1）病原学特点：

1）病原体：百日咳杆菌

2）病原体特性：①外膜蛋白中的凝集抗原、黏附素和外毒素等具有诱导宿主产生保护性抗体的作用。②该菌对理化因素抵抗力弱，对紫外线和一般消毒剂敏感。

（2）临床表现：

1）潜伏期：2～21 天，平均 7～10 天

2)主要症状和体征:阵发性、痉挛性咳嗽咳嗽终止时伴有鸡鸣样吸气吼声。

(3)流行病学特征:

1)传染期:潜伏期开始至发病后 6 周。

2)传染源:百日咳患者、隐性感染者和带菌者

3)传播途径:由呼吸道飞沫传播、咳嗽、说话、打喷嚏时分泌物散布在空气中形成气溶胶,通过吸入传染。

4)人群易感性:①人群对百日咳普遍易感,5 岁以下小儿发病率最高。②百日咳病后不能获得终生免疫。

5)暴发与流行特征:百日咳多见于温带和寒带。一般为散发,在儿童集体机构、托儿所、幼儿园等亦可引起流行。

8.白喉

(1)病原学特点:

1)病原体:白喉杆菌。

2)病原体特性:①细菌分泌的外毒素是致病的主要物质。②对冷冻、干燥抵抗力强,对湿热及化学消毒剂敏感。

(2)临床表现:

1)潜伏期:1~7 天,多为 2~4 天。

2)主要症状和体征:咽、喉部灰白色假膜和全身毒血症症状

3)临床分型:咽白喉、喉白喉、鼻白喉和其他部位白喉。

(3)流行病学特征:

1)传染期:潜伏期末即开始。

2)传染源:患者和白喉带菌者。

3)传播途径:主要经呼吸道飞沫传播,也可经食物、玩具及物品间接传播。偶尔可经破损的皮肤传播。

4)人群易感性:①人群普遍易感,新生儿经胎盘及母乳获得免疫力。②患病后可产生针对外毒素的抗体,免疫力持久。

5)暴发与流行特征:①该病见于世界各地,以散发为主。②一年四季均可发病,以冬、春季多发。

9.猩红热

(1)病原学特点:

1)病原体:A 组 β 型溶血性链球菌(GAS)。

2)病原体特性:①M 蛋白是 GAS 的主要致病因子,M 蛋白抗原变异是 M 分型的基础。②该病菌的致病力来源于细菌本身及其产生的毒素和蛋白酶类。③该菌对热及干燥抵抗力不强。

(2)临床表现:

1)潜伏期:1~7 天,一般为 2~3 天。

2)主要症状和体征:发热、咽峡炎、全身弥散性鲜红色皮疹和疹后明显脱屑。

3)临床分型:普通型、脓毒型、中毒型、外科型。

(3)流行病学特征:

1)传染期:咽拭子培养阳性者均有传染性,一般自治疗之日起至少7天。

2)传染源:患者和带菌者。

3)传播途径:主要经空气飞沫传播,也可经皮肤创伤或产妇产道传播。

4)人群易感性:①普遍易感;②感染后抗体可产生抗菌免疫和抗毒素免疫。

5)暴发与流行性特征:本病多见于温带,冬春季多见,以儿童为主。菌种及其毒力变化易引起暴发和重症病例。

10.流行性感冒

(1)病原学特点:

1)病原体:流感病毒。

2)病原体特征:①病毒包膜有血凝素和神经氨酸酶两种糖蛋白,与其致病力有关;②流感病毒易发生抗原变异,抗原漂移与抗原转变是主要的抗原变异形式;③传染性强;④对一般消毒剂敏感,100℃2分钟可杀死。

(2)临床表现:

1)潜伏期:通常为1~3天(数小时至4天)。

2)主要症状及体征:发热、乏力、头痛、全身肌肉酸痛等中毒症状,可伴咽痛、咳嗽、流涕等。

3)临床分型:典型流感、轻型流感、肺炎型流感、其他类型。

(3)流行病学特征:

1)传染期:潜伏期至发病三天内传染性强。

2)传染源:患者和隐性感染者。

3)传播途径:①主要通过飞沫经呼吸道传播。②通过接触被污染的手、日常用具等间接传播。

4)人群易感性:人群普遍易感,感染后获得对同型病毒免疫力,但持续时间短,各型及亚型之间无交叉免疫,可反复发病。

5)暴发与流行特征:①突然发生、迅速传播,甲型流感病毒一般每隔10~15年就会发生一次抗原性转变,产生一个新的亚型,可引发世界性的大流行。②乙型流感病毒只有抗原漂移,以局部流行为主,约相隔5~6年发生一次,丙型流感则为散发。③四季均可发生,以秋、冬季为主。南方在夏、秋季也可见到流感流行。

11.流行性腮腺炎

(1)病原学特点:

1)病原体:腮腺炎病毒。

2)病原体特征:①该病毒抗原结构稳定,只有一个血清型。②抵抗力低,紫外线、甲醛和56℃均可灭活。

(2)临床表现:

1)潜伏期:14~25天,平均为18天。

2)主要症状及体征:腮腺非化脓性炎症、腮腺区肿痛。

(3)流行病学特征：

1)传染期：腮腺肿大前7天至肿大后9天约两周时间内。

2)传染源：早期患者及隐性感染者。

3)传播途径：主要通过飞沫传播

4)人群易感性：人群普遍易感，大多数患者为1～15岁少年儿童。

5)暴发与流行特征：本病呈全球性分布，全年均可发病，但以冬、春季为主。

12.风疹

(1)病原学特点：

1)病原体：风疹病毒。

2)病原体特性：①风疹病毒仅有一个血清型，可在胎盘或胎儿体内生存。②理化特性：病毒在体外的生活力弱，对紫外线、乙醚、氯化铯、去氧胆酸等均敏感。

(2)临床表现：

1)潜伏期：14～21天，平均为18天。

2)主要症状和体征：低热、全身皮疹，常伴有耳后、枕部淋巴结肿大。风疹病毒易发生垂直感染，孕妇妊娠早期初次感染风疹病毒后，病毒可通过胎盘屏障进入胎儿，常可造成流产或死胎，还可导致胎儿发生先天性风疹综合征，引起胎儿畸形。

(3)流行病学特征：

1)传染期：出疹前1周到出疹后4天。

2)传染源：患者

3)传播途径：主要通过飞沫传播。

4)人群易感性：人群普遍易感，大多数患者为1～15岁少年儿童。一次得病，可终身免疫。

5)暴发与流行特征：本病呈全球性分布，全年均可发病，但以春季为主。

13.水痘和带状疱疹

(1)病原学特点：

1)病原体：水痘-带状疱疹病毒

2)病原体特性：①属疱疹病毒科，仅有一个血清型。②传染性极强。③不能产生胸腺嘧啶激酶的病毒不能造成潜伏感染而引起带状疱疹。④病毒对外界抵抗力弱，不耐热和酸，不能在痂皮中存活，能被乙醚等消毒剂灭活。

(2)临床表现：

1)水痘：①潜伏期：10～24天，以14～16天为多见。②主要临床症状和体征：全身性丘疹、水疱、奇痒，过后结痂，一般不留瘢痕。

2)带状疱疹：①在人体免疫力下降时发生。②主要临床症状和体征：沿身体单侧体表神经分布的相应皮肤出现呈带状的成簇水疱，常伴有局部神经疼痛。

(3)流行病学特征：

1)传染期：发病前1～2天至皮疹完全结痂为止。

2)传染源：患者

3)传播途径：①通过呼吸道飞沫；②直接接触传播。

4)人群易感性：①人群普遍易感。②病后可获持久免疫,二次感染发病者极少见。带状疱疹痊愈后仍可复发。

5)暴发与流行特征：一年四季均可发生,以冬、春季为高。

14.军团菌病

(1)病原学特点：

1)病原体：军团菌。

2)病原体特性：现已发现超过30种军团菌,34个血清型对人有致病性。嗜肺军团菌种,包括14个血清型可以引起急性呼吸道炎症。

(2)临床表现：

1)潜伏期：2~10天,通常5~6天。

2)主要症状及体征：军团菌病以肺炎为主要临床表现,轻症患者病程呈自限性,感染也可从肺部播散至肺外其他系统。

3)临床分型：肺炎型和庞蒂亚克热型。

(3)流行病学特征：

1)传染来源：人工水系统,如冷热水管道系统、空调冷却塔水、旋流池水、蒸发冷凝器、加湿器等是军团菌感染的主要来源。

2)传播途径：主要通过呼吸道吸入感染。

3)人群易感性：中老年男性是军团菌病的易感人群,有吸烟史和慢性肺部疾病者易患此病。

4)暴发与流行特征：多发生于夏末和秋初,大多数病例为散发,人群密集场所的空调系统污染可导致暴发。

二、肠道传染病

肠道传染病是病原体经口侵入肠道并引起腹泻和(或)其他脏器及全身性感染的一类疾病。

(一)传染源

受感染的人或动物(包括携带者)作为传染源的意义更大。

(二)传播途径

肠道传染病的许多病原体可经水、食物、日常生活接触以及昆虫或其他媒介传播。一般通过粪-口途径感染人或动物。

(三)人群易感性

人群普遍易感。婴幼儿、儿童、老年人及免疫力低下人群,一旦感染发病,其症状更为严重。部分病原体感染后产生的免疫力不持久,造成类似病原体再次感染。

(四)暴发与流行特点

1.经水传播的特点

病例分布与供水范围一致,有饮用同一水源史;除哺乳婴儿外,无职业、年龄及性别的差异;如水源经常受污染,则病例长期不断;停用污染源或采取消毒、净化措施后,暴发或流行即可平息。

2.经食物传播的特点

患者有食用相同食物史,不进食者不发病;患者的潜伏期短,一次大量污染可致暴发流行;停止供应污染食物,暴发或流行即可平息。

3.肠道传染病的发病和流行是众多因素综合作用的结果

社会因素如居民的生活条件、卫生设施、风俗习惯、战争、饥荒等,自然因素如气温、降雨量、相对湿度、水旱灾害等,均可直接或间接影响肠道传染病的发病强度。而个人卫生习惯、机体免疫水平及病原体变异或传入新菌型等,对发病强度影响也很大。

三、自然疫源及虫媒传染病

以节肢动物(如蚊、蜱、螨、虱、白蛉等)为媒介而传播的传染病称为虫媒传染病。而把可以同时感染人和其他脊椎动物,并可在动物与人之间传播的传染病称为人兽共患传染病。其中不依赖人类可长期在自然界的动物中存在和流行的疾病,又称为自然疫源性疾病。

(一)传染源

人或动物为传染源和储存宿主。在虫媒及人兽共患传染病中,传播疾病的动物不仅可做为人类疾病的传染源,而且还具有保持病原体在自然界长期存在的作用,称为病原体的宿主。对于大多数虫媒传染病来说,病原体必须在传播疾病的吸血节肢动物中繁殖后才能进行传播,因而媒介节肢动物是疾病自然循环中的必要组成部分。

(二)传播途径

传播途径有机械性传播和生物性传播两种。机械性传播指节肢动物对病原体的传播只起携带和输送作用,对这一类病原体来说媒介节肢动物并非是必需的,即病原体还有其他的传播方式,如蝇传的霍乱。生物性传播即病原体必须在媒介节肢动物体内经过发育或/和增生阶段才能传播到新的宿主,媒介节肢动物对这一类病原体的传播是必需的,如由蚊传播的蚊媒传染病都属于生物性传播。

(三)人群易感性

人群普遍易感。感染来源与有无自然疫源地旅行史、动物接触史、病媒昆虫叮咬史密切相关。

(四)暴发或流行的特点

大多数经吸血节肢动物传播的传染病具有以下流行特征:

1.地区性。病例分布与吸血节肢动物分布一致。

2.季节性。病例季节性升高与吸血节肢动物活动季节一致或稍后。

3.某些传染病有明显的职业特点,如森林脑炎多见于伐木工等野外作业人员。

4.发病有年龄特点,老疫区病例多见于儿童,新疫区病例无年龄差异。

5.一般无人直接传人的情况。

四、血源及性传播疾病

血源及性传播疾病是病原体存在于携带者或患者的血液或体液中,通过应用血制品或性行为传播的一类疾病。

(一)传染源

患者或隐性感染者、病原携带者是传染源,其中隐性感染者和病原携带者作为传染源的公共卫生意义更大。

(二)传播途径

主要通过性传播、血液传播和垂直传播,有时可通过被污染的物品引起间接接触传播。

第三节　现场调查

针对传染病暴发或流行展开调查,旨在查明疫情发生的原因(传染来源、传播途径和病原体),确定高危人群,以便及时采取针对性措施,控制疫情发展。

一、现场调查准备

(一)核实疫情信息

核实的主要内容包括:查阅突发公共卫生事件网络直报系统;病例的临床特征、诊断、治疗方法和效果;发病经过和特点:发病数、死亡数及三间分布等;样品采集种类、方式、时间及保存、运输方法等;实验室检测方法、仪器、试剂、质控和结果;危及人群的范围和大小;疾病性质判断及其依据;目前采取的措施和效果。

(二)调查人员安排和工作要求

卫生行政部门或疾控部门接到报告后应立即派出专业组(包括流行病学或卫生学、临床、检验等专业人员)赴现场调查处置,并做好赴现场前的物资与技术准备。

二、确定暴发或流行的存在

根据核实结果综合分析,要判定群体性不明原因疾病是否存在。

对于已建立完善的疾病监测系统而言,确定暴发或流行的存在需要有比较的观点,需将当前观察到的病例数与历史同期的基线水平相比或与前期的数据相比较,以判断当前观察到的病例数是否超过阈值。报告的病例数超过暴发或流行的阈值,并不意味着一定发生了疾病的暴发或者流行,还要进一步分析疾病的增加是否是人为原因导致的虚假升高。

某些疾病没有监测资料,确定暴发或流行的存在可能比较困难,需通过多种途径做出疫情强度分析判断及应对建议。

若确认疫情存在,应对疾病的性质、规模、种类、严重程度、高危人群、所处的发展阶段和趋势进行初步评估,并制定初步的调查方案和处置原则。

三、核实诊断

核实诊断可以通过检查病例、查阅病史及核实实验室检验结果进行。然后核实其诊断的正确性,通过访视病例和查阅病历资料,以了解病例的临床症状/体征,将病例的各种临床特征做成频数分布图,描绘疾病谱,判断临床特征与诊断是否一致。

如果临床特征与诊断疾病有不符之处,需高度注意,是由于诊断错误还是其他原因所致。例如:在调查轮状病毒引起某社区腹泻流行疫情时,发现病例主要临床表现为腹泻、呕吐和发热,但是大约1/3的病例具有咳嗽、流涕、鼻塞等上呼吸道症状。文献报道的轮状病毒感染病例的临床症状是以腹泻、呕吐和发热为主,并不包括上呼吸道症状。经核实发现病例的实验室诊断正确,上呼吸道症状均发生在腹泻、呕吐和发热症状前,且多数病例在出现上呼吸道症状时曾去过某社区医院就诊,提示医院感染可能是病例感染轮状病毒的原因。同时,尚需将所诊断的疾病与其潜伏期、传染期等综合分析判断疫情发生的规模。

四、病例定义、病例搜索和个案调查

(一)病例定义

病例定义要适度。现场调查早期通常使用"较为宽泛"的病例定义,以便发现更多可能的病例,防止疫情扩散,后期则使用较为狭窄的病例定义,以免误诊,造成不必要的恐慌。如在 SARS 发生之初,采用的主要 SARS 报告病例(SARSRUI)分类法(一种灵敏的、非特异性的病例分类,依据的仅仅是临床和流行病学标准)。但随着对 SARS 认识的深入,特别是实验室检测能力的提高,病例定义采用了 SARS 相关冠状病毒(CoV)诊断标准(一种更为特异的病例分类,其依据是选择后的临床和流行病学标准或实验室诊断)。

在现场突发急性传染病事件的流行病学调查中,由于不确定性因素太多及事件的复杂性,常分不同的层次制定病例定义。一般病例定义分为三个层次:确诊病例、临床诊断病例、疑似病例。并可根据实际工作的进展情况,适时调整病例定义。

由于影响病例定义的因素较多,即使制定了最终病例定义,也有可能无法解释所有的病例,但对所制定的病例定义应能解释大多数发病者的情况,即应有统计学检验效能,而对不符合最终病例定义的发病者应做出合理解释。

(二)病例搜索

很多暴发或流行疫情,报告的病例仅是全部病例的一部分,不能反映疾病波及地区范围和受累人群特征,需按照统一的病例定义,采用系统的方法,尽可能发现所有病例。

(三)个案调查

搜索病例后,需采用统一的个案调查表对病例进行流行病学个案调查,收集病例的基本信息。

个案调查的病例一般为传染病患者,也可以是非传染病患者或病因未明疾病的病例,以及其他与事件有关的受害者等,具体对象需根据具体事件而定。如果为单个传染病病例时,实际上就是对疫源地的调查。

个案调查可以进一步核实患者的疾病诊断并进行健康指导。

对于传染病的病例特别需要进行以下流行病学史的调查和判定:①是否与类似患者有密切接触史,接触的地点、方式、时间,特别是最初和最后一次接触的具体日期;②是否有与可疑动物(如宠物、鼠、野生动物,特别是生病动物)接触史,以及可疑媒介(蚤、蜱、蚊、蝇)的情况等;③发病前是否去过某些特殊的地方,是否为某类疾病的流行区或疫区;④患者免疫接种史及本地区的人群易感情况;⑤发病季节及发病年龄是否符合该传染病特征,若不是可考虑有无生物恐怖的可能;⑥近期是否有外出人员回来或外地人员进入,以确定可能感染地点,推断可能疾病。

五、描述性分析

统计病例的发病病例数、患病病例数、死亡数。计算疾病频率指标(发病率、罹患率或累积发病率、二代发病率、人时发病率、患病率、病死率,病程等),描述病例的三间分布及特征。

(一)时间分布

在对流行病学资料进行分析时,必须始终考虑到时间要素。考虑时间的时候,需要明确提出有关的时段或时期,弄清暴露和传染病事件之间的时间关系,做好时间资料的来源及资料的处理。在适当的间隔时间(潜伏期的 $1/8\sim1/3$,通常为 $1/4$)内描述疫情时间分布特征的一种方法,常用直方图表示。这种直方图称为"流行曲线",横轴(X轴)是病例的发病时间,纵轴(Y轴)描述所发生的病例数。

流行曲线的主要用途如下:

1.判断疾病的传播模式

流行曲线有几种典型的图形,包括点源、持续同源和增生型,通过流行曲线的形状可推断疾病的传播模式。

点源流行曲线的特点:快速上升伴相对缓慢下降的单峰曲线,对于已知病原体的疫情,流行曲线的首末病例发病间隔应小于最长潜伏期减去最短潜伏期的 1.5 倍。

持续同源性流行曲线的特点:快速上升,然后保持一个高峰平台期,当传染来源去除,对人群采取保护措施或易感人群减少后,病例数快速下降。如果暴露不是持续存在,而是间断发生的,则流行曲线成为不规则的曲线。

增生型流行曲线的特点:呈现明显周期性,疫情缓慢上升,达到高峰后迅速下降。增生型流行曲线可以是人和人之间的直接传播,也可以是通过媒介在人和人之间传播的疾病。当在较大的范围内发生增生性传播时,周期性则不是非常明显。

并非每次暴发和流行的曲线都会呈现上述典型特征,有时特征不是很明显,有时也会呈现上述典型流行曲线的混合类型。

2.推断可能的暴露时间、潜伏期

如果推定的暴露时间已知,流行曲线可以用来估计疾病的潜伏期,这可能有助于病原体的确定。如果涉及疾病的潜伏期已知的同源暴发,流行曲线可以帮助确定可能的暴露时期,即从首例病例的发病时间往前推一个最短潜伏期,中位数病例的发病时间往前推一个平均潜伏期,末例病例的发病时间往前推一个最长潜伏期,推断的时间范围为可能的暴露时间范围。

3.识别异常病例

若流行曲线上显示某些病例的发病时间与多数病例的时间间隔较长,则称为"异常病例"。对于异常病例,首先要核实病例的发病时间是否因错误编码或数据输入错误引起的。如不存在以上错误,可从异常病例中提取重要信息。

4.评价控制措施的效果和应急响应的速度

很多疫情的暴露,即使在不采取任何措施的情况下,也会自然结束,因此,不能仅仅依靠采取控制措施后出现疫情下降的趋势,就做出控制措施有效的结论。但是如果采取控制措施后疫情仍然上升,则需考虑所采取的措施是否有效。如人感染 H7N9 禽流感暴发时,采取关闭活禽市场这一措施后,疫情有明显下降趋势,说明关闭活禽市场可有效防控 H7N9 措施;相反,如发生一起皮肤出现斑疹、丘疹、水疱等多形疹,病情进展部分皮肤柔软部位还出现焦痂,考虑为皮肤炭疽,而服用青霉素 G,发现病情并未好转,需考虑其他如恙虫病等出疹性疾病。

（二）地区分布

地区分布特征可提示卫生事件的地区范围,有助于建立有关暴露地点的假设。

地区资料包括居住地(例如通过人口调查追踪)、工作地点、学校、娱乐场所、旅行地点或其他有关资料,及更深入描述该地区活动的特殊资料(如在建筑物内部或办公室活动的详细情况,有关人员在该地停留的时间等)。

有时疾病发生在社区中一个独特的地方,如果能观察到这点,对病原体和暴露特性则可获得大量的线索和证据。如供水系统、牛奶供应、垃圾处理排出口、风向、建筑物间的气流以及传播媒介的生态习惯,在传播微生物或病原体和确定疾病的危险人群中扮演着重要角色。

把病例按地理特征描绘成图,则可能会发现其潜在暴露因素的来源和途径,还可以帮助鉴定传播媒介或途径。

（三）人群分布

按人群特征进行流行病学分析的目的,在于全面描述病例特征,并发现病例与普通人群的不同,这将有助于提出与危险因素有关的宿主特征,其他潜在危险因素以及传染源、传播方式和传播速度的假设。

有些疾病首先侵犯一定的年龄组或种族。有些疾病与职业明显相关。分析患者年龄、性别、种族、职业或其他任何有用的描述病例特有的特征,如果发现"痛点"的特征,通常会对查找危险人群提供一个线索,甚至找出一个特异的暴露因素。对疾病宿主、传播途径、高危人群认识越多,你将获得更特异和准确的信息,以决定如何防治疾病。如图所示:通过年龄分布特征可见,5 岁以下儿童是手足口病的高发人人群。6 月龄以下可能由于母传抗体的保护作用或社会活动范围有限,发病率低于 5 岁以下的其他年龄组。

六、形成病因假设

以一起人感染猪链球菌病疫情为例,讲解如何形成假设。

1.疫情情况:1998 年 7 月下旬和 8 月上旬,某省相邻的四个县(市)同时发生临床症状相似的 25 例病例。患者起病急,病情重,多表现为突发高热(体温高达 42℃)、呼吸急促、腹绞痛、腹泻、烦躁不安、眼结膜充血,颈下、耳根、腹部皮肤出现紫红色的出血斑,1~2 天内病情加重,出现多器官损害和衰竭,休克乃至死亡。

2.从病例临床特征入手,进行病因分析经初步调查,所有病例基本表现为两种临床特征:一是中毒性休克综合征(STSS),另一种为脑膜脑炎综合征。

中毒性休克综合征病例的主要临床表现为:突起高热(占 100%),最高体温达 42℃;伴有头痛(占 56.25%)、腹泻(占 68.75%);皮肤淤点、淤斑(占 81.25%)。淤点主要分布于四肢与头面部,不高出皮肤,无溃疡等;最终为休克(占 100%)、少尿(肾衰竭,占 81.25%),而死亡(占 81.25%)。

脑膜炎型综合征病例的主要临床表现为:头痛(占 10000),高热(占 55.56%),脑膜刺激症状(占 100%),具体为颈项强直(占 100%)、克氏征阳性(占 71.43%)和布氏征阳性(占 42.86%),未见腹泻等胃肠道症状,也未见淤点、淤斑、休克、少尿等症状、体征。

中毒性休克综合征死亡患者尸体解剖可见:多部位、多脏器有不同范围、不同程度的出血,尤以胃腔和肾上腺为重;大脑、小脑及脑干的软脑膜充血及脑实质充血、水肿;心肌间质灶性出血;各内脏微细血管及全身血液不凝固并有细菌感染;肝细胞变性及点状灶性坏死等。

脑膜炎综合征的尸解可见:主要病理变化与中毒性休克综合征相似,即多部位、多脏器出血,DIC,全身血液不凝固等。

病因分析:高度怀疑为感染性疾病(细菌性?病毒性?),病原体能致全身多部位、多脏器出血。

3.从流行病学特征入手,进行病因分析。

(1)动物疫情特征:当地在人间疾病出现之前,即有大量生猪病死,病、死猪数量均为往年同期的十余倍。其中某县生猪病、死疫情最为严重,7～8月份,病、死猪共有 14246 头,占当地生猪存栏数的 1.5% 左右;与此同时,该市的人间发病数也最多,共发生患者 16 例。

(2)三间分布特征:

1)时间分布:中毒性休克综合征最早发生的病例为 7 月 20 日,最后一例为 8 月 8 日。7 月 20～25 日发生 5 例,7 月 26～31 日发生 5 例,8 月 1～5 日发生 3 例,8 月 6～8 日发生 3 例。

脑膜炎型综合征发病日期为 7 月 21 日 1 例,7 月 30 日 3 例,8 月 1 日 2 例,8 月 2 日 1 例,8 月 3 日 1 例,8 月 5 日 1 例。此期间为该地区的高温季节。

2)地区分布:病例分布于相邻的四个县(市)。总共 25 例患者分布于 23 个乡(镇),25 个村庄,其中有 2 例中毒性休克综合征分布于 1 个乡(镇)的 2 个村庄,2 例脑膜炎型综合征分布于 1 个乡(镇)的 2 个村庄。25 例患者均居住农村。其病例的地区分布特点是相对集中,高度散发。

3)人群分布:各病例之间均没有明显的接触史。16 例中毒性休克综合征和 9 例链球菌脑膜炎型综合征均为男性,以青壮年男性为主,最小年龄 29 岁,最长者 75 岁,30 岁组 3 例,40 岁组 8 例,50 岁组 7 例,60 岁组 4 例,70 岁组 2 例。

25 例患者有 5 人为职业屠夫,有 3 人为销售猪肉者,有 17 人在发病前仅有一次接触病、死猪史。

患者在发病前 2 日内均与病、死猪或来源不明猪肉有直接接触史,其中有 11 人在发病前 2 日内有屠宰自家病、死猪史(占 44.0%);有 8 个屠宰他家病、死猪,即共有 19 人有屠宰病、死猪史(占 76.0%);有 3 人有销售猪肉史(占 12.0%),但销售猪肉来源广泛,无法查清猪肉性质;另有 3 人有洗、切死猪肉或剥猪头皮史(占 12.0%)。25 人中有 7 例有明显的手指皮肤破损史,有 20 例病家周围有病死猪发生史。

所有病例病家及周围均未见其他动物(如老鼠、鸡、羊、牛、狗)突然死亡现象发生,也未见有明显不洁食源和水源接触史。

病因分析:高度怀疑病、死猪是危险因素来源,最可能是通过直接接触而感染,屠宰、销售及其他与病、死猪有职业或生活接触的人群为高危人群。

七、验证病因假设

综合生物学、临床医学和流行病学三方面的研究结果,利用病因推断标准做出因果推断和病因判定。

(一)实验室检测

从患者血液、脑脊液和病死猪的无菌部位中共分离到 7 株链球菌,经 API20Strep 生化系统鉴别,皆为猪链球菌Ⅱ型。

用随机引物 PCR 技术分析,结果人源菌株和猪源菌株同源,中毒综合征患者和脑膜炎患者病原一致,分离自患者血源和脑脊液的菌株同源。经菌体脂肪酸分析得到进一步确认,即基因型和表现型高度一致。

(二)临床病理特征

两种临床类型患者的病理特征与现场解剖病死猪的病理特征也相似。

(三)病例对照研究

1.病例和对照的选择

根据链球菌感染性综合征的诊断标准,选择临床症状典型、诊断依据较为可靠的链球菌中毒性休克综合征和链球菌脑膜炎型综合征病例作为本次研究的病例。

对每例患者,选择同村、性别相同、年龄相差不超过 5 岁的健康人 2 名,同时选择同村或同乡、性别相同、年龄相差不超过 10 岁的屠夫 2 人以上作为对照。

2.病例组和对照组各种因素频数分布

共调查患者 27 例,对照 142 例。

单因素、多因素分析结果提示:家庭有病死猪、屠宰病死猪、皮肤破损是疫情发生的危险因素,具有统计学差异($P<0.05$)。

八、病因推断与判定

(一)病因推断与判定

本起事件是由于直接接触病、死猪导致的人感染猪链球菌(Ⅱ型)综合征疫情,是一起人畜共患病。

本次调查还证实,猪链球菌引起的链球菌感染综合征在人群中没有传染性。

(二)推断依据

(1)关联的时间顺序:本病发生于 7 月底、8 月初。病例发生在有生猪疫情的地区,生猪疫情在前,人间疫情在后。

(2)关联的一致性:猪疫情最严重的地方,其人间发患者数最多,猪疫情较轻的县(市)人间发患者数也较少。

(3)关联的特异性:所有发病患者均有与病、死猪接触史。未见与其他动物、食物、水源等有明显的接触史。

(4)终止效应:采取禁宰病、死猪等综合性措施后,人间疫情迅速下降。

(5)关联的合理性及实验依据:所有患者均为平时"从不生病的健康人",这与链球菌主要侵犯青壮年健康人的特性相吻合,这可能与机体的易感性有关。

(6)其他:部分患者有明显的皮肤破损。另外,所有患者均可能因蚊虫叮咬而存在隐性皮肤破损。

(7)病例分布高度散在,没有二代病例发生,没有发现人与人之间的传播,发病仅与接触病、死猪有关(无人群中传染的主要依据)。

九、现场卫生学调查

现场调查的不同阶段,都需要开展现场卫生学调查,但因各阶段调查的侧重点不同,现场卫生学调查的内容会有所不同。

现场调查早期,首先需要对现场环境进行调查,如水源位置及周边环境情况,病例工作场所环境、食品加工场所的条件等,并采集相关环境标本,如水源标本、可疑食物标本、物体表面涂抹拭子等。

随着调查的深入,形成传染来源和传播途径的假设,并采用分析流行病学加以验证,此时,还需要继续开展相关的现场卫生学调查,以提供更多的证据,进一步验证该假设。

现场卫生学调查都是为了能找到暴发的真正根源所在,这样才能采取有针对性的防控措施,防止类似暴发的再次发生。

第四节　暴发(流行)的控制措施

传染病暴发流行时,可采取的预防控制措施多种多样。主要措施包括消除传染源、减少或阻断与暴露因素的接触、防止进一步暴露和保护易感/高危人群等。

在疫情的不同阶段,疫情控制措施的侧重点也均有所不同。初期可以根据疾病的特征,基于经验或常规知识先提出简单的预防控制措施,随着调查深入和病因逐步清晰,采取更有针对性的对策或措施组合,最终达到控制、终止暴发或流行的目的。

原则上呼吸道传染病应以控制传染源、保护易感人群为主,肠道传染病应以切断传播途径为主,虫媒及自然疫源性传染病应以控制传播媒介为主,血液及性传播疾病以推广避孕套、杜绝吸毒和共用注射器等措施为主。

一、针对传染源的措施

(一)患者

坚持"早发现、早诊断、早报告、早隔离、早治疗"原则,分别对患者和疑似患者隔离治疗,必要时就地设立医疗救治、传染源隔离点。若转运患者,需设固定车辆转运患者。

1.治疗

治疗传染病患者,能降低疾病病死率,降低病原体载量,减少传染源数量,达到控制其暴发流行的目的。事件发生的最初,最紧迫、最重要的任务就是对伤员进行及时的诊断和救治,根据事件患者的临床特征,对患者进行隔离治疗。

针对不同的传染病,治疗传染源达到控制其传播的公共卫生意义有所不同。该措施特别适用于贮存宿主比较单一、传播途径较难阻断的人传人(或人与动物间传播)传染病,同时感染或疾病状态易于识别、传染期较长,以及其他控制措施效果较差的传染病。例如,结核病和艾滋病。

对于病原体存在于外环境的或储存宿主比较广泛的传染病,或是传播途径不是人传人直接传播的传染病,仅治疗患者和感染者对控制暴发流行的效果较差。如主要通过水或食物传播的霍乱、伤寒。

传染病病例治疗应遵循治疗、护理与隔离、消毒并重的原则。

2.隔离

隔离是将处于传染病期的传染病患者、疑似患者安置在指定的地点,暂时避免与周围人群接触,便于治疗和管理。通过隔离,可以最大限度地缩小污染范围,减少传染病传播的机会。决定传染病患者隔离期限的重要依据是传染期,即患者排出病原体的整个时期。

隔离措施对人传人疾病(特别是飞沫传播)控制效果较好。尤以隐性感染和轻型患者少、潜伏期没有传染性、没有环境和动物宿主的人传人的传染病,采取隔离患者的措施效果更佳。例如严重急性呼吸综合征潜伏期没有传染性,代间距较长(8~10 天),仅人与人飞沫传播,隐性感染和轻型患者较少,隔离措施是控制其暴发流行的有效公共卫生措施。

对于没有人传人、隐性感染比例较高的传染病,隔离属于无效措施。如肾综合征出血热、钩端螺旋体病、布鲁菌病患者可不必隔离,因为这些传染病很少人传人,传染源主要是动物。

隔离措施在医院实施比较容易,但在社区实施比较困难。按照传染病防治法规定,甲类(鼠疫、霍乱)及按照甲类传染病管理的传染病(肺炭疽),其患者或疑似患者必须在指定场所(主要是医疗机构)实施隔离治疗,必要时可请公安部门协助。乙类或丙类传染病患者或疑似患者根据病情可在医院或家中隔离。

根据传染病传染的强度及传播途径的不同,应当采取不同的隔离方法。

(1)严密隔离:适用于霍乱、肺鼠疫、肺炭疽、SARS 等甲类或传染性极强的乙类传染病。具体隔离方法:①患者住单间病室,同类患者可同住一室,禁止陪伴和探视;②进入病室的医务人员戴口罩、帽子,穿隔离衣,换鞋,注意手清洗与消毒,必要时戴手套;③患者分泌物、排泄物、污染物品、敷料等严格消毒;④室内采用单向正压通气,室内的空气及地面定期喷洒消毒液或紫外线照射。

(2)呼吸道隔离:适用于流行性感冒、麻疹、白喉、水痘等通过空气飞沫传播的传染病。具体隔离方法:①同类患者可同住一室;②室内喷洒消毒液或紫外线照射;③患者口鼻、呼吸道分泌物应消毒;④进入病室的医务人员戴口罩、帽子,穿隔离衣。

(3)消化道隔离:适用于伤寒、细菌性痢疾、甲型肝炎等通过粪—口途径传播的疾病。具体隔离方法:①同类患者可同住一室;②接触患者时穿隔离衣、换鞋,手清洗与消毒;③患者粪便严格消毒,患者用品、餐具、便器等单独使用并定期消毒,地面喷洒消毒液;④室内防杀苍蝇和蟑螂。

(4)接触隔离:适合于狂犬病、破伤风等经皮肤伤口传播的疾病。具体隔离方法:①同类患者可同居一室;②医务人员接触患者穿隔离衣、戴口罩;③患者用过的物品和敷料等严格消毒。

(5)昆虫隔离:适用于通过蚊子、蚤、虱、蜱、恙螨等昆虫叮咬传播的疾病,如疟疾、斑疹伤寒等。具体的隔离方法主要是病室内有完善防蚊设施,以预防叮咬及杀灭上述病媒昆虫。

(二)隐性感染者、病原携带者登记、管理和随访

慢性病原携带者常有间歇性排出病原体的现象,因此一般连续 3 次检查阴性时,才能确定病原携带状态解除。伤寒、霍乱、细菌性痢疾等病原携带者,暂时离开饮食服务行业、供水企业、托幼机构等单位工作。艾滋病、乙肝、丙肝、疟疾等病原携带者严禁献血。

(三)接触者

1.检疫

检疫是对暴露者的隔离措施,是对已暴露或有可能暴露处于传染期患者的接触者(健康的人或动物)采取限制活动的措施,以预防其感染后在潜伏期内传播疾病,并及早发现患者,及时治疗。

检疫措施适用于潜伏期和前驱期具有传染性,隐性感染少,疾病和暴露易于定义识别的传染病。对暴露者检疫的时间长短取决于疾病的最长潜伏期。

根据检疫措施的程度可分为绝对检疫(严格检疫)和适度检疫。

(1)严格检疫(留验):是对目前健康的暴露人群采取严格限制活动自由的措施,即要求其在指定的场所完成诊察、检验和治疗,限制其活动范围。根据疾病和疫情特点,除了国家相关法律法规规定需要采取检疫措施的传染病外,发生不明原因疾病,且疾病后果较为严重时,为了有效控制疫情蔓延,可考虑采取检疫措施。

(2)适度检疫:通常根据已知或推测的易感性差异及疾病传播危险性不同,对接触者的活动自由有选择地进行限制。包括:①医学观察。即接触者可以正常的工作或学习,不限制其活动,但必须接受体格检查、病原学检查和必要的卫生处理,以便及时发现其感染或疾病状态,而一旦发现感染或发病,立即采取措施。对患者家属和密切接触者进行医学观察,隔离期限根据流行病学调查的潜伏期和最后接触日期决定。②人群隔离。当难以分清某个场所人群或动物群中哪些是暴露者,哪些是非暴露者时,有时采取对整个场所的所有人群或动物等实施隔离。如对某个村庄人群采取检疫措施,以控制疫情蔓延。

国境卫生检疫是预防传染病由国外传入国内或由国内传出国外的重要措施。每个国家都按自己的需要规定了需要检疫的病种,例如《中华人民共和国国境卫生检疫法》规定检疫的传染病有鼠疫、霍乱、黄热病以及国务院公布的其他传染病,并在国境处(如国际通航的港口、机场以及陆地入境处和国界江河的口岸)设立国境卫生检疫站,配备专业医务人员代表国家执行检疫任务,对检疫传染病患者、可疑患者及密切接触者都要进行隔离或留验。需要检疫的病种,可根据具体情况随时调整,如天花原来是各国均要进行检疫的病种,但由于天花已在全世界消灭,故这一病种已无检疫的必要,种痘证明也随之取消。

疫区检疫及地区间交通卫生检疫是指当国内发生烈性传染病,如鼠疫、霍乱时,为了防止检疫传染病流行、扩散,对出入检疫传染病疫区的交通工具及其乘运的人员、物资实施查验、医学检查、紧急卫生处理等措施。

2.应急接种和药物预防

为了减少、降低和减轻易感者暴露于病原体后的感染、发病和疾病严重程度,可以采用接种疫苗、免疫球蛋白和服用化学药物对易感者实施保护的医学措施。

(1)化学药物预防:是采用化学药物及抗生素预防暴露者的感染和发病,或消除病原体携带状态,以预防病原体传播。主要的适用条件是可能出现严重疾病,发现携带状态较为困难的传染病,同时再次暴露病原体的风险较小。药物预防不能盲目扩大人群范围,需要根据风险评估结果,对传染源的接触人群或同源暴露人群进行药物预防,如对有可能暴露于艾滋病病毒污染的血和其他体液的人员尤其是医务人员,可使用齐多呋啶和拉米呋啶药物,以预防感染的发生；对流行性脑脊髓膜炎的密切接触者，特别是家庭、同宿舍接触者，可给予化学药物预防；对细菌性痢疾、大肠埃希菌肠炎的暴露者，不推荐使用抗生素进行预防，某些抗生素甚至可增加出现溶血性尿毒综合征的危险性。

（2）应急疫苗接种：对于发生在社区范围或集体单位内的、能引起广泛传播的急性传染病，在较大范围内开展应急接种可以产生人群免疫屏障，阻断传播链，从而加速疫情的控制进程。

较大范围的应急接种，一般需要在目标人群范围内达到较高的接种率水平，才能达到较好的控制效果。由于对已经有免疫力的人进行再次接种一般没有风险，因此开展应急接种不需要通过血清学检测来发现易感者而选择性接种。

对于疫苗可预防疾病引起的暴发或流行而开展应急接种等措施，并无简单的、统一原则可以遵循，需要根据具体的疾病特点、疫情规模和趋势、流行病学特征、资源的可利用性和现场实施的可行性来综合决定。

并不是所有疫苗均适用于暴发疫情的应急接种或暴露后的预防。对于密切接触者等个体而言，如疾病的潜伏期相对较长，而且疫苗接种后能迅速产生免疫力，暴露后应尽早对易感者进行预防接种可以获得一定保护。如被疑似患狂犬病的动物咬伤后、麻疹病例的密切接触者应尽早接种疫苗或（和）免疫球蛋白。

常见的疫苗可预防疾病在暴发情况下的应急接种，使用原则如下：

1）麻疹：社区内开展应急接种，应在尽可能短的时间（如一个最短潜伏期）内完成（争取 3 天内接种率达到 95％以上）。目标人群的选择需要依据人群免疫状况评估、年龄别罹患率等资料综合分析确定，应特别关注常规免疫服务难以覆盖的人群、上次强化免疫未覆盖儿童、医院和其他卫生机构的工作人员等。当发生暴发的人群以成人为主时，建议可覆盖至 1978 年之后的出生队列。为有针对性控制疫情，在未做出实验室诊断前开展应急接种的，建议采用含麻疹-风疹成分的联合疫苗。在暴发疫情经实验室确诊后，可使用相应单价疫苗或联合疫苗，在条件允许的情况下优先考虑使用联合疫苗。当发生自然灾害或其他原因导致人员大量集中的情况发生时，麻疹疫苗是需要优先考虑接种的疫苗。

2）脊髓灰质炎：当发生脊灰野病毒、脊灰疫苗衍生病毒（VDPV）、脊灰疫苗高变异株病毒疫情时，应当根据风险评估结果，适时开展脊灰疫苗应急强化免疫或查漏补种活动。发现 VDPVS 或携带者，需要至少以县为单位开展两轮应急强化免疫或查漏补种。当发现脊灰野病毒病例、CVDPVS 病例、脊灰疫苗高变异株循环病例，以及在环境或健康人群中发现脊灰野病毒，需要至少以地（市）为单位开展两轮应急强化免疫或查漏补种。接种对象为 5 岁以下儿童或结合实际适当扩大年龄组，接种率至少达到 95％以上，推荐使用本次疫情所针对的单价脊髓灰质炎疫苗。

3）甲型病毒性肝炎：在暴发的情况下是否推荐甲肝疫苗大范围接种，要根据疫情的流行病学特点和开展大范围疫苗接种的可行性来决定。在相对较小的独立社区，如在暴发的早期开展应急接种，并在多个年龄段都达到较高接种率（70％）的情况下，可有效控制社区范围的甲肝暴发。年龄组的选择要综合考虑疫情的流行病学特点、常规免疫未覆盖的儿童、现场调查发现的高危人群等。密切接触者应采取暴露后预防措施，于暴露后 2 周内尽快接种甲肝疫苗和免疫球蛋白。免疫球蛋白和甲肝疫苗可以同时在不同部位注射。暴露之前至少 1 个月接受过

1 剂量甲肝疫苗接种的人不需要注射免疫球蛋白。

4)流行性脑脊髓膜炎：当发生流脑流行时，应根据流脑病例实验室诊断、人群免疫监测和菌群监测等结果，决定相应型别的流脑疫苗并尽快组织对病例周围高危人群开展应急接种工作。在目标人群确定时，应考虑病例的地理分布、年龄别罹患率以及可用的资源，使干预措施对预防疾病和死亡产生最大的影响。因为化学药物预防效果较好，所以很少推荐对密切接触者进行免疫接种。

5)水痘：暴露后的易感者如无疫苗禁忌证应立即接种疫苗以预防和控制水痘的暴发流行。暴露后 3 天内，甚至延长到 5 天内接种水痘疫苗，可以预防发病或减轻疾病的严重程度，因此，推荐易感者暴露后接种水痘疫苗。

6)流行性感冒：流感疫苗难以控制暴发疫情，但在流感流行时，对高危人群及卫生工作人员每年进行免疫接种，能够部分地减轻流感流行对社区高危人群的严重影响。

7)对某些人畜共患传染病，通过给动物宿主接种相应疫苗，可预防动物感染从而成为人类疾病的传染源，特别适用于只有动物宿主的传染病，如狂犬病、布病。

二、针对传播途径的措施

(一)污染物及污染环境的清洗和消毒等处理

对病原体污染的物体表面和污染环境进行清洁和消毒是控制传染病暴发流行经常采取的措施。

1.清洗

清洗是使用水、肥皂、防腐剂、去污剂擦洗或用真空吸尘器，去除病原体或物体表面有利于病原体生存及繁殖的有机物，虽然清洗不能杀灭病原体，但可以降低病原体数量和传播危险。

2.消毒

消毒指用化学、物理、生物等方法消除或杀灭外界环境中致病性微生物的一种措施。包括预防性消毒和疫源地消毒两大类。

(1)预防性消毒：是在没有发现明确传染源时，对可能受到病原微生物污染的场所和物品实行的消毒，属预防性措施，如饮水消毒、乳制品消毒、空气消毒等。

(2)疫源地消毒：是对现有或曾经有传染源存在的场所进行的消毒，其目的是杀灭传染源排出的病原体。疫源地消毒又分为随时消毒和终末消毒。

随时消毒是当传染源还存在于疫源地时所进行的消毒，对传染源的排泄物、分泌物或被污染的物品、场所进行的及时消毒。

终末消毒指当传染源痊愈、死亡或离开后对疫源地所进行的彻底消毒，目的是完全消除传染源所播散在外环境中的病原体。只有对外界环境抵抗力较强的病原微生物才需要进行终末消毒，如霍乱、鼠疫、伤寒、病毒性肝炎、结核、炭疽、白喉等。对外界环境抵抗力较弱的病原体，如水痘、流感、麻疹等，一般不需要进行终末消毒。

3.其他

对以水、食物或相关产品等为病原体载体而传播的传染病，经过追踪溯源，对水和食物等采取召回、消毒、销毁和禁止使用等处理措施后，可有效地控制相关传染病的传播和蔓延。

(二)媒介生物和动物传染源的控制

媒介生物和动物传染源的控制是从传播途径和传染源两个环节入手有效控制传染病暴发和流行的重要措施和手段。

1.媒介生物的控制

媒介生物控制方法包括环境治理、物理防治、化学防治、生物防治、遗传防治和法规防治等,一般要根据不同的控制对象和情形选择合适的防治方法进行综合防治,同时应做好工作人员和居民的个人防护。

在传染病暴发流行时,应当采用应急防治原则,即以化学防治为主,辅以滋生地处理和物理防治措施,迅速降低媒介生物密度,使病原体不能继续传播流行。

一般来说,防治成蚊、成蝇可以选择在活动高峰期进行超低容量喷雾,防治蚊蝇的幼虫可以在滋生地使用灭幼缓释剂,防治跳蚤等可以进行滞留喷洒,防治鼠类可以使用慢性抗凝血类杀鼠剂。

在化学防治的同时,应同时进行滋生地处理。滋生地处理是各项防治方法中治本的措施,通过滋生地处理来防治媒介生物可起到事半功倍的效果,并且防治效果能得到较长时间的维持。

在采用上述措施的同时可选择使用一些物理和生物防治措施,如使用电蚊拍、鼠夹等。

2.动物传染源的控制

对危害大且经济价值不大的动物传染源应予彻底消灭。对危害大的病畜或野生动物应予捕杀、焚烧或深埋。对危害不大且有经济价值的病畜可予以隔离治疗。此外还要做好家畜和宠物的预防接种和检疫。

三、针对易感者的措施

在传染病流行前,主要通过预防接种提高机体免疫力,降低人群对传染病的易感性。

在传染病流行过程中,通过药物预防、免疫预防和个人防护等保护易感人群免受病原体侵袭和感染。

在传染病暴发流行时,当地政府或卫生行政部门可通过风险沟通和健康教育,使公众正确认识传染病流行的风险,掌握相应传染病防治知识,主动改变行为。如养成良好的卫生习惯,饭前便后要洗手,可以预防以直接接触或间接接触传播的传染病;不吃生的食物,食品在吃前要煮熟、煮透,所有烹饪器具和食具使用后应洗涤干净可以预防食源性传染病;保持居室通风良好,减少到人群聚集的地方,必要时佩戴口罩等可以预防呼吸道传染病等;虫媒传染病流行时应使用防护蚊帐、驱避剂等;使用安全套可有效地预防性病和艾滋病的传播。

针对易感者采取防范措施,将有利于控制疫情的进一步蔓延。

四、传染病暴发、流行的紧急措施

对于传染力强、传播速度快、危害严重的烈性传染病,在紧急情况下应以最严格的要求采取如下应急处置措施。

(一)工作人员的保护性预防措施

现场处置人员进入疫区时,应先喷洒消毒、杀虫剂,开辟工作人员安全通道。参加事发现场应急处理的所有工作人员必须严密着装,防护服每天使用后应彻底消毒。工作人员每天工作结束后用水彻底清洗身体,并接受医学检诊。

(二)隔离治疗患者

根据疾病的分类,按照相应的呼吸道传染病、肠道传染病和虫媒传染病隔离病房要求,对患者和疑似患者立即就地隔离治疗或送隔离医院治疗。患者治疗前,根据需要采集有关检验标本。在转运中要注意采取有效的防护措施。

(三)病家及密切接触者管理

立即封锁病家,对病家和可能污染区进行现场采样、现场检测,同时进行彻底的消杀灭。

对患者家属和密切接触者进行医学观察,观察期限为一个最长潜伏期。

(四)现场疫区划定

根据流行病学调查结果,初步确定疾病影响的范围和人群。依据《传染病防治法》第二十六条划定传染病流行区域,宣布疫区范围,必要时可实施疫区封锁。

《传染病防治法》规定甲类、乙类传染病暴发、流行时,县级以上地方人民政府报经上一级人民政府决定,可以宣布本行政区域部分或者全部为疫区。国务院可以决定并宣布跨省、自治区、直辖市的疫区。省、自治区、直辖市人民政府可以决定对本行政区域内的甲类传染病疫区实施封锁。但是封锁大、中城市的疫区,或者封锁跨省、自治区、直辖市的疫区,以及封锁疫区导致中断干线交通或者封锁国境的,由国务院决定。因此,疫区封锁措施应慎重选择,需进行认真评估后提出。

《传染病防治法》还规定传染病暴发、流行时,县级以上地方人民政府可以采取下列紧急措施:限制或者停止集市、影剧院演出或者其他人群聚集的活动;停工、停业、停课;封闭可能造成传染病扩散的场所等。这些措施属于人群隔离措施,在疫情传播较快,疾病性质和后果无法预测时,为降低传染病传播速度,缓解由于大量患者出现而在单位时间内对医疗服务系统和社会资源的冲击,可采取关闭公共场所和停止大型集会措施,如 SARS 和流感大流行时。

(五)疫区紧急措施

1.对大、小隔离圈内的人群同时进行全面的检诊检疫。发现患者和密切接触者,分别送往隔离医院治疗或隔离场所留验。在检诊检疫的同时,酌情采取化学预防或其他预防措施。

2.疫区内所有家禽、家畜应一律圈养。如有必要,报经当地政府同意后,对可能染疫的野生动物、家禽家畜进行控制或捕杀。

3.疫区内重点地区要开展经常性消毒或杀虫。对可能被污染的物品、场所、环境、动植物等进行消毒、杀虫、灭鼠等卫生学处理。设立的隔离场所必须事先完成消杀灭工作和配置必要的隔离防护设施。对病家小隔离圈和现场的临时隔离场所检测消杀灭的效果。现场处理结束时要对疫源地进行终末消毒,妥善处理医疗废物和临时隔离点的物品。

(六)其他

1.由卫生、交通、民航、检疫等部门对已离开疫源地的传染源、病原携带者和密切接触者进行追踪、监测。

2.在确保安全的前提下,开展尸检采集相关标本。根据需要捕捉媒介生物和动物传染源,进行标本检测。

3.针对性开展卫生知识宣传,普及防病常识,提高人群自我保护能力。

五、控制措施的效果评价

对控制措施的效果评价是暴发疫情处置中非常重要的环节,可以达到优选调整方案、优化资源配置,追究责任和提出改善建议的目的。传染病暴发疫情处置中控制措施的效果评价是最基础的评价内容,常用传染病新发病例出现的快慢、发病率、致残率、病死率、病死率等有关指标来衡量。这些评价指标可以与历史对照、随机同期对照、非随机同期对照、自身前后对照等的相应评价指标进行比较,以得出干预措施是否有效的结论。

在控制措施评价基础上,还应当对疫情发生的原因、经过、损失及其事前、事中、事后全过程的应对和处置工作进行评价,此评价可以界定疫情本身的性质、责任的认定和损失的补偿,也可用于改进各个环节,包括卫生应急机制、预案、预警、应急响应、现场调查与处置、善后措施及应急保障等。

利用暴发疫情处置的机会,还可以验证某些特定的干预措施的有效性。如通过病例对照研究、队列研究等评价洗手、戴口罩、应急接种等干预措施是否有效。经过验证的特定干预措施可在类似情形下的疫情中直接应用。

第十二章 突发急性传染病应急检测

应急检测是指为处置突发急性传染病疫情需要即时开展的实验室检测,其有别于实验室常规检测,具有特殊性。在突发疫情处置初始阶段,病因往往不明确,参与处置的部门和实验室可能有多个,需要检测的项目较多,样本资源不能满足所有检测的需求,需要优化检测策略,统筹安排。在疫情处置过程中,实验室可能会采用新的检测方法,需要进行方法验证,强化检测质量控制;应急检测时效性强,检测效率要求高,需要储备适合的技术方法以及试剂材料。引起重大疫情的病原体致病性较强,需要严格科学的实验室安全管理,确保生物安全。

第一节 应急检测实验室基本要求

承担应急检测任务的实验室需要具备与其职责相匹配的检测技术方法储备、必要的检测设备和关键设施、具备检测能力的人员以及试剂材料储备,保证检测工作能够随时开展。

一、技术方法储备

检测技术方法储备应满足疫情处置与防控工作对实验室的需求。这些需求主要包括:①病原学诊断。相关的检测技术有细菌、病毒等病原分离鉴定、核酸特异性扩增、抗原抗体血清学检测等。②探究传染源、传播途径。宿主动物的追溯和媒介生物的查找,需要对动物、媒介、环境等样本进行病原分离鉴定、核酸特异性扩增、病原分子分型技术等。③调查易感人群。主要通过人群血清学检测技术,揭示感染的分布状况。

技术方法储备还应满足对应急检测效率的要求,需要发展适合现场应用的快速检测技术(免疫层析方法、各种核酸等温扩增方法等)和高通量检测技术(各种多重扩增技术、生物芯片技术等)。

所有检测方法应经过验证并建立这些方法的标准操作规程。

应急检测实验室涉及的常用技术主要有以下几个方面。

(一)病原分离鉴定技术

1.细菌分离培养鉴定

细菌分离培养技术是用人工方法提供细菌生长所需各种条件,将其从微生物混合物中培养出来的方法。通过细菌分离培养还可确定病原菌、条件致病菌及其毒力、对治疗药物的敏感性等。以细菌对氧气需求的不同,将细菌培养分为三种,即需氧培养法、CO_2培养法、厌氧培养法。细菌鉴定涉及染色镜检、生化鉴定法、血清学分型鉴定、细菌毒素测定、核酸扩增法等。

实验室需储备细菌分离培养所需的各种培养基以及鉴定试剂、血清等。

2.病毒分离培养鉴定

病毒的分离培养通常采用细胞培养技术、鸡胚培养技术以及动物接种。

(1)细胞培养技术:由于不同细胞对病毒的敏感性存在差异,在进行病毒分离培养时应选择合适的细胞系,以保证病毒的检出率。实验室应建立用于病毒分离培养的细胞库。

(2)鸡胚培养技术:一些具有血凝特性的呼吸道病毒,如流感病毒、副流感病毒、腮腺炎病毒等可采用此法分离培养。根据病毒种类、试验目的、标本来源的不同,选择不同的途径接种鸡胚。如接种鸡胚羊膜腔和尿囊腔,分离流感病毒和腮腺炎病毒,测定血凝素;接种绒毛尿囊膜分离疱疹病毒,观察病变斑点;接种卵黄囊分离乙型脑炎病毒,观察鸡胚死亡。

(3)动物接种:动物接种分离病毒已经很少采用,但对某些病毒,特别是目前还不能采用细胞培养方法分离的病毒,以及未知的、新的病毒性疾病的病原体,实验动物仍有着其他方法不可取代的作用。

根据实验的种类和目的,选择动物的品系,根据所接种的病毒,选择合适大小、健康的敏感动物。

(4)病毒鉴定:经细胞培养、鸡胚培养、动物接种分离得到能稳定传代的病原,即可认为已分离出病毒,必须进行进一步鉴定。

病毒鉴定包括初步鉴定和最终鉴定。初步鉴定可通过观察细胞病变、血球吸附试验和血凝试验等做出初步判断。最终鉴定是在初步鉴定的基础上,通过免疫学方法(主要靠血清学试验)、基因鉴定等分子生物学方法进行最后鉴定。

(二)免疫学检验技术

1.凝集试验

将颗粒性抗原,如细菌、血细胞、乳胶等与相应抗体特异地结合后,在适量电解质作用下,经过一定时间出现肉眼可见的凝集现象,称为凝集试验。根据反应结束后是否出现凝集现象来判断样本中是否有相应的抗原或抗体存在。凝集试验包括直接凝集试验和间接凝集试验(也称为被动凝集试验)。根据间接凝集试验中载体颗粒所连接的是抗原或者抗体以及凝集反应的方式,又可以分为间接凝集试验、反向间接凝集试验、间接凝集抑制试验。

2.酶免疫学技术

酶免疫学技术利用酶标记抗原或抗体作为主要试剂,检测样本中相应的抗体或抗原,其特点是既具有抗原抗体反应的特异性,又具有酶促催化反应的高敏感性。在酶免疫技术中,酶联免疫吸附试验(ELISA)发展最快、应用最广泛。

ELISA可用于测定抗原,也可用于测定抗体。根据试剂的来源和样本的性状以及检测的具体条件,ELISA又分多种类型,最常用的有双抗体夹心法、间接法、竞争法、捕获法、双抗原夹心法等。

3.免疫层析技术

免疫层析技术是应用广泛的抗原抗体检测技术,其中胶体金法是适合现场快速检测最常用的方法。近年来,采用上转换发光的免疫层析技术在应急检测中也有应用。

4.其他免疫检测技术

近年来化学发光、时间分辨荧光等免疫检测技术也在不断发展。如江苏省疾病预防控制中心研发的Ⅱ型志贺毒素时间分辨荧光免疫检测技术,以稀土离子为示踪材料,基于双抗体夹心法,在抗原、抗体特异性结合的前提下,综合应用了镧系离子螯合物的荧光衰变时间长、激发光与发射光之间的斯托克斯位移(STOKES位移)大等荧光特性进行信号放大、通过时间延迟和波长分辨进行信号采集,排除了非特异性荧光的干扰,达到灵敏特异的对血清中的抗原进行定量检测的目的。与传统的免疫标记技术相比,该方法灵敏度高、特异性好、测量范围宽、操作简单,便于临床使用。

(三)核酸扩增技术

1.聚合酶链反应(PCR)及其相关技术

PCR 技术是一种核酸体外特异扩增技术,具有敏感、特异、快速和简单等优点,是目前传染病实验室应急检测中应用最多的技术。

自 PCR 技术问世以来,派生出许多适用于不同目的的改良方法和技术,如模板为 RNA 的反转录 PCR(RT—PCR)、能同时检测不同目的基因的多重 PCR(MULTIPLEX PCR)、能提高扩增反应的敏感性和特异性的巢式 PCR(NESTED PCR)、能对待测模板定量的实时荧光定量 PCR 以及新一代数字 PCR。

实时荧光定量 PCR 是指在 PCR 反应体系中加入荧光基团,使 PCR 产物与荧光相关,利用荧光信号积累,实时监测整个 PCR 进程,最后通过标准曲线对模板进行定量分析的方法。该技术不仅实现了 PCR 从定性到定量的飞跃,而且整个 PCR 过程可实现自动化,且耗时短,操作方便,不易污染,在微生物检验方面已广泛应用。

最新一代的数字 PCR(Digital PCR)技术是基于单分子 PCR 方法来进行计数的核酸定量技术。采用微流控或微滴化方法,将大量稀释后的核酸溶液分散至芯片的微反应器或微滴中,每个反应器的核酸模板数少于或者等于 1 个。这样经过 PCR 循环之后,有一个核酸分子模板的反应器就会给出荧光信号,没有模板的反应器就没有荧光信号。根据相对比例和反应器的体积,就可以推算出原始溶液的核酸浓度,是一种绝对定量的方法。

2.核酸等温扩增技术

近年来,基于等温扩增的分子检测方法由于快速、灵敏且不需要温度循环仪器的特点,在现场快速检测中发挥越来越重要的作用。

等温扩增方法有很多种,近年发展比较快的有环介导的等温扩增(LAMP)技术以及在此基础上发展的多重 LAMP 检测技术、序列不依赖的等温扩增(SIIA)、重组酶介导的等温扩增(RT—RAA)等。

LAMP 技术是一种比较公认的适合现场使用的核酸等温扩增检测技术,然而由于 LAMP 扩增产物大小多样、结构复杂等因素,限制了多重 LAMP 技术的发展和应用,所以不能实现高通量检测。江苏省疾病预防控制中心将 LAMP 检测技术与核酸级联侵入反应—纳米金显色技术相结合,研发了两套流感、禽流感病毒的多重 LAMP 检测技术,获得成功。第一套为季节性流感 H1N1、H3N2 和乙型流感 FLUB 多重检测方案,第二套为 2009 甲型 H1N1 流感、H5N1 禽流感和 H7N9 禽流感多重检测方案,病原的检测灵敏度均为 10~100 拷贝/反应。

序列不依赖的等温扩增(SIIA)技术主要用于微量 RNA 的线性扩增放大,产物主要为 RNA,也有 DNA,后续产物可用于 PCR 检测、芯片检测、高通量测序,适用于病原的筛查检测。

重组酶介导的等温扩增(RT—RAA)方法利用重组酶,在恒定温度下使引物和模板 DNA 发生链置换反应,并在不到 30min 的时间内大量扩增模板 DNA。该技术具有反应快速,特异性好,灵敏度高等特点。与 RT—LAMP 法相比,RT—RAA 法的引物设计较为简单,反应时间更短。

(四)生物芯片技术

生物芯片技术是将生物大分子,如寡核苷酸、CDNA、基因组 DNA、肽、抗原以及抗体等固定在诸如硅片、玻璃片、塑料片、凝胶和尼龙膜等固相介质上形成生物分子点阵,当待测样品中的生物分子与生物芯片的探针分子发生杂交或相互作用后,利用激光共聚焦显微扫描仪对杂交信号进行检测和分析。根据生物芯片上探针的分子种类而将之分为 DNA 芯片(即基因芯片)和蛋白质芯片。微生物检测基因芯片是指用来检测样品中是否含有微生物目的核酸片段的芯片。基于高通量、微型化和平行分析的特点,微生物检测基因芯片在微生物病原体检测、种类鉴定、功能基因检测、基因分型、突变检测、基因组监测等研究领域中发挥着越来越重要的作用。

(五)微生物溯源技术

随着分子生物学技术的发展,一系列细菌基因组 DNA 多态性分型方法,如限制性核酸内切酶酶切、PCR、核酸杂交及电泳等技术;得到反映基因组 DNA 差异的指纹图谱,在菌株鉴定、分型、同源性追踪、传染病病原溯源及流行病学调查等方面发挥着越来越重要的作用。

常用的细菌 DNA 指纹图谱分析技术主要有脉冲场凝胶电泳(PFGE)、限制性片段长度多态性分析(RFLP)、扩增片段长度多态性分析(AFLP)、随机扩增多态性 DNA 分析(RAPD)、细菌基因组重复序列 PCR 技术(REP—PCR)、核糖体分型(RIBO—TYPING)等。此外,还有基于全基因组测序(WGS)的单核苷 F 酸多态性分型(WGSNP)和全基因组多位点序列分型(WGMLST)等。

PFGE 以其重复性好、分辨力强而被誉为细菌分子分型的"金标准",被广泛应用于细菌性传染病暴发调查和流行病学分析中;基于 WGS 的两种方法(WGSNP 和 WGMLST)是在全基因组的水平对基因序列多态性进行分型,理论上比传统分子分型方法具有更高的分辨力。同时,由于分型对象是序列信息,具有很好的分型力、重复性和实验室间可比性,便于建立分析网站和公共数据库,容易实现标准化和网络化应用。

二、试剂材料储备

(一)采样器材

临床标本通常采集血液、鼻咽分泌物、痰、粪便、疱疹液、脑脊液、活检组织或尸检组织等。由于传染患者的临床样本中存在活的病原微生物,有时致病原及传播途径尚未知晓,因此应严格按照实验室生物安全操作规范进行样本的采集。应配备与采集病原微生物样本所需生物安全防护水平相应装备,包括个人防护用品(隔离衣、帽、口罩、鞋套、手套、防护眼镜等)、防护器材和防护设施等。

(二)送样相关试剂与耗材

根据不同样本、不同病原的检测需求,实验室应准备必需的运送培养基、保温容器、冰袋、干冰等试剂和材料;运输包装材料要符合 WHO 对传染性物质和诊断性样本的安全运送指南要求。

（三）检测相关试剂

根据所承担应急检测任务的不同，分类储备应急试剂。如细菌学检测相关试剂：基础培养基、选择培养基、凝集血清、诊断血清、生化条；病毒检测相关试剂：适于不同病毒分离培养的细胞株、细胞用培养液；血清学检测试剂：各种抗原抗体的 ELISA 检测试剂盒、胶体金快速检测试纸条等；分子生物学相关试剂：包括各种核酸提取试剂，荧光定量 PCR 检测试剂，普通 PCR 检测试剂，各种病原体检测引物、探针，测序试剂；细菌或病毒检测过程中可能使用的相关化学试剂。

储备应急检测试剂的同时，做好应急检测所需的耗材储备，并且做好应急试剂耗材的进出库管理，遵循先进先出，发陈储新的原则，效期前更换补充。

（四）生物安全应急储备

生物安全实验室应储备下列物资以备应急使用：急救箱，消毒设备（消毒喷雾器和各种气雾消毒发生器），担架，各种工具（如逃生锤），各种标识（如生物危险标识、警告标示）等。

三、设备设施要求

（一）应急检测常用设备

分子检测相关设备：荧光定量 PCR 仪、普通 PCR 仪、核酸提取仪、电泳仪、测序仪等。

病原鉴定设备：微生物鉴定及药敏分析系统、生物侦检系统、快速病原体分子诊断检测系统、食品安全事故现场快速检测箱等。

免疫学检测设备：酶联免疫分析仪、化学发光检测仪、上转换发光检测仪、荧光检测仪、时间分辨荧光检测仪等。

（二）重要实验设施

1.分子扩增实验室

分子扩增实验室最需要注意的问题是核酸污染（最常见的是扩增产物污染、模板通过容器和加样器污染），合理分隔实验室是防止污染发生的主要措施。实验室原则上分为四个分隔的工作区域：试剂贮存和准备区、样本制备区、扩增区和产物分析区。

2.生物安全实验室

生物安全实验室根据实验室操作技术、安全设备和实验设施组合的不同而分为四级生物安全水平。生物安全实验室应符合国家标准 GB19489 相关要求。

四、人员要求

从事突发急性传染病实验室应急检测人员应身体健康，定期参加健康体检。必须经过规范的生物安全培训和检测相关专业技能培训，掌握生物安全防护知识和实际操作技能、实验室技术规范与操作规程，考核合格上岗。

第二节　实验室检测策略

当疫情发生后，实验室相关人员与现场调查人员保持随时沟通，基于现场调查结果，提出采集标本类型、储存和检测方法等，同时制定相应的检测策略，及时开展对送检标本的病原学检测与鉴定等工作。

一、采样策略

不同类型的突发急性传染病疫情有各自的特点,决定了其采样类型、采样时间点等也有所不同。

(一)样本采集类型

1.常见传染病

(1)疫情特点:疫情发生后,经过对疾病临床特征的判断,或结合流行病学调查分析,或通过常规的实验室检测即可明确传染病的病原体。

(2)样本类型:临床标本(血液、体液、分泌物)、外环境样本、动物样本、媒介生物样本。

2.食源性爆发

(1)疫情特点:通过摄食有毒有害物质等致病因子造成的疾病。包括常见的食物中毒、肠道传染病、人畜共患传染病、寄生虫病以及化学性有毒有害物质所引起的食源性疾病。

(2)样本类型:临床样本(血液、粪便、呕吐物)、可疑食物、外环境样本、动物样本、媒介生物样本。

3.水源性爆发

(1)疫情特点:通常有二人以上因摄入相同饮用水或因暴露于相同水体中继而发生同种疾病。

(2)样本类型:临床样本(血液、粪便、呕吐物)、可疑水样、外环境样本。

4.不明原因疾病

(1)疫情特点:不能诊断或解释病因,有重症病例或死亡病例发生的疾病。这类疾病可能是传染病(包括新发、再发传染病)、中毒或其他未知因素引起的疾病。

(2)样本类型:临床样本(血液、体液、分泌物)、可疑食物、外环境样本、动物样本、媒介生物样本。

5.输入性传染病

(1)疫情特点:在本国(地区)不存在或已经消除的疾病,由国外(地区外)输入。

(2)样本类型:临床样本(血液、体液、分泌物)、可疑物品。

6.生物恐怖事件

(1)疫情特点:能够造成生物恐怖的生物战剂分传染性(各种病原微生物)和非传染性(生物毒素)两类。

(2)样本类型:临床样本(血液、体液、分泌物)、可疑物品。

7.自然灾害后的传染病

(1)疫情特点:突发性自然灾害发生后,肠道传染病、虫媒传染病、呼吸道传染病的发生率大大增加。

(2)样本类型:临床样本(血液、体液、分泌物)、可疑食物、外环境样本、动物样本、媒介生物样本。

(二)样本采集的注意事项

1.从事标本采集的技术人员必须经过生物安全培训和具备相应的采样技能。

2.标本采集过程中,采样人员评估采集对象可能存在的生物风险并做好相应的个人防护,注意避免过度防护。

3.在发病早期和抗生素/抗病毒药物使用前采集标本。

4.根据实验室检测工作的需要,结合病程再次采样。

5.根据患者临床症状及病程的不同阶段采集不同标本进行检测,对于重点病例,一次采样尽可能采集多种类型的标本和样本量。

6.对于血液、脑脊液、胸腔积液、腹水、组织活检、尸检标本等样本的采集,应严格无菌操作,注意避免不同标本间的交叉污染。

7.标本采集时应指定专人对标本负责登记、收集、管理,并填写样品送检单。

8.使用最可靠的标记方法,用油性记号笔在标本容器表面、盖上同时标记,清晰标识姓名、编号、样本类型及采集日期,并与记录表格一一对应,有条件的可以采用条形码标签。

9.标本管用封口膜密封并用清洁塑料袋包裹。

二、检测策略

综合疾病临床表现、流行病学特点,形成病因假设,对可能的病原做出预判,优先考虑对最有可能的一种或几种病原进行实验室验证。尽可能选择敏感性和特异性好、简单、快速、易于观察结果的方法。检测流程要统筹优化,提高效率。

(一)病因线索指向明确疫情标本的检测

对病因线索指向明确的疫情标本,多采用传统的传染病快速识别与诊断方法进行检测。检测策略主要是:

1.病原体直接检测

如人感染猪链球菌病,对患者血液或脑脊液推片染色直接镜检,阳性标本可见中性粒细胞内吞噬颗粒,细胞外偶尔可见革兰阳性链球菌;麻疹患者咽拭子涂片镜检,发现多核巨细胞有助于早期诊断;鼠疫、霍乱病例标本可以采用胶体金试纸条现场快速检测。

2.核酸检测

分子生物学方法快速检测病原体特异性基因,如肠出血性大肠埃希菌 O157:H7 特异基因及毒力基因,肠道病毒 eV71 或 CA16 型特异性基因,猪链球菌种特异性基因 16S RDNA、猪链球菌 2 型和 1/2 型特异的荚膜多糖基因(CPS2J)、毒力因子溶菌酶释放蛋白基因(MRP)和细胞外蛋白因子基因(EF)等,均可以对病原体进行快速筛查和确认。

3.免疫学检测

免疫学方法检测样本病原体的抗原或抗体,如 ELISA 法检测流行性乙型脑炎 IGM 抗体、麻疹 IGM 抗体等,可以早期快速诊断。

4.病原体分离培养

用特异敏感的选择性/鉴别培养基或敏感细胞进行细菌或病毒的分离培养。如采用免疫磁珠捕获样本中的肠出血性大肠埃希菌 O157:H7,再用科马嘉(CHROMAGAR)鉴别培养基进行分离;疑似腺病毒感染的临床标本接种 HEP—2 细胞,可以观察到明显的腺病毒致细胞病变,有助于疫情判断。

（二）基于症候群的病原学检测

对于缺乏明确病因线索的疫情标本，采用基于症候群的病原体快速筛查方法，开展病原学检测与鉴定。各症候群主要病原体及需要采集的标本如下。

（三）不明原因疾病病原学筛查与确认

病因线索缺乏明确指向且基于症候群的病原学检测无明确结果，考虑进行病原分离或采用测序方法进行病因探索。

经典的病原分离方法依然是发现病原的有效手段。将标本接种不同选择性培养基和鉴别培养基，通过镜检、生化反应和血清分型等技术，可以发现特殊性状的病原菌；标本接种不同种类的细胞、鸡胚或动物等，对盲传得到的培养物进一步鉴定和分析。

测序得到的序列信息与 GENEBANK 数据库进行比对，对提示信息进一步实验验证。有许多不明原因疾病的病原体，如 SARS、MERS—COV、SFTSV、新的杆状病毒（BASV）等，均是通过测序技术发现和确认的新病原体。基于高通量测序技术，江苏省疾病预防控制中心在省出入境检疫局送检的一例发热患者样本中发现一种新型环状单链 DNA 病毒。

第三节　质量控制与结果评估

为确保应急检测快速高效，检测结果准确可靠，需对应急检测中采样、收样、检测等各个环节严格把控，综合多方面信息对检测结果做出准确判读。

一、质量控制

应急检测中的质量控制必须满足疫情处置快速准确的需要，它包含常规质控中人、机、料、法、环等各环节的质量控制，又对每个环节提出新的质控要求，在质控方法的选择上也不拘泥于固有的室内质控和室间质控。

（一）准备阶段的质量控制

在准备阶段尽量考虑可能出现的不确定因素，预先评估不确定因素对结果可能产生的影响，将影响缩小在可控范围内。

1.人员保证

应急检测人员应熟悉各类急性传染病的病原学特征，熟练掌握常规和快速检测方法并灵活运用，正确使用各种实验仪器和生物安全设施，通过考核持证上岗。平战结合，加强实验室人员各方面的技能培训和应急演练，保证应急检测人员不仅具备扎实的专业技能，更具有良好的心理素质。

2.仪器设备

用于应急检测的仪器设备需定点存放，编制作业指导书，并由专人保管和定期维护。对结果容易产生漂移和使用频率较高的仪器，如酶标仪、移液器等应进行检定/校准和期间核查；对使用频率低的检测仪器需定时清洁、开机、使用，保证运转良好；对安全保障设备如压力蒸汽灭菌器、生物安全柜等应定期进行性能验证。

3.试剂耗材

试剂耗材应齐备有效,方便取用。实验室应根据本地区常见的和当前国内外流行的传染病,筛选和储备检测试剂、耗材和标准菌(毒)株等,并登记造册、明确标识、定点存放、专人保管、保证有效。

4.检测方法

除国家标准、行业标准外,商品化的非国标方法和实验室自行研发建立的检测方法也常用于疫情处置中。对这些方法应进行反复验证和确认,将其与国家标准或行业标准进行比对,对于没有国家标准和行业标准的,需用两种以上方法互相验证,确保检测方法准确、可靠。所有检测方法编写标准操作规程,包括适用范围、检测仪器、检测依据、检测流程、结果判定等,均详细描述并及时更新。

5.环境设施

实验场所包括固定实验室和移动实验室,两类实验室都应满足应急检测的需求,保证检测结果准确可靠。对不同功能和要求的检测区域应分区并明确标识,有效控制污染,防止病原微生物扩散,降低检测人员职业暴露风险。

(二)检测过程的质量控制

实验室检测过程包括样本的采集、运输、交接、样本检测及保存等多个环节,对所有环节进行严格的质量控制,确保得到准确、可靠的检测结果,指导现场疫情处置。

1.样本采集

合格样本对检验结果可靠性和准确性起着至关重要的作用,也是整个检测过程质量控制中最容易忽视却尤为重要的关键环节。

对样本采集的质量控制主要考虑以下几个方面:①采样时机是否合适;②采样部位是否正确;③采集类型是否齐全;④样本数量是否足够;⑤采样技术是否规范;⑥样本标识是否清晰和准确;⑦采样登记是否完整。

2.样本运输

突发急性传染病标本运输过程中,对样本的保护性、运输的生物安全性以及运输过程的记录完整性,是实现应急检测结果准确、稳定的基础。

首先,样本应选择合适的介质和温度环境保存运输,如疑似空肠弯曲菌感染的粪便标本应置于 CARY—BLAIR 运送培养基中运输;流感的咽拭子标本应置于 HANK'S 液中运输;流行性脑脊髓膜炎的标本应保温运输,运输环境温度过高、过低或波动剧烈,均能造成样本活性的降低。

其次,突发急性传染病样本多为感染性物质,应使用专用的生物样本运送箱,采用 WHO 提出的三级包装系统运送样本。高致病性样本运输按相关文件执行,未经批准不得运输;非高致病性样本运输由专人专车护送。任何单位及个人不得通过公共交通工具运输。运输过程应保留完整的文件记录,保证可回顾、可溯源。

3.样本交接

在疫情处置中,坚决杜绝为了节约时间而忽视或省略样本交接的情况发生。

样本交接的质量控制要做到以下几点：

(1)核查样本质量：观察样本的基本性状是否符合要求，记录有无严重溶血、微生物污染、血脂过多以及黄疸等情况；对照患者发病时间，检查样本种类是否与病程相符合，如伤寒患者的血液样本是病程1～2周采集，若在病程的3～4周采集会大大降低伤寒沙门菌的检出率；判断样本取材是否正确，如痢疾患者的粪便样本应是新鲜排出的脓血便、黏液便或水样便，无病变的粪便含菌量较低。

(2)核对样本信息：观察样本上是否有标识，字迹是否能辨认，样本信息与送检单是否一致。

(3)保留纸质记录：填写样本接收单与回执单，并注明交接时间、双方姓名和联系方式。

(4)妥善处置不合格样本：如污染过重或认为样品不能接受，立即安全废弃；与送样人交接时填写样本拒收单，写明样本拒收原因，通知送样人并及时采集补充样本。

4.样本检测

实验室样本检测是整个突发急性传染病应急检测的主体内容，与检测结果的准确性和及时性产生直接联系，也是质量控制的主要环节。检测时应对检测方法、检测过程、检测结果等进行一系列质量控制，主要有以下几点：

(1)检测方法的质控：应急检测多选择自主研发的快速检测方法和商品化试剂，在检测前完成方法验证，在检测过程中还应采用多种方法平行比较。在样本数量充足的前提下，可以针对同一方法进行不同人员的平行操作实验，减少来自检验人员的结果偏差。

(2)检验过程的质控：

1)加入内部参照：针对目的病原进行检测的同时，还可在实验中加入相关的检测指标和检测手段。如临床样本的核酸检测中，可增加对人体细胞管家基因(如β—肌动蛋白基因、微管蛋白基因、糖酵解酶系基因等)的检测，以检验样本采集、核酸提取和扩增是否可靠。

2)设置实验对照：在实验中应设置空白对照、阴性对照、阳性对照、标准曲线，或者利用标准菌(毒)株和标准物质等衡量手段。对未知病原或无法获得阳性对照的情况，考虑利用其他方式对实验结果进行验证。如新发传染病的核酸检测，在无阳性核酸样本时，可以合成目的片段作为阳性对照。

3)进行流程质控：实验室管理人员对实验流程进行监督质控，及时发现偏离质量体系或偏离检测工作程序的情况，采取措施预防，尽可能减少这类偏离。对检测步骤和检测环境应详细记录，并最终形成检验报告，提交审核。

5.样本保存与处置

样本运送至实验室后，应按标本类型和实验安排合理存放样本。样本一般要求储存至事件处置结束，必要时应保留更长时间，以备检验结果复核以及扩大项目检测。

实验室样本和废弃物在弃置之前，应按照相关要求进行去污染处理，处置过程填写销毁记录。

二、检测结果评估

应急检测的结果为突发传染病处置提供依据，对结果的评估直接影响着病例的临床诊治以及传染病控制策略。

（一）阴性结果评估

病原检测结果阴性，提示有以下可能：

（1）该疾病由其他病原引起。

（2）样本采集前患者已经过抗生素或抗病毒治疗。

（3）样本采集部位或采集时机不合适。

（4）样本采集、送检、保存等环节存在问题，病原活力降低或死亡。

（5）检测方法不当，一些常规培养无法检测的细菌如厌氧菌、衣原体等应采用特殊培养方法；苛养菌（如嗜血杆菌、军团菌等）因培养基营养成分不佳或培养条件限制，导致漏检。

（6）检测手段和技术存在局限，方法灵敏度不够高或未能覆盖目标病原体。

当检测结果为阴性时，应从以上环节推断结果的准确性；如怀疑为假阴性结果，应分析原因，采取弥补措施，可能情况下再次采样重新检测。

（二）阳性结果评估

实验室检测阳性结果是判定疫情病原的重要依据，阳性结果的临床意义应结合流行病学和临床特征、采样部位、病原载量等进行综合判断，当出现多种阳性结果时需认真分析、谨慎判断。

检测阳性结果与流行病学和临床特征一致，一般即可做出病因判断。病例样本病原学或IGM抗体检测结果为阳性时，提示该病原体可能为致病因子。暴发疫情中，大多数病例标本为同一阳性结果时，综合疾病临床表现、流行病学特征等情况判断病原学病因。判断新发传染病的病原体则需要考虑是否符合科赫原则。

流行病学和临床特征不支持实验室检测结果时，需进一步分析阳性结果的临床意义。一般来说检测结果的临床意义与样本采集部位密切相关，血液、脑脊液等无菌部位检出病原临床意义较大。在非无菌部位如呼吸道检出病原体且载量较高，则该病原为病因的可能性较大。若检测结果为弱阳性或载量较低，则应考虑寄居病原的可能性。

当检出两种或两种以上微生物时，需考虑两种可能：①多种病原合并感染，检出的微生物均为病原体；②患者感染病原体后引起机会感染，样本含有多种病原体。

第四节　生物安全

生物安全是指防范、控制与生物有关各种因素对国家经济、社会、公众健康及生态环境所产生的危害或潜在风险。在突发急性传染病疫情应急处置过程中，无论对于现场调查、医疗救治还是实验室检测，生物安全是头等重要的事情。

一、相关法规

为控制实验室感染，世界卫生组织（WHO）在1983年公布了《实验室生物安全手册》第一版，鼓励各国接受和执行生物安全的基本概念，是第一本具有国际适用性的实验室生物安全手册。美国、加拿大、欧盟及英国、德国、法国等欧洲国家都有实验室生物安全相关的法规和指南。

我国在生物安全管理法规建设方面起步较晚,但发展很快。2002年颁布了卫生行业标准《微生物和生物医学实验室生物安全通用准则》(WS233—2002),是一项开创性的工作。近十几年来,一系列相关法规和标准出台和实施,形成了比较完善的生物安全管理体系。2004年5月,我国发布第一个关于生物安全的国家强制标准《实验室生物安全通用要求》(GB19489—2004),明确地规定了实验室设施设备的配置、个人防护和实验室安全行为。2004年11月,国务院颁布《病原微生物实验室生物安全管理条例》,规定了病原微生物的分类和管理要求,对病原微生物的采集、运输、包装、保藏等管理有明确规定;规定了病原微生物实验室的生物安全等级,不同等级实验室的活动范围和活动条件。条例发布之后,还颁布了实施条例的配套管理文件。生物安全管理实践中,对相关标准进行了修订,2008年12月,发布《实验室生物安全通用要求》(GB19489—2008),2017年7月,发布《病原微生物实验室生物安全通用准则》(WS233—2017)。

上述条例和标准,是应急检测实验室必须遵从的生物安全管理法规和技术规范。对重大传染病疫情现场工作的个人防护,如SARS、人感染高致病性禽流感、埃博拉出血热等,国家发布的相关技术指南有具体的规定。

二、安全管理要求

(一)安全管理组织构架

承担应急检测任务的实验室所在机构应设立生物安全委员会,负责咨询、指导、评估、监督实验室的生物安全相关事宜;应建立与实验室规模、实验室活动的复杂程度和风险相适应的实验室安全管理体系。

实验室管理层应负责安全管理体系的设计、实施、维持和改进;应为员工提供持续培训及继续教育的机会,保证员工可以胜任所分配的工作;应为员工提供必要的免疫计划、定期的健康检查和医疗保障;应保证实验室设施、设备、个体防护装备、材料等符合国家有关的安全要求。

(二)安全管理体系文件

安全管理体系文件通常包括管理手册、程序文件、操作规程、记录等文件,实验室工作现场,还应提供工作人员快速使用的安全手册。

1.安全管理手册

对组织结构、人员岗位及职责、安全及安保要求、安全管理体系、体系文件架构等进行规定和描述。安全要求不能低于国家和地方的相关规定及标准的要求。应明确规定管理人员的权限和责任,包括保证其所管人员遵守安全管理体系要求的责任。

2.程序文件

明确规定实施具体安全要求的责任部门、责任范围、工作流程及责任人、任务安排及对操作人员能力的要求、与其他责任部门的关系、应使用的工作文件等。应满足实验室实施所有的安全要求和管理要求的需要,工作流程清晰,各项职责得到落实。

3.操作规程

详细说明使用者的权限及资格要求、潜在危险、设施设备的功能、活动目的和具体操作步骤、防护和安全操作方法、应急措施、文件制定的依据等。

4.安全手册

以安全管理体系文件为依据,制定实验室安全手册(快速阅读文件);应要求所有员工阅读安全手册并在工作区随时可供使用。安全手册应简明、易懂、易读。

5.记录

明确规定对实验室活动进行记录的要求,至少应包括记录的内容、记录的要求、记录的档案管理、记录使用的权限、记录的安全、记录的保存期限等。

(三)安全检查和持续改进

实验室管理层应负责实施安全检查,每年应至少根据管理体系的要求系统性地检查一次,对关键控制点可根据风险评估报告适当增加检查频率。实验室管理层应定期系统地评审管理体系,以识别所有潜在的不符合项来源、识别对管理体系或技术的改进机会。适用时,应及时改进识别出的需改进之处,应制定改进方案,文件化、实施并监督。

三、风险评估与控制

无论是实验室还是现场工作,正确进行生物安全防护的前提是风险评估。风险评估的方法很多,其中最重要的是专业判断,因此,应当由对所涉及微生物的特性、设备和规程、动物模型以及防护设备和设施最为熟悉的人员进行评估。同时,应随时注意收集与危险程度相关的新资料以及来自科学文献的其他相关的新信息,以便必要时对风险评估结果进行定期检查和修订,以确保工作的生物安全。

根据风险评估,确定疫情处置工作的生物安全水平级别,选择合适的个体防护装备,结合其他安全措施制订出标准操作规范、实验室管理制度和紧急事故处理办法,确保在最安全的水平下开展工作。

根据评估,不同的疫情、不同的工作岗位应该采取的风险控制措施有所不同,总体安全防护的原则与要求包括以下几个方面:

(一)人员要求

从事相关工作的技术人员,必须经生物安全培训,具备相应的工作技能,按照国家相关规定的防护措施进行安全防护(包括疫苗接种等)。

(二)个人防护

根据需要,流调人员、采样人员、医护人员、实验人员均应选取必要的个人防护装备。采样时要穿工作服、戴手套、口罩和帽子;接触不同患者时应更换手套,以免交叉感染;在使用或处理注射器、手术刀和其他锋利器械时,应避免割伤和造成手套的破损;根据对疫情的评估和疫情特点,选择不同的个人防护装备;消毒人员对污染区表面和溢出物进行消毒时,要穿戴防护服和厚橡胶手套;为避免吸入有高度传染力的病原,还需使用呼吸防护面罩、护目镜等防护用品。

(三)废弃物处理

所有疫情处置过程中产生的医疗(实验)废物应置于防渗漏的专用包装容器(袋)中;废弃的针头、玻璃试管、安瓿等利器必须放入符合要求的利器盒里,按规定进行销毁;污染的可废弃设备和材料应先消毒后废弃;污染的可再用设备或材料应先消毒后清洗;装有废弃物的包装容器(袋)必须采用防渗漏、防溢洒的周转箱安全运送。

(四)意外事件报告与处理

发生意外事件或事故应妥善处理,并按国家和地方规定的时限和程序及时报告,必要时采取有效措施预防和控制感染。

四、现场采样生物安全

(一)采样基本条件

(1)具有与采集病原微生物样本所需要的生物安全防护水平相适应的设备。

(2)具有掌握相关专业知识和操作技能的工作人员。

(3)具有有效地防止病原微生物扩散和感染的措施。

(4)具有保证病原微生物样本质量的技术方法和手段。

(5)采集高致病性病原微生物样本的工作人员,在采集过程中应当防止病原微生物扩散和感染,并对样本的来源、采集过程和方法等作详细记录。

(二)采样的个人防护

现场采样时应做好个人防护。在标本采集过程中,严格采取预防措施,防止针头等锐器刺伤,可使用锐器盒或自毁装置;采样人应采取适当防护,如使用一次性隔离服、手套、医用防护口罩等防护措施,但也应避免防护过度,造成人群恐慌;在采集任何患者或健康人体液时,因为不知其是否携带有病原体,都应按其携带传染性病原一样对待,采取相应的防护措施。

(三)标本的保存和运送

现场采集的标本应尽快送往实验室检测,如暂时不能送检,应根据标本的种类和检测内容确定标本的保存方式。

样本的包装和运输严格按照相关生物安全规定进行。

(四)采样废弃物处置

做好采样后的现场清理工作,对废弃的采样器材、防护器材等应尽量就地进行消毒处理。如采样现场无消毒处理条件,应将废弃物封存完好后带回实验室进行消毒处理。

五、实验室生物安全

(一)生物安全防护水平

根据所操作生物因子的危害程度和采取的防护措施,将实验室生物安全防护水平分为一级、二级、三级和四级,一级防护水平最低,四级防护水平最高。以 BSL-1、BSL-2、BSL-3、BSL-4(BSL)表示从事体外操作的实验室相应生物安全防护水平。以 ABSL-1、ABSL-2、ABSL-3、ABSL-4(ABSL)表示包括从事动物活体操作的实验室相应生物安全防护水平。

应依据国家卫生主管部门发布的《病原微生物名录》,在风险评估的基础上,选择合适的个体防护装备,结合其他安全措施,在相应生物安全防护水平的实验室进行样本的检测。对相关信息了解较少的病原体进行评估时,可根据患者的临床和流行病学资料,如发病率和病死率、可疑的传播途径、其他相关暴发的调查资料,以及有关样本来源地的信息,评估样本的危险度,采取安全有效的样本处理措施与检测方法,确保工作中的生物安全。只要样本取自患者,均应遵循标准防护方法进行个人防护,如穿戴医用防护服、手套、护目镜或面屏、鞋套等。处理患者标本时最低需要二级生物安全防护水平。

(二)实验室安全操作

造成实验室事故以及与工作有关的感染的主要原因是人为失误或实验操作技术不当,遵循安全操作技术可以避免或减少实验室感染的发生。

1.实验室良好工作行为

在实验室工作,任何时候都必须穿着工作服、隔离衣或防护服;严禁穿着实验室防护服离开实验室;在实验室内不得穿露脚趾的鞋子;实验用过的防护服不得和日常服装放在同一柜子内;可能直接或意外接触到血液、体液以及其他具有潜在感染性材料或感染性动物的操作时,应戴乳胶手套;手套用完后应先消毒再摘除,随后必须洗手;处理感染性实验材料和动物后,以及在离开实验室前都必须洗手。

2.样本安全操作

样本容器应当坚固,最好使用塑料制品。容器外部不能有残留物。采样记录表或样本说明应分开放置,不要卷在样本容器外面;样本在实验室内部传递时应使用二级容器避免意外泄漏或溢出;需要接收大量样本的实验室应安排专门的样本接收房间或空间;样本的内层容器应在生物安全柜内开启。

3.移液管和移液辅助器使用

应使用移液辅助器移液,严禁用口吸,移液管上端要塞松紧适度的棉花,连接合适的吸球,熟悉操作要领,避免感染性吸液的滴漏。皮下注射针头和注射器不能用于替代移液管或用作其他用途。

所有技术操作应尽量减少气溶胶和微小液滴形成,含有感染性物质的溶液不能用移液管反复吹吸混合。

污染的移液管应完全浸泡在盛有适当消毒液的防碎容器中,浸泡适当时间后再进行处理。在生物安全柜内进行实验,盛放废弃移液管的容器应放在生物安全柜内。

4.接种环

避免气溶胶产生使用无弹力的接种环,环直径为 2~3mm 且封闭,柄长小于 6cm。避免因接种环弹动造成菌液溅落形成气溶胶。使用封闭式微型电加热器灭菌接种环,能够避免在酒精灯的明火上加热所引起的感染性物质爆溅,最好使用一次性的接种环。

5.生物安全柜的使用

生物安全柜的使用人员应该熟悉生物安全柜的使用方法和局限性。需要明确的是,当生物安全柜出现故障或不良操作就不能保护操作者。

生物安全柜内应尽量少放置器材或样本,不能影响后部压力排风系统的气流循环。不要使实验器材以及其他物品阻挡空气格栅。

生物安全柜内不能使用酒精灯,酒精灯燃烧产生的热量可能干扰柜内气流,并可能损坏高效过滤器。可使用微型电加热器,最好使用一次性无菌接种环。

操作者的手臂不应反复移出和伸进,以免干扰生物安全柜的气幕。不能在生物安全柜内进行文字工作。尽量减少操作者身后的人员活动。

在安全柜内的工作开始前和结束后,安全柜的风机应至少运行 5 分钟。工作完成后应使用适当的消毒剂擦拭生物安全柜的表面。

6.避免尖锐器具刺伤

尽可能用塑料制品代替玻璃制品,避免破损玻璃器皿的刺伤所引起的感染;用吸管取样而不用注射器和针头,减少使用注射器和针头;必须使用注射器和针头时,采用锐器安全装置;使用过的注射器不能重新戴针头护套。

7.清除污染

所有感染性材料必须在实验室内清除污染,压力蒸汽灭菌是清除污染时的首选方法,也可采用其他可以除去和(或)灭杀微生物的替代方法。如使用次氯酸盐等高效消毒剂清除污染,常用新鲜配制的含有效氯 1g/L 的次氯酸盐溶液;处理溢出的血液用含有效氯 5g/L 的次氯酸盐溶液;2%戊二醛可用于清除表面污染。

六、个人防护

个人防护是指为了保护工作人员免受化学、生物与放射性污染危害而采取的措施,包括防护规程的制定、个人防护装备的选择和使用等。个体防护装备(PPE)是指防止人员个体受到生物性、化学性或物理性等危险因子伤害的器材和用品,包括防护服、鞋套、口罩、手套、面罩或防毒面具、护目镜或安全眼镜、帽子、呼吸器等。

突发疫情处置的各个工作环节都需要个人防护,使用个人防护装备是个人防护的基本手段。防护用品的穿脱顺序应有标准的操作规程,一般来说,穿戴和脱卸的过程是相反的,要特别加强防护用品和安全脱卸的训练,防止感染的发生。

现参照埃博拉出血热疫情处置各环节的个人防护等级,说明个人防护装备的使用要求。"个人防护等级"目前没有标准的定义,具体实践中需要根据风险评估,确定个人防护采用的个人防护装备。

(一)一般防护

对于不直接接触留观、疑似或确诊病例的人员,采用一般防护措施。适用对象为口岸卫生检疫人员、对来自疫区人员进行健康监测的人员、对密切接触者进行流行病学调查和医学观察的人员以及样本运输工作人员。防护装备包括工作服、医用外科口罩。

(二)一级防护

对于接触留观病例但不会直接接触疑似、确诊病例或者其血液、体液及其污染物品的人员,采用基本防护措施。适用对象为对留观病例进行医学观察、流行病学调查的人员。防护装备包括一次性工作帽、医用外科口罩、工作服、一次性隔离衣、一次性医用手套(乳胶或丁腈)。

(三)二级防护

对于直接接触疑似、确诊病例或者可能接触其少量血液、体液及其污染物品的人员,采用加强防护措施。适用对象为所有进入疑似或确诊病例房间的人员、接触疑似或确诊病例的流调人员、病房内清洁消毒人员和医疗废物处理人员、转运患者的急救工作人员以及生物安全二级实验室检测工作人员。防护装备包括:一次性工作帽(覆盖耳部)、医用防护口罩(N95 及以上)、一次性防护面屏、一次性医用手套(乳胶或丁腈)、一次性丁腈长手套、外科手术衣、耐洗的工作鞋(塑料或橡胶)、一次性防水靴套、一次性防渗漏连体防护服。在特定情况下(如环境中有大量血液、其他体液、排泄物或呕吐物时),加穿防水围裙、防水靴。

(四)三级防护

对于接触疑似、确诊病例大量血液、体液,实施侵入性操作或易产生大量气溶胶操作的医务人员,采用严密防护措施。适用对象为进行有创操作(如气管切开、气管插管、吸痰等操作)的医护人员、标本采集人员、搬运患者的医护人员、进行尸体处理、搬运、解剖的人员、进行大量血液、体液、排泄物、分泌物或呕吐物操作的医务人员和清洁消毒人员以及生物安全三级实验室检测工作人员。防护装备包括:一次性工作帽(覆盖耳部)、一次性医用手套(乳胶或丁腈)、一次性丁腈长手套、外科手术衣、耐洗的工作鞋(塑料或橡胶)、一次性防水靴套/防水靴、一次性防渗漏连体防护服、一次性防水围裙、动力送风过滤式呼吸器(PAPR)或全面型呼吸防护器。

第十三章　突发中毒事件

突发中毒事件是最常见且危害大的突发公共卫生事件类型之一,虽然病例数约占突发公共卫生事件病例总数的15%,但死亡病例却占死亡总数的60%以上。此类事件种类多,前期一般没有征兆,往往发生突然,而后迅速扩散,群体性中毒机会多,社会影响大,危害范围广,事件处置时效性强,救援工作复杂,如果处置不当还会造成更严重的后果。

第一节　概述

突发中毒事件有的属于公共卫生领域(如化学性食物中毒),有的属于安全生产范畴(如职业性化学中毒),但多数是并发、继发,或为其他类型突发事件的衍生事件。

一、毒物

(一)毒物的概念

毒物是指在一定条件下(吸入、食入、接触沾染等)进入人体,影响机体代谢过程,引起机体暂时或永久的器质性或功能性异常的外来物质。

毒物通常包括以下5个方面的特点:①引起中毒的物质为外来物;②外来物通过特定的方式(如消化道、呼吸道、皮肤等途径)进入人体;③进入机体的物质量要达到一定的水平;④该物质(或其代谢物)在体内直接影响人体代谢过程;⑤要有健康影响的后果,如造成机体暂时或永久的器质性或功能性异常。

(二)化学毒物的种类及毒作用特点

1.有毒气体

(1)刺激性气体:氮的氧化物(一氧化氮、二氧化氮、五氧化二氮)、氯及其化合物(氯、氯化氢、二氧化氯、光气、双光气)、硫的化合物(二氧化硫、三氧化硫、硫化氢等)、氨及其有机衍生物(甲胺、二甲胺等)、臭氧、氟化氢等。

刺激性气体以气体形式侵入机体,可直接导致呼吸系统结构损伤及急性功能障碍。吸入高浓度刺激性气体后所引起的以肺间质及肺泡腔液体过多聚集为特征的疾病,最终可导致急性呼吸功能衰竭,是刺激性气体所致最严重的危害和职业病常见的急症之一。

(2)窒息性气体:单纯窒息性气体(氮、氩、氖等惰性气体和二氧化碳、甲烷、乙烷、乙烯、乙炔、水蒸气等本身是毒性很低的气体);化学窒息性气体(一氧化碳、苯的硝基或氨基化合物等气体或气态物);细胞窒息性气体(氰化物、硫化氢等)。

窒息性气体主要通过抑制细胞呼吸酶活性、阻碍细胞利用氧的能力或血液携氧能力下降,从而引起细胞缺氧。

2.腐蚀性物质

腐蚀性物质一般指与生物体的完整皮肤组织接触4小时以内,在14天的观察期内,皮肤表现出以厚度变小为特征的一组病理改变的物质。

主要腐蚀性物质：有氧化性的强酸,氢氟酸、硝酸、硫酸、氯磺酸等;遇水能生成强酸的二氧化氮、二氧化硫、三氧化硫、五氧化二磷等;具有强腐蚀性的甲酸、氯乙酸、磺酰氯、乙酰氯、苯甲酰氯等;无机酸的烟酸、亚硫酸、亚硫酸氢铵、磷酸等;弱有机酸的乙酸、乙酸酐、丙酸酐等;具有强碱性无机腐蚀物质,如氢氧化钠、氢氧化钾;与水作用能生成碱性的氧化钙、硫化钠等;有机碱性的二酒精胺、甲胺、甲醇钠;其他无机物质有漂白粉、三氯化碘、溴化硼等;其他有机物质有甲醛、苯酚、氯乙醛、苯酚钠等。

腐蚀性物质通过皮肤接触后,迅速与该处组织或器官发生反应,造成局部皮肤损伤或难以恢复的病理性改变。

3.有机溶剂

有机溶剂指用作溶剂的有机物质的总称,多数对人体有一定的毒性。

按化学结构分类:芳香烃类:苯、甲苯、二甲苯等;脂肪烃类:戊烷、己烷、辛烷等;脂环烃类:环己烷、甲基环己烷、环戊烷等;卤代烃类:氯苯、二氯苯、二氯甲烷等;醇类:甲醇、酒精、异丙醇等;醚类:乙醚、环氧丙烷等;醋类:醋酸甲酯、醋酸乙酯、醋酸丙酯等;酮类:丙酮、甲基丁酮、甲基异丁酮等;二醇衍生物:乙二醇单甲醚、乙二醇单乙醚、乙二醇单丁醚;其他:乙腈、吡啶、苯酚等。

有机溶剂的毒作用:①神经毒性:有机溶剂对神经系统的损害大致有两种类型,一是中毒性周围神经病,二是中毒性脑病,以脂肪烃、芳香烃、氯化烃以及二硫化碳、磷酸三邻甲苯酯等脂溶性较强的溶剂为多见。②血液毒性:以芳香烃,特别是苯最常见。苯达到一定剂量即可抑制骨髓造血功能,往往先有白细胞减少,以后血小板减少,最后红细胞减少,成为全血细胞减少。个别接触苯的敏感者,可发生白血病。③肝肾毒性:中毒性肝炎的病理改变主要是肝细胞脂肪变性和肝细胞坏死。临床上可有肝区痛、食欲缺乏、无力、消瘦、肝脾肿大、肝功能异常等表现。有机溶剂引起的肾损害多为肾小管型,产生蛋白尿,肾功能呈进行性减退。多见于氯代烃类有机溶剂,如四氯化碳、三氯乙烯、四氯乙烯、三氯丙烷、二氯乙烷等中毒。④皮肤黏膜刺激:多数有机溶剂均有程度不等的皮肤黏膜刺激作用,但以酮类和酯类为主,可引起呼吸道炎症、支气管哮喘、接触性和过敏性皮炎、湿疹、结膜炎等。

4.金属及类金属

(1)金属:①轻金属:密度小于 $4500kg/m^3$,如铝、镁、钾、钠、钙、锶、等。②重金属:密度大于 $4500kg/m^3$,如铜、镍、钴、铅、锌、锡、锑、铋、镉、汞等。③贵金属:金、银及铂族金属。④稀有金属:锂、铷、铯等稀有轻金属;钛、锆、钼、钨等稀有难熔金属;镓、铟、锗、铊等稀有分散金属;钪、钇、镧系等稀土金属。⑤放射性金属:镭、钫、钋及锕系元素中的铀、钍等。

(2)类金属:如硼、硅、锗、砷、锑、硫、硒、碲等,其性质介于金属和非金属之间。

重金属能够使蛋白质的结构发生不可逆的改变,从而影响组织细胞功能,进而影响人体健康,例如体内的酶就不能够催化化学反应,细胞膜表面的载体就不能运入营养物质、排出代谢废物,肌球蛋白和肌动蛋白就无法完成肌肉收缩,所以体内细胞就无法获得营养,排除废物,无法产生能量,细胞结构崩溃和功能丧失。

5.农药

(1)有机磷酸醋类杀虫剂:包括敌敌畏、敌百虫(美曲膦醋)、乐果、氧乐果、马拉硫磷、二嗪磷、内吸磷、对硫磷、甲拌磷、乙硫磷(碘依可酯)、治螟磷、毒死蜱、苯硫磷、辛硫磷、特普等杀虫剂。

(2)氨基甲酸酯类杀虫剂:包括呋喃丹、涕灭威、灭多威、拉维因等。

农药可因食入、吸入或经皮肤吸收而引起中毒。有机磷、氨基甲酸酯类农药主要是进入人体后与胆碱酯酶结合,使其丧失了水解乙酰胆碱的功能,导致胆碱能神经递质大量积聚,作用于胆碱受体,产生严重的神经功能紊乱,特别是呼吸功能障碍。

(3)拟除虫菊酯类杀虫剂:包括溴氰菊酯、醚菊酯、氯氰菊酯、甲氰菊醋、氟氰菊酯、氟丙菊酯、氯氟氰菊酯等。拟除虫菊酯类杀虫剂通过影响神经轴突的传导而导致肌肉痉挛。

(4)杀鼠剂:速效性杀鼠剂或称急性单剂量杀鼠剂,如磷化锌、安妥等。缓效性杀鼠剂或称慢性多剂量杀鼠剂,如杀鼠灵、敌鼠钠、鼠得克、大隆等。

杀鼠剂又可按杀鼠作用机制分为:①中枢神经系统兴奋类,该类杀鼠剂毒作用强、潜伏期短、病情进展快、有的抽搐症状难以控制。主要毒物有毒鼠强、毒鼠灵、毒鼠硅等。②有机氟类,有机氟中毒可出现中枢神经系统障碍和心血管系统障碍的两大综合征。主要毒物有氟乙酰胺、氟乙酸钠等。③有机磷酸酯类,该类杀鼠剂抑制胆碱酯酶的活性,造成组织中乙酰胆碱的积聚,引起胆碱能受体活性紊乱,进而使有胆碱能受体的器官功能发生障碍。主要毒物有毒鼠磷、溴代毒鼠磷、除鼠磷等。④抗凝血类,系慢性杀鼠剂,作用较缓和,主要是通过抑制凝血机制,导致凝血时间和凝血酶原时间延长,加重出血症状,使血液失去凝结作用,引起微血管出血症即内出血而死亡。主要毒物有杀鼠灵、杀鼠醚、敌鼠、克鼠灵等。⑤熏蒸性杀鼠剂,药剂蒸发或燃烧释放有毒气体,使鼠中毒死亡。主要毒物有氯化苦、溴甲烷、硫化锌等。⑥其他,干扰代谢类(灭鼠优)、植物类(毒鼠碱)。

6.军事毒剂

(1)神经性毒剂:主要毒物有塔崩、沙林、梭曼等。神经毒剂是已知最毒、毒性反应最快的化学毒剂,其作用原理和导致的伤害结果类似于有机磷杀虫剂。

(2)糜烂性毒剂:代表毒物有芥子气、路易氏剂和氮芥。主要中毒症状为皮肤红肿、水疱等。

(3)窒息性毒剂:主要毒物有光气、氯甲酸三氯甲酯(双光气)、氯气和硝基三氯甲烷(氯化苦)等。主要损伤肺组织,使血浆渗入肺泡引起肺水肿的一类毒剂。

(4)失能性毒剂:毒物有毕兹(BZ)、四氢大麻醇、麦角酰二乙胺(LSD)、蟾蜍色胺、西洛赛宾、麦司卡林等。主要引起精神活动异常和躯体功能障碍,一般不会造成永久性伤害或死亡。

(5)全身中毒性毒剂:主要代表物有氢氰酸、氯化氢、蓖麻毒素、相思子毒素、砷化合物等。破坏人体组织细胞氧化功能,引起组织急性缺氧的毒剂。

7.有毒生物

(1)有毒植物:常见有毒植物主要集中在毛茛科、豆科、夹竹桃科、天南星科、大戟科等科属,如乌头、夹竹桃、相思子、海芋、蓖麻等。

(2)有毒动物:有毒陆生动物包括胡蜂、蜘蛛、娱蚣、蝎子、毒蛇等。有毒水生动物包括水母、海胆、芋螺、河鱼、魟鱼等。

（3）有毒真菌：引起突发中毒事件的主要是毒蘑菇，以鹅膏科、牛肝菌科、红菇科为主，代表种类有黄粉末牛肝菌、毒蝇鹅膏、黄盖鹅膏、亚稀褶黑菇等。

（4）细菌及其毒素：主要包括沙门菌、变形杆菌、志贺菌、肉毒梭状芽胞杆菌、葡萄球菌等。代表种类如鼠伤寒沙门菌、宋内志贺菌、金黄色葡萄球菌等。

（5）有毒藻类：有毒藻类是造成赤潮和水华的主要浮游生物。在蓝藻的 50 多个属中，至少有 20 多个属的 50 多个种能够产生毒素，如水华鱼腥藻、毒微囊藻、铜锈微囊藻等。

8.其他

（1）药物：镇静药、解痉药、麻醉药等使用不当，均可发生中毒，如士的宁、烟酸、苯丙胺等。

（2）黄磷：在军事上常用来制烟幕弹，还可制造三硫化四磷、有机磷酸酯、燃烧弹等。

二、中毒与突发中毒事件

（一）中毒

中毒为机体受毒物作用出现的疾病状态。

毒物作用于人体能够引起局部或全身反应、速发性或迟发性反应、超敏反应、特异质反应等。是否引起中毒以及中毒的严重程度由毒物在机体内的剂量水平决定的，低暴露剂量不会造成疾病。对于引起中毒的毒物，部分有明确的阈值，低于内暴露阈值的不会引起中毒。接触毒物造成机体毒物内负荷增高不能一概诊断为中毒。

（二）突发中毒事件

突发中毒事件是指短时间内，毒物通过一定的方式作用于特定人群造成的急性群体性健康影响事件，不包括慢性中毒事件、辐射性事故及病原微生物引起的感染和传染性疾病。

1.突发中毒事件中的暴露及暴露者

突发中毒事件中的暴露者特指在发生突发事件时，在毒物存在的特定时间段内，处于毒物扩散（影响）区域范围内，接触或可能接触毒物者，既包括事件中受到毒物影响诊断为中毒者，也包括在事件发生初期，难以判定是否有明确的毒物接触史，是否有不适症状和特异体征的人员。

2.突发中毒事件的分级

根据突发中毒事件危害程度和涉及范围等因素，将突发中毒事件分为特别重大（Ⅰ级）、重大（Ⅱ级）、较大（Ⅲ级）和一般（Ⅳ级）突发中毒事件四级。食物中毒及急性职业中毒事件按相应的分级标准执行。

（1）特别重大突发中毒事件（Ⅰ级）：有下列情形之一的为特别重大突发中毒事件：①一起突发中毒事件，中毒人数在 100 人及以上且死亡 10 人及以上，或死亡 30 人及以上。②在一个县（市）级行政区域 24 小时内出现 2 起及以上可能存在联系的同类中毒事件时，累计中毒人数100 人及以上且死亡 10 人及以上，或累计死亡 30 人及以上。③全国 2 个及以上省（自治区、直辖市）发生同类重大突发中毒事件（Ⅱ级），并有证据表明这些事件原因存在明确联系。④国务院及其卫生行政部门认定的其他情形。

（2）重大突发中毒事件（Ⅱ级）：有下列情形之一的为重大突发中毒事件：①一起突发中毒事件暴露人数 2000 人及以上。②一起突发中毒事件，中毒人数在 100 人及以上且死亡 2～9

人,或死亡 10~29 人。③在一个县(市)级行政区域 24 小时内出现 2 起及以上可能存在联系的同类中毒事件时,累计中毒人数 100 人及以上且死亡 2~9 人,或累计死亡 10~29 人。④全省 2 个及以上市(地)级区域内发生同类较大突发中毒事件(Ⅲ级),并有证据表明这些事件原因存在明确联系。⑤省级及以上人民政府及其卫生行政部门认定的其他情形。

(3)较大突发中毒事件(Ⅲ级):有下列情形之一的为较大突发中毒事件:①一起突发中毒事件暴露人数 1000~1999 人。②一起突发中毒事件,中毒人数在 100 人及以上且死亡 1 人,或死亡 3~9 人。③在一个县(市)级行政区域 24 小时内出现 2 起及以上可能存在联系的同类中毒事件时累计中毒人数 100 人及以上且死亡 1 人,或累计死亡 39 人。④全市(地)2 个及以上县(市)、区发生同类一般突发中毒事件(Ⅳ级),并有证据表明这些事件原因存在明确联系。⑤市(地)级及以上人民政府及其卫生行政部门认定的其他情形。

(4)一般突发中毒事件(Ⅳ级):有下列情形之一的为一般突发中毒事件:①一起突发中毒事件暴露人数在 50~999 人。②一起突发中毒事件,中毒人数在 10 人及以上且无人员死亡,或死亡 1~2 人。③在一个县(市)级行政区域 24 小时内出现 2 起及以上可能存在联系的同类中毒事件时,累计中毒人数 10 人及以上且无人员死亡,或死亡 1~2 人。④县(市)级及以上人民政府及其卫生行政部门认定的其他情形。

三、突发中毒事件应急管理体系

(一)应急管理组织体系及其职责

国务院负责对特别重大突发中毒事件的统一领导、统一指挥。特别重大突发中毒事件应急指挥部成员单位主要有国家卫健委、宣传部、新闻办、公安部、民政部、财政部、质检总局、环保总局、食品药品监管局、安全监管总局。

按照分级处置的原则,省级、地市级、县级卫生行政部门分别负责统一指挥、协调重大、较大和一般级别的突发中毒事件的卫生应急工作。

(二)卫生应急组织体系及各自职责

各级地方卫生行政部门在本级人民政府领导下,负责组织、协调本行政区域内突发中毒事件的卫生应急工作,配合相关部门做好安全生产或环境污染等突发事件中涉及群体中毒的卫生应急工作。

第二节　突发中毒事件的监测和信息管理

在中毒事件处置中,信息是妥善处置中毒事件的关键,也是中毒事件控制技术发展的动力。信息的监测、报告和管理水平与突发中毒处置息息相关。

一、突发中毒事件的监测与报告

(一)突发中毒事件信息监测

1.监测体系

(1)卫生行政部门主导的中毒信息监测网络:充分发挥卫生行政部门的行政主导作用,建立中毒信息监测机制,循行政机构的设置,在全国选择合适的医疗卫生机构建立中毒信息监测点,组成信息监测网络,开展中毒信息监测。

(2)疾病控制体系兼容的中毒信息监测网络:以疾病预防控制体系中现有信息监测系统为基础,充实其中毒信息监测的条件,扩大中毒信息监测职能,建立中毒信息监测机制,开展中毒信息监测。

(3)独立的区域覆盖的中毒信息监测专业网络:在有条件的区域,借鉴美国中毒控制中心网络模式,建立功能完善、规模适度、区域覆盖的中毒控制中心网络,承担中毒信息监测职能。

2.监测内容

中毒检测网络主要内容有:

(1)中毒源信息:收集某一地区可能导致中毒事件的毒物及毒物来源信息,包括毒物的种类、来源、产生分布等。

(2)中毒事件信息:主要来源于公民个人或基层医疗卫生机构的信息报告、媒体报道、统计报表等。主要内容有事件发生时间、地点、中毒人数(死亡人数)、毒物种类、事件经过、处置情况等。

(3)中毒事件影响因素信息:通过收集各地区的人群特征、自然因素、社会因素、医疗卫生条件等信息,以判断中毒事件可能发生、发展和变化的规律。

3.监测方法

信息的监测可以通过现有的监测网络,也可通过中毒咨询热线、媒体报道、统计报表以及行政部门的审批材料等。2014 年中国疾病预防控制中心职业卫生与中毒控制所开发了突发中毒事件在线报告系统,该系统由省级卫生行政部门、化学中毒救治基地、疾病预防控制中心通过在线报告突发中毒事件,并由国家 CDC 职业卫生与中毒控制所统一汇总,是目前监测化学中毒事件最主要的方法。

(二)突发中毒事件信息报告

中毒事件信息报告是获得中毒事件信息的主要渠道,责任报告单位和责任报告人应当按规定及时报告突发中毒事件信息。

1.责任报告单位和责任报告人

中毒事件责任报告单位为县级以上各级人民政府卫生行政部门指定的突发公共卫生事件监测机构,各级各类医疗卫生机构,卫生行政部门,县级以上地方人民政府和检验检疫机构、食品药品监督管理机构、环境保护监测机构、教育机构。责任报告人为执行职务的各级各类医疗卫生机构的医疗卫生人员、个体开业医生。

2.报告时限和报告途径

突发事件监测机构、医疗卫生机构和有关单位发现中毒事件后,应当在 2 小时内向所在地县级人民政府卫生行政主管部门报告,并即时通过突发公共卫生事件报告和管理信息系统报告;接到报告的卫生行政主管部门应当在 2 小时内向本级人民政府报告,并同时向上级人民政府卫生行政主管部门和国务院卫生行政主管部门报告。

任何单位和个人都有权向国务院卫生行政部门和地方各级人民政府及其有关部门报告突发中毒事件及其隐患,也有权向上级政府部门举报不履行或者不按照规定履行突发中毒事件应急处理职责的部门、单位及个人。

3.报告分类和报告内容

突发中毒事件报告分为首次报告、进程报告和结案报告,应当根据事件的严重程度、事态发展和控制情况及时报告事件进程。

(1)首次报告:指发生中毒事件后的第一次报告。首次报告内容包括突发中毒事件的初步信息,应当说明信息来源、危害源、危害范围及程度、事件性质和人群健康影响的初步判定等,也要报告已经采取和准备采取的控制措施等内容。

(2)进程报告:进程报告内容包括事件危害进展、新的证据、采取的措施、控制效果、对事件危害的预测、计划采取的措施和需要帮助的建议等。进程报告在事件发生的初期每天报告,对事件的重大进展、采取的重要措施等重要内容应当随时口头及书面报告。重大及特别重大的突发中毒事件至少每日进行进程报告。

(3)结案报告:结案报告内容包括事件发生原因、毒物种类和数量、波及范围、接触人群、接触方式、中毒人员情况、现场处理措施及效果、医院内处理情况等,还要对事件原因和应急响应进行总结,提出建议。结案报告应当在应急响应终止后7日内呈交。

此外,任何单位和个人有权向人民政府及其有关部门报告突发事件隐患,有权向上级人民政府及其有关部门举报地方人民政府及其有关部门不履行突发事件应急处理职责,或者不按照规定履行职责的情况。

二、中毒事件信息管理

(一)突发中毒事件的信息发布

信息公开是行政工作的基本原则,接到中毒事件信息报告的地方人民政府、卫生行政主管部门,应当立即组织力量对获得的报告事项进行调查核实、确认,采取必要的控制措施,并及时通报、公布调查情况。

国务院卫生行政主管部门负责向社会发布突发中毒事件的信息。必要时,可以授权省、自治区、直辖市人民政府卫生行政主管部门向社会发布本行政区域内突发中毒事件的信息。

中毒事件信息发布应当主动、及时、准确、全面。

(二)信息预警

通过对监测信息的分析,依据中毒事件发生、发展规律,开展风险评估,预测中毒事件发生的可能性及对中毒事件特定人群危害的程度并由卫生政府或卫生行政部门对社会发出警示。中毒事件的预警根据发布时间与中毒事件的关系,可分为事前预警、事中预警和事后预警。

1.事前预警

根据中毒事件发生规律、发病趋势、中毒相关自然因素、环境因素变化等情况,当发生中毒事件风险增高时发生的预警。例如根据天气变冷使用燃煤取暖的人增多的情况,发出一氧化碳中毒的预警;又如根据有人使用不明原因、来历的食品而发生中毒的事件,对特定范围内人员发出不吃该食物的预警。

2.事中预警

在中毒事件发生之后,根据中毒源的性质、强度或释放量、中毒途径、中毒人数、中毒程度、波及范围、接触人群特征和中毒事件控制措施实施情况进行评估、预测,当发现中毒事态有扩大的可能时做出的预警。

3.事后预警

在某次中毒事件处理完毕之后，发现类似中毒事件有可能发生的情况而发出的预警。但对于未来可能发生的中毒事件，也属于事前预警。例如根据某地区进食河豚中毒死亡事件，发出预防河豚中毒的预警。

第三节 突发中毒事件现场调查

现场调查是明确中毒事件病因的主要方法，也是突发中毒事件现场处置的关键步骤。

一、现场流行病学调查

调查人员到达中毒现场后，应先了解中毒事件的概况。

(一)事件核实

接到突发中毒事件报告后，应立即采用电话核实或现场核实的方式对事件进行初步核实。核实内容主要包括：①病例的临床特征、诊断、治疗方法和效果；②发病经过和特点，发病数、死亡数及三间分布(时间、地点、人群)等；③危及人群的范围和大小；④中毒的初步判断及其依据；⑤目前采取的措施和效果；⑥目前的防治需求。

(二)制定病例定义

病例定义应包括：事件的三间分布(时间、地区、人群)；多数病例或事故相关病例具有或特有的症状与体征(症状如头晕、头痛、恶心、呕吐、抽搐等；体征如发热、发绀、瞳孔缩小、病理反射等)；也可包括某些临床检验的阳性结果和(或)特殊解毒药的治疗情况。

(三)开展病例搜索

调查人员可参考以下方法搜索病例：①如是工厂发生的职业中毒，应首先对相同岗位的人员开展搜索，然后对接触或可能接触相同有害因素的人员进行搜索；②如是急性化学品泄漏，应对事故范围人员进行集中调查；③如是化学品爆炸等事故，由于涉及范围较大或病例人数较多，应建议卫生行政部门组织医疗机构查阅门诊就诊日志、出入院登记、检验报告登记等，搜索并报告符合病例定义者。

(四)个案调查

个案调查是指对每一个患者开展访谈，可与病例搜索相结合同时开展。个案调查应使用统一的调查表，采用相同的调查方法进行。个案调查范围应结合事故调查需要和可利用调查资源等确定，避免因完成所有个案调查而延误后续调查的开展。

个人调查主要内容包括：①人口统计学信息：姓名、性别、年龄、民族、职业、住址、联系方式等；②发病和诊疗情况：开始发病的症状、体征及发生、持续时间，随后的症状、体征及持续时间，诊疗情况及疾病预后，已进行的实验室检验项目及结果等；③接触史：职业中毒应调查患者岗位、作业时间、作业内容、作业地点，并且对患者做工作日写实，以明确其接触史；④其他个人高危因素信息：与类似病例的接触史、动物接触史、基础疾病史及过敏史等。

(五)描述流行病学分析

临床特征分析:统计病例中出现各种症状、体征等的人数和比例,并按比例的高低进行排序。

在化学中毒事件调查处置过程中,要特别重视临床体征的调查,如呼出气味、呕吐物气味、皮肤色泽、是否多汗等。可根据临床体征,初步判定致病因子。

二、卫生学调查

(一)现场勘察

现场查勘环境状况、气象条件、通风措施、生产工艺流程等相关情况,并尽早进行现场空气中有害物质浓度测定或结构定性。对现场勘察的资料做好记录,包括现场拍照、录音等。取证材料要有被调查人的签字。

(二)现场快速检测技术

1.检气管法

检气管法是利用适当试剂浸泡过的多孔颗粒状载体填充于玻璃管中,当被测气体以一定流速通过此管时,被测组分与载体表面的试剂发生显色反应,根据生成有色化合物的颜色深度或填充柱的变色长度确定被测气体的浓度。主要用于中毒原因的筛查,一般不可做为中毒原因的确证依据。具有体积小、质量轻、携带方便、操作简单快速、方法的灵敏度较高和费用低等优点。

2.仪器分析法

(1)电化学传感器法:电化学传感器通过与被测气体发生反应并产生与气体浓度成正比的电信号来工作。典型的电化学传感器由传感电极(或工作电极)和反电极组成,并由一个薄电解层隔开。通过电极间连接的电阻器,与被测气浓度成正比的电流会在正极与负极间流动。测量该电流即可确定气体浓度。电化学传感器的运用范围广,目前已开发出多种气体电化学传感器,常用的有氨气、氯气、硫化氢、氧气、二氧化氮等。

(2)光离子化检测器:光离子化检测器是一种通用性兼选择性的检测器,对大多数有机物都有响应信号。光离子化检测器不但具有较高的灵敏度,还可简便地对样品进行前处理。在分析脂肪烃时,其响应值可比火焰离子化检测器高 50 倍。具有较宽的线性范围(10^7),电离室体积小于 $50\mu E$,适合于配置毛细管柱色谱。PID 使电离电位等于或小于光能量的化合物发生电离,因而不能检测电离电位远高于 $10.6eV$ 的 N_2、O_2、CO_2、H_2O、CO、CH_4 等气体,以及放射性气体。

(3)红外光谱法:便携式红外光谱气体测定仪是以红外光谱为基础的便携式气体测定仪。仪器具有红外吸收特征标准谱库,软件可自动对谱库进行检索,匹配出适合的气体成分,对未知气体进行识别,可检测对红外产生吸收的无机和有机化合物。对无红外光谱的单原子 HE、AR 等及 H_2、O_2、N_2、Cl_2 等同质双原子分子无法进行检测,以及研究中与标准谱库相似度为 0% 的砷化氢、氯化氢、氰化氢、硫化氢也不能用红外光谱法测量。

目前运用的较多的是傅里叶红外光谱,其原理是检测被测物的红外吸收光谱,经过傅里叶变换后与内置的标准图谱进行比对得到定性检测结果。

(4)拉曼光谱技术:其检测原理是当用短波长的单色光照射被测物时,小部分的光则按不同的角度散射开来,产生散射光,在垂直方向观察时,除了与入射光有相同频率散射外,还有一系列对称分布着若干条很弱的与入射方向光频率发生位移的谱线(拉曼谱线),将这种谱图与标准谱图对照得出结果。理论上,只要光可以通过,该法就可以检测,隔着透明的玻璃瓶、塑料袋就可以检测其中的化学品,还可以通过对数十米甚至数公里以外的空气、云团进行遥测。其缺点是灵敏度较低。

(5)便携式色谱技术:该技术是在实验室气相色谱仪的基础上,通过对载气系统、分离系统、检测系统小型化后集成。一般配置氢火焰离子化检测器(FID)、电子捕获检测器(ECD)、光离子化检测器(PID)、热导检测器(TCD)和微氩离子检测器(MAID)。美国国立职业安全与卫生研究所(NIOSH)的《NIOSH分析方法指南》中已有便携式气相色谱法测如苯、三氯乙烯、四氯乙烯、环氧乙烷等挥发性有机化合物的方法。其准确度与灵敏度已与实验室设备相当,缺点是设备定性作用较差。

(6)便携式气相色谱-质谱联用技术:其原理是将实验室的气象色谱质谱仪进行小型化,并进行防震设计,形成利于携带的便携式设备。主要分为便携式及车载式两类。便携式设备中质谱一般采用直接进样(或加入固相微萃取技术),也有采用低热容气相色谱分离技术,优点是灵敏度高,采集速度快,得到的检测结果准确度较高。车载设备由于对于体积重量没有过高的要求,因此可以采用经过改装的实验室设备,其检测结果甚至可以达到实验室检测的水平,可以实时采样分析,结果准确,价格昂贵。

四、样品采集

中毒样品的采样应本着及时性、代表性、典型性、适时性和不污染的原则进行,并根据中毒类型及特点准备相应的采样仪器和用品。

(一)空气样品的采集

空气中的有害化学物质部分以气态(CO、SO_2、NH_3等)或蒸气态(汞、苯、丙酮等)存在,部分以气溶胶态(雾、烟、尘)存在,有的两种存在状态皆有。存在状态不同决定采样方法不同。

1.直接采样法

当空气中被测组分浓度较高,或具有高灵敏度的分析方法时,直接采集少量空气样品就能满足检测需要。

(1)采气袋采样:由专用塑料或铝箔膜袋连接一个特制的采气用二联球构成。现场采样时先用现场空气冲洗采气袋3~5次,然后采样,再用乳胶帽封口,尽快检测分析。

(2)注射器采样:常用100mL玻璃注射器采集有机样品,采样时先用现场空气冲洗采气袋3~5次,然后采样,再用乳胶帽封口,当天检测分析。

(3)真空罐采样:用耐压玻璃或不锈钢作为采样装置,预先抽真空至133PA左右,在采样现场将真空罐打开采气,然后关闭阀门,迅速送检。

2.浓缩(富集)采样法

当空气中被测组分较低时,需对气体样品进行浓缩后采集。此法采样所得测定结果是采样时间内有害物质的平均浓度。

(1)液体吸收法:利用吸收液采集气态、蒸气态和某些气溶胶态有害物质。方法使让空气通过吸收液,将有害物质迅速溶解或经化学反应溶于其中。吸收液主要由有害物质和所用分析方法选定。常用的吸收液有水、水溶液和有机溶剂。液体吸收法的缺点是携带不便、吸收效率不高,用有机溶剂作为吸收液时,容易挥发而引起损失。

(2)滤膜法:使用动力装置使空气通过滤料,经机械阻留、吸附等方式采集空气中的气溶胶态物质。常用滤料:玻璃纤维滤料用于农药、炸药的采集;微孔滤膜用于铅、镉等金属的采集;浸渍试剂滤膜用于氟化物、异氰酸酯类物质的采集等。

(3)固体吸附法:空气通过装有固体吸附剂的采样管时,被测组分被吸附剂吸附而被浓缩。常用的固体吸附剂有活性炭、硅胶和高分子多孔微球。此法具有携带方便、吸收率高、采样量大、易保存等优点。

中毒现场浓缩法采样多采用有泵型采样器。低流量采样器(0~3L/min)常用于空气中以气态或蒸气态存在的有害物质,如苯、氨、汞等。高流量采样器(>3L/min)常用于气溶胶态物质的采样,如铅、镉等金属物质。

3.气体样品采集的注意事项

采样地点的确定应以使采样的样品具有代表性和能满足检测目的为原则。采样高度一般在人的呼吸带高度,也可视实际情况而定。

事先应详细检查仪器设备,采样时应在同一地点至少采集两个平行样品。

在中毒现场采集时,采样人员需根据现场情况做好个体防护措施,防止发生自身中毒事件。

(二)液体样品的采集

液体样品主要是水样(包括环境水样、排放的废水水样及废水处理后的水样、饮用水水样、高纯水水样)、饮料样品、油料样品(包括各种石油样品和植物油样品)及各种溶剂样品等。

液体样品的采集一般使用玻璃或者聚乙烯等塑料类。采样量300~500mL。对于散装、均一、稳定的液体样本(如水、乳制品、酒或其他饮料、食物油等),一般采用密闭性较好的玻璃器皿收集和存储500mL以上的样品。对于不便混匀的样品,可选用大容器盛装,或采用虹吸法分层取样,每层各取500mL左右,分别装入小口瓶中。对于待测物为易挥发样品,应充满容器并保证气密性。对于见光易分解的样品应使用棕色的玻璃采样瓶盛装。对于有固定包装的样本,除采集剩余样本外,还可直接采集原包装产品。

液体样品的采集也可采用吸附剂吸附富集的方法采集,特别是液体样品有害物质组分含量较低时可用适当的吸附剂制成吸附柱,在采样现场让一定量的样品液体流过吸附柱,然后将吸附柱密封好,带回实验室分析。

采集液体样品的容器一般需要多次进行酸和碱溶液清洗,然后使用自来水和蒸馏水依次进行冲洗,最后在烘箱中烘干备用。如果玻璃采样瓶比较脏,可先使用洗液清洗,除去容器内的脏物质后,再使用自来水和蒸馏水依次进行冲洗并在烘箱中烘干备用。

(三)固体样品的采集

固体样品如各种食品、土壤等,一般使用玻璃样品瓶收集500g以上的样品并密闭保存。如有条件可使用铝箔将上述样品瓶进行包装后储存。

采集污染的土壤样品时,应根据对事件现场状况的调查,依据有毒物的印迹和气味并综合考虑地势、风向等因素,初步界定事件对土壤的污染范围,可直接采集表面5cm土样,采样点不少于 3 个,并注意采集 2～3 个对照点。

(四)生物材料的采集

1.液样品的采集

血液样品是确诊中毒最主要的样本之一。一般采集中毒患者静脉血 10～15mL,放入无菌的加入抗凝剂的有螺口容器或培养瓶中,轻轻摇晃使血液与抗凝剂混匀。

采集血液样品时的注意事项:①根据不同毒物在血液中的半衰期确定最佳采样时间。如 CO 中毒,需在 8 小时内采集中毒患者血液测量其碳氧血红蛋白量,超过 8 小时则可能碳氧血红蛋白量下降。②选择适合的容器。如疑为百草枯中毒的患者,不能使用玻璃瓶盛装其血液,因为玻璃可使百草枯发生变化,可能导致其无法检测。③对于易从样本中逸出的毒物要注意密封保存,并尽快测定。如采集一氧化碳中毒患者的血液样本,采集后应立即密封。

2.尿液样品的采集

毒物常以原型或其代谢产物的形式排泄,因此尿液也是一种重要的生物样品。尿液可通过直接收集、导出或注射器抽取,无尿者也可收集膀胱冲洗液。

可采集 24 小时混合尿、晨尿及某一段时间的一次尿,采样量≥50mL,收集于聚乙烯瓶或硬质玻璃瓶中(具塞或加盖)。

尿液的采集应注意采集时间。一些毒物在中毒初期尿检呈阴性,如百草枯一般要在口服后 2 小时采集。

3.毛发

毛发能反映不同时期的营养吸收和判断有毒元素进入人体内的程度,还可以反映过去一段时间内微量元素吸收和代谢状况,常用于慢性中毒患者生物样品的检测。为了反映近期机体状况,通常取枕部距头皮 2～3cm 内的发段,经洗净干燥后即可检测。

4.呼出气

一些有机溶剂进入机体后,可以经呼出气排出。例如甲醇、酒精、苯、甲苯、氯乙烯、丙酮等等,都可以通过检验呼出气中毒物浓度,反映毒物进入机体的量。

通常采集混合呼出气或终末呼出气(肺泡气)作为检验样品。采集呼出气用的采气管或采气袋应有好的密封性,小的吸附性和阻力。常用的采气器为铝塑复合膜采气袋和两端有三通活塞的玻璃管。采样器的体积至少 25mL。采集的呼出气应尽快检验,一般不能长时间保存,肺功能不正常者一般不宜采集呼出气作为生物监测样品。

5.胃内容物和呕吐物的采集

胃内容物和呕吐物是确定中毒毒物的最好标本之一。可以通过收集中毒患者呕吐物、洗胃液、胃内抽取液和尸体解剖获得。

洗胃液最好采集最初抽出的液体(高锰酸钾洗胃后的胃液检测意义不大)。在收集尸检材料中的胃内容物时,应注意收集底部的胃液。当采集的胃内容物较大量时,可先倾倒入一个较大的玻璃漏斗内,漏斗的出口先塞住,混在胃内容物中的结晶和粉末将沉淀在漏斗底部,然后将上层液体和下层固体分别收集。

胃内容物的收集时效性强,错过了时间不能弥补。所采集的样本可用玻璃、聚乙烯或聚四氟乙烯盛装,避免使用金属器皿。采样量最好达到 100mL(g)以上。

五、中毒事件的确认与鉴别

(一)确认的原则性标准

化学中毒事件的原因确认,一般从三个方面进行:①中毒患者有明确的某毒物接触史。②中毒患者的临床表现与该毒物的中毒症状类似。③现场检测到该毒物,或患者生物样品中能够检测到该物质的生物标志物,但该项不是必须条件作为前两项的补充。因为当事故发生后,由于现场检测(采样)的时间滞后性,现场有害物质浓度可能大大降低,导致检测不出有害物质,因此只要前两者已经确定成立即可判定。

(二)常见毒物的中毒特征及其鉴别

1.氨

(1)特征:

1)流行病特点:主要经呼吸道吸入进入人体,氨水也可经胃肠道吸收。接触氨的常见机会有:输氨管道、储氨钢瓶或储槽意外破损爆裂,检修过程中液氨外逸;硫铵、碳酸氢铵、尿素、氨水等多种化肥制造;制碱、制药、鞣皮,塑料、树脂、染料、炸药、合成纤维等各种有机化学工业;用作冷冻剂、防冻剂和石油精炼、炼钢等工业;偶见于喷洒氨水。

2)临床表现:以呼吸系统损害为主的临床表现,常伴有眼、皮肤黏膜的灼伤。

(2)鉴别:氯气、二氧化硫、一甲胺。

2.氯气

(1)特征:

1)流行病特点:主要经呼吸道吸入进入人体。接触氯气的常见机会有:氯气的制造,如食盐电解;氯的运输和储存,液氯钢瓶、液氯蒸发罐和缓冲罐的意外爆炸,输氯管道爆裂,液氯钢瓶超装、错装、运输途中曝晒;氯碱工业、漂白剂、消毒剂、溶剂、颜料、塑料、合成纤维等的制造;制药业,皮革业、造纸业、印染工业以及医院、游泳池、自来水消毒等方面的应用。

2)临床特征:以呼吸系统损害为主的临床表现。

(2)鉴别:氨、二氧化硫。

3.硫化氢

(1)特征:

1)流行病学特点:硫化氢主要通过呼吸道吸收进入人体。接触硫化氢的常见机会有:清理蓄粪池、污水沟、下水道等;造纸、工业废物处理、酿造、甜菜制糖等;鱼舱;石油和天然气开采;其他,如液体肥料储存和生产、人造纤维生产、制毡行业、橡胶硫化、硫染工艺等。

2)临床特征:以中枢神经系统和呼吸系统损害为主的临床表现,重症患者常出现猝死。

(2)鉴别:一氧化碳、氰化物、单纯缺氧(二氧化碳、氮气、甲烷、惰性气体等)及急性有机溶剂中毒。

4.砷化氢

(1)特征:

1)流行病学特点:砷化氢主要通过呼吸道吸入进入人体。接触砷化氢的常见机会有:含砷矿石、矿渣遇酸或水;生产合成染料、电解法生产硅铁、氰化法提取金银等生产工艺。

2)临床特征:以急性血管内溶血、急性肾功能损害为主的临床表现

(2)鉴别:感染性疾病:败血症、伤寒、肾综合征出血热、甲肝、黄热病等。

5.一氧化碳

(1)特征:

1)流行病学特点:一氧化碳通过呼吸道吸收进入人体。接触一氧化碳的常见机会有:炼钢、炼焦等冶金生产;煤气生产;煤矿瓦斯爆炸;氨、丙酮、光气、甲醇等的化学合成;使用煤炉、土炕、火墙、炭火盆等;煤气灶或煤气管道泄漏;使用燃气热水器;汽车尾气;使用其他燃煤、燃气、燃油动力装备等。

2)临床特征:以中枢神经系统损害为主的临床表现。

(2)鉴别:硫化氢、二氧化碳、氮气、甲烷和氰化氢中毒、窒息性气体。

6.单纯窒息性气体

(1)特征:

1)流行病学特点:经呼吸道吸入进入人体。常见接触机会有:清理纸浆池、沉淀池、酿酒池、呕粪池、糖蜜池、下水道、蓄粪坑、地窖等;工地桩井、竖井、矿井等;汽水、啤酒等饮料、干冰、灭火剂、发酵工业的生产;乙炔、氢气、合成氨及炭黑、硝基甲烷、一氯甲烷、二氯甲烷、三氯甲烷、二硫化碳、四氯化碳、氢氰酸等物质的化字合双;义州喑/击、阳队唯、钢瓶等容器和管道的气相冲洗等。

2)临床特征:以中枢神经系统损害为主的临床表现,重症患者常出现猝死。

(2)鉴别:一氧化碳、硫化氢。

7.苯级苯系物

(1)特征:

1)流行病学特点:苯及苯系物可经过呼吸道、胃肠道和皮肤、黏膜进入体内,其中呼吸道吸收是群体性中毒事件的主要接触途径。接触苯及苯系物的常见机会有:作为稀释剂、萃取剂和溶剂,用于油漆、喷漆、油墨,树脂、人造革和粘胶等作业场所;苯及苯系物的生产和运输;作为化工原料,用于制造塑料、合成橡胶、合成纤维、香料、药物、农药、树脂等作业场所,等等。

2)临床特征:以中枢神经系统损害为主的临床表现。

(2)鉴别:单纯窒息性气体、一氧化碳、硫化氢。

8.甲醇

(1)特征:

1)流行病学特点:甲醇主要是经口摄入进入人体,绝大多数为食源性中毒,也可经过呼吸道和皮肤、黏膜吸收。接触甲醇的常见机会有:摄入含有甲醇的假酒和饮料,或甲醇汽油;生产"固体酒精"火锅燃料;甲醇的生产和运输;生产甲醛、甲胺、摄影胶片、塑料、杀菌剂、油漆稀料、染料、甲醇汽油、橡胶、树脂等作业场所。

2)临床特征:以中枢神经系统、视神经损害和代谢性酸中毒为主的临床表现。

(2)鉴别:酒精、异丙醇、乙二醇。

9.氰化物

(1)特征:

1)流行病学特点:氰化物可经呼吸道、胃肠道和皮肤、黏膜吸收进入体内。接触氰化物的常见机会有：化工生产过程中生产氰化物或用氰化物作为原料制造药物、染料、合成有机树脂等；电镀行业如镀铜、镀铬等；采矿业（提取金、银、锌等）；塑料、尼龙等高分子聚合物燃烧产物。

2）临床特征：以中枢神经系统损害为主的临床表现，重症患者常出现猝死

（2）鉴别：硫化氢、一氧化碳、有机溶剂、单纯窒息性气体、致痉挛性杀鼠剂。

第四节　个人防护

化学中毒事件现场调查和紧急医学救援时，首先要确保工作人员安全，根据现场存在的可能有害因素的种类，穿戴、配备和使用个人防护用品。要求必须2人以上协同进行，并应携带通讯工具。

一、头部防护

（一）安全帽

防止物体打击、高处坠落伤害头部，防止污染毛发伤害等。

（二）防护头罩

防止头部、脸和脖子被散发在空气中的微粒污染。一般用于粉尘或气溶胶浓度较大的场所，如井下、煤场、固体原料库等。

二、呼吸防护

按用途分为防尘、防毒、供氧三类。

按作用原理分为过滤0式、隔绝式两类。

（一）自吸过滤式防颗粒物呼吸器

用于空气中含氧19.5%以上的粉尘作业环境，防止吸入一般性粉尘，防御颗粒物等危害呼吸系统或眼面部。

（1）面罩按结构分为随弃式面罩、可更换式半面罩和全面罩三类。

（2）美国国家职业安全卫生研究所（NIOSH）按口罩中间滤网的材质分为以下三种：

N系列：N代表 NOT RESISTANT TO OIL（非耐油），可用来防护非油性悬浮微粒，时限8小时。

R系列：R代表 RESISTANT TO OIL（耐油），可用来防护非油性及含油性悬浮微粒，时限8小时。

P系列：P代表 OI1 PROOF（防油），可用来防护非油性及含油性悬浮微粒，无时限。

非油性颗粒物包括煤尘、水泥尘、酸雾、焊接烟、微生物等；油性颗粒物则包括油雾、油烟、焦炉烟等。

（3）按滤网材质的最低过滤效率，又可将口罩分为下列三种等级：

95等级：表示最低过滤效率95%。

99等级：表示最低过滤效率99%。

100等级：表示最低过滤效率99.97%。

（二）过滤式防毒面具

利用净化部件吸附、吸收、催化或过滤等作用除去环境空气中有害物质后作为气源的防护用品。

自吸过滤式防毒面具按照面罩与过滤件的连接方式可分为导管式防毒面具和直接式防毒面具。面罩按结构分为全面罩和半面罩。

自吸过滤式防毒呼吸用品可防护不同的有毒气体或蒸气，取决于与面具连接的过滤件。过滤件的基本类型：A 型用于防护有机气体或蒸气；B 型用于防护无机气体或蒸气；E 型用于防护二氧化硫或其他酸性气体或蒸气；K 型用于防护氨及氨的有机衍生物；（CO 型用于防护一氧化碳气体；Hg 型用于防护汞蒸气；H_2S 型用于防护硫化氢气体。防护两种或两种以上类型的过滤件为多功能过滤件。

自吸过滤式防毒呼吸用品使用注意事项：

（1）在未弄清作业环境中的毒物性质、浓度和空气中氧含量前，绝对禁止使用。当毒气浓度大于规定使用范围或空气氧含量低于 18％时，不能使用自吸过滤式防毒面具（或防毒口罩）。

（2）使用前应检查部件和结合部的气密性，若发生漏气应查明原因。

（3）检查各部件是否完好，导气管有无堵塞或破损，金属部件有无生锈、变形、橡胶有否老化。螺纹接头有无生锈、变形、连接是否紧密。罐盖、罐底活塞是否齐全，罐盖内有无垫片，用力摇动时有无响声，检查面具袋内紧固滤毒罐的带、扣是否齐全和完好。

（4）在检查完各部件以后，对整套防毒面具连接后的气密性进行检查。

（5）在使用过程中严禁随意拧开滤毒罐（盒）的盖子，并防止水或其他液体进入罐（盒）中。

（6）防毒呼吸用品应专用使用和保管，使用后应清洗、消毒。在清洗和消毒时，应注意温度，不可使橡胶等部件因温度影响而发生质变受损。

（三）长管式防毒面具

长管式防毒面罩是利用物理方法将有毒区域外的新鲜空气经过密封的管引入供佩戴者吸用，主要由面罩、导气软管、连接接头组成。软管一般内径为 30mm 的皱纹型软管，其长度不超过 20m。

长管式防毒面罩不受毒气种类、浓度和使用现场空气中氧含量的限制，而且结构简单，用于有毒气体成分不明或浓度高、氧含量少的环境中使用，是进入有毒设备检修和进塔入罐工作防止中毒的良好器材，但不适用于流动性频繁、流动范围大的场合中工作。

供气式防毒呼吸用品的使用和注意事项：

（1）长管进口处应放在上风头，有专人监护，管端高于地面 30cm，防止灰尘吸入人体。

（2）长管要放直，不得弯曲，不能缠绕，防止踩压管子，以利呼吸畅通。

（3）使用前应检查各部件是否齐全和完好，有无破损生锈、连接部位是否漏气等。

（4）使用前要进行气密性检查。方法如下。在上端起 2M 用手抓紧软管做深呼吸，如没有空气从耳部和其他地方进入则说明该面具在 2M 范围的气密性良好。

（5）监护人员应在上风向，如在室内需用轴流风扇强行将毒气赶走，防止聚集。

(四)正压式空气呼吸器

正压式空气呼吸器能提供正常呼吸所需要的空气。主要应用于火灾、毒气泄漏、挥发性液体泄漏、密闭空间等产生对人体有害的毒气、烟雾、悬浮于空气中的有害污染物或在缺氧环境中使用。

空气呼吸器的使用和注意事项：

(1)使用前检查气瓶压力表指针是否在绿色范围内。满瓶气大约可维持30分钟。

(2)橡胶制品经过一段时间会自然老化而失弹性影响防毒面具的气密性。一般说,面罩和导气管每年进行更新,呼吸阀每6个月应更换一次。若不经常使用而保管妥善时,面罩和呼吸管可3年更换一次,呼气阀每年换一次。

(3)呼吸器不用时应装入箱内,避免阳光照射,温度不高于40℃。存放位置固定,方便紧急情况时取用。

(4)使用的呼吸器除日常现场检查外,应每3个月(使用频繁时,可小于3个月)进行一次检查。

(5)空气呼吸器使用的压缩空气钢瓶,绝对不允许用于充氧气。所用气瓶应按压力容器规定定期进行耐压试验和检验,合格后方可使用,且应在气瓶规定的有效期内使用。

(五)呼吸防护用品气密性检查

在每次使用呼吸防护用品时,应首先对所佩戴的呼吸防护器进行气密性检查,以确定使用人员面部与面罩之间是否有良好的密合性。

1.负压气密性检查

简易型口罩负压气密性检查方法:使用者用双手或用一个不透气的材料(如塑料袋)盖住面罩,然后使劲吸气,如果面罩密合良好,面罩将会向内略微塌陷。若感觉有气体从密封垫或鼻夹处漏入,需重新调整面罩位置,头带松紧和鼻夹形状等,直到没有泄漏为止。

橡胶面罩负压气密性检查方法:使用者用手将过滤元件进气口堵住,或将进气管弯折阻断气流。缓缓吸气,面罩会向内微微塌陷,屏住呼吸数秒,若面罩继续保持塌陷状态,说明密合良好,否则应调整面罩位置和头带松紧等,直至没有泄漏感。

2.正压气密性检查

简易型口罩正压气密性检查方法:使用者用双手或用一个不透气的材料(如塑料袋)盖住面罩,然后使劲呼气,如果面罩密合良好,使用者会感觉有气流从泄漏片吹出,需重新调整面罩位置,头带松紧和鼻夹形状等,直到没有泄漏为止。

橡胶面罩正压密性检查方法:使用者用双手堵住呼气阀,然后缓缓呼气,面罩会稍微隆起,若面罩能维持少许正压而无明显泄露感,说明密合良好。对某些有呼气阀设计的呼吸防护用品,检查时可能需要取下阀盖,否则它会干扰检查,在这种情况下,正压气密性检查不宜常做。

(六)呼吸防护器材的选定

选定呼吸防护器材时,首先要对化学事故现场某种毒物的阈限值、短期暴露极限和现场泄漏物的浓度有所了解,以便判定、选择满意的呼吸器。

三、眼睛和面部防护

在应急事件中，通常整个面部都需要防护，以避免飞动的微粒、外来物体、腐蚀性化学物质的伤害。

(一)一般防护眼镜

戴在脸上，并紧紧围住眼眶，对眼起一定的防护作用，可阻隔尘埃、飞屑(玻璃碎片)、化学品飞溅及烟雾。

(二)防冲击护目镜

防护镜片有一定的防冲击力，可阻隔微粒、飞屑(玻璃碎片)、碎片冲击。

(三)防腐蚀液眼镜/面罩

防御酸、碱等有腐蚀性化学液体飞溅对人眼/面部产生的伤害，适用于在酸碱环境下的操作，隔绝雾气与眼睛的接触，防止伤害。

四、手部防护

手的保护工具主要是手套，根据不同的工作环境及工作类型可选用不同的防护手套。主要有耐酸碱、电工绝缘手套、电焊手套、防 X 线手套、石棉手套等。

五、躯干防护

(一)防护服分类

化学防护服的分类较多，一般分为轻型防护服和重型防护服。

1.轻型防护服

轻型防护服一般采用尼龙涂覆 PVC 制成，重量较轻，适用于危险场所作业的全身保护，可以防止一般性质的酸碱侵害，不用配备呼吸器。重量一般在 0.5 千克。

2.重型防护服

重型防护服可以采用多层高性能防化复合材料制成，具有防撕裂、防扎耐磨、阻燃、耐热，绝缘，防水密封等优异性能，能够全面防护各种有毒有害的液态、气态、烟态、固态化学物质、生物毒剂、军事毒气和核污染。重型防护服一般配备呼吸器，防护服重量一般为 6kg。

(二)美国 OSHA 防护服分类

1.A 级

表示最大的危险程度，它对人的呼吸、眼睛或皮肤造成伤害，这些伤害可能来自有毒蒸气、气体、微粒、化学飞溅、沉浸或接触有毒材料。要求全封闭气密性化学防护服，这种防护服必须带 SCBA 或管路式呼吸器和适当的附件。

2.B 级

表示环境要求最高的呼吸保护，但对皮肤保护的要求不高，为全封闭非气密性防护服。需要与空气呼吸器及化学防护靴、手套配合使用。该类防护服能够防止液态物质的渗透，但不能防止有害蒸气或气体的渗透，主要侧重于液态有毒物质防护，而非气态有毒物质。

3.C 级

主要应用于较低的呼吸危害和较低等级的皮肤危害同时存在时。一般需要与过滤式空气呼吸装备及化学防护靴、手套配合使用。

4.D 级

适用于一般工作环境,对使用者可能接触到的有害粉尘、化学试剂起到最初级的防护作用。主要应用于粉尘防护、少量低浓度化学液体喷溅。对皮肤及呼吸系统均不具备防护性能。

六、足部防护

满足防砸、绝缘、防静电、耐酸碱、耐油、防滑、防刺割、防高低温伤害等。

七、其他防护

其他防护用品,如防坠落的安全带、安全绳等。

第五节 突发中毒事件现场处置

各级政府是突发中毒事件应急处置指挥协调的主体。根据事件的严重程度,按照属地管理、分级响应的原则,迅速调集卫生应急专业队伍和相关资源,开展突发中毒事件现场处置和卫生应急救援工作。

一、分区

(一)分区的方法与原则

根据引起突发事件的危害源性质、现场周边环境、气象条件及人口分布等因素,事件现场危险区域一般可分为热区、温区和冷区三类。

1.热区(红区)

紧邻事件现场危害源的地域,一般用红色警示线(热线)将其与外界区域分隔开来,在该区域内从事救援工作的人员必须配备防护装置以免受污染或物理伤害。

2.温区(黄区)

紧挨热区外的地域,在该区域工作人员应穿戴适宜的个体防护装置避免二次污染。一般以黄色警示线(温线)将其与外面的地域分隔开来,该警示线也称洗消线,所有离开此区域的人必须在该线处进行洗消处理。

3.冷区(绿区)

洗消线以外的地域。患者的抢救治疗、应急支持、指挥机构设在此区。通常使用绿色警示线(冷线)与其外面的地域分隔开来,在绿线外设置公共聚集区。

(二)不同区域对人员活动的要求

红区只限佩戴相应防护用具的专业人员可以进入该区域。黄区内的人员,应佩戴适当的防护用具,从该区域进入冷区必须进行洗消处理。患者的抢救治疗、指挥机构均设在绿区内。

伤亡人员一般应先由消防人员通过特定通道转移出热区(红线),再交给位于温区的救护人员,救护人员应避免自身被污染。

被污染的伤亡人员应在洗消后才能转移出温区。洗消区分两种:一种是处理伤亡人员的,另一种是处理穿戴防护服的救援人员的。

在转运至医疗机构前,伤员应进行分类,以使不同情况的伤员能及时得到最有效的救治。

处理突发事件时,应注意控制公众、新闻记者、观光者及其他试图进入现场的无关人员。首先应设立冷线(绿线),控制无关人员进入。

二、危险化学品泄漏事故中的人员疏散

在危险化学品泄漏事故中,必须及时做好周围人员及居民的紧急疏散工作。

国际上一般特别推荐美国、加拿大和墨西哥联合编制的 ERG 2000 中的数据。这些数据运用最新的释放速率和扩散模型,以美国运输部有害物质事故报告系统(HMIS)数据库的统计数据为基础,结合美国、加拿大、墨西哥三国 120 多个地方 5 年的每小时气象学观察资料以及各种化学物质毒理学接触数据等各方面综合分析而成,具有很强的科学性。

疏散距离分为两种:一是紧急隔离带,是以紧急隔离距离为半径的圆,非事故处理人员不得入内。二是下风向疏散距离,是指必须采取保护措施的范围,即该范围内的居民处于有害接触的危险之中,可以采取撤离、密闭住所窗户等有效措施,并保持通讯畅通以听从指挥。

由于夜间气象条件对毒气云的混合作用要比白天小,毒气云不易散开,因而下风向疏散距离相对比白天的远。

三、现场应急洗消

洗是指运用物理和化学的处理方法,减少和防止由涉及危险品事件的人员和装备携带的污染物蔓延扩散的过程。

通过洗消可以降低事故现场的毒性,降低或消除毒物对环境的污染,减少人员伤亡,降低事故的损失。

(一)应急洗消的基本方法

1.物理洗消方法

通风消毒法:适用于局部空间内的小范围空气消毒。

吸附消毒法:是指利用具有较强吸附能力的物质来吸附化学毒物,常用的吸附剂是活性炭、活性白土、吸附垫、棉花、纱布等,主要用于液体的局部消毒。

机械转移消毒法:是指采用铲去、沙土或煤渣覆盖、掩埋、密封掩埋的方式,来降低事故现场毒物浓度的方法。

溶洗消毒法:是指用棉花、纱布等浸以汽油、酒精、煤油等溶剂,将染毒物表面的毒物溶解擦洗掉。

2.化学洗消方法

中和法:用于处置现场的强酸强碱或具有酸碱性的毒物,消毒剂需配成稀的水溶液使用,以免引起新的酸碱伤害,中和消毒完毕后需用大量水清洗。

氧化还原法:是利用氧化反应或还原反应,使有毒物变成无毒物或低毒物。

催化法:是在催化剂的作用下,使有毒物加速生成无毒物的方法。

络合法:是利用某些络合剂与毒物发生络合反应,将有毒分子化学吸附在含有络合剂的载体上,从而丧失其毒性,适用于氰化氢、氨、氰根的消毒。

3.生物洗消方法

利用一些生物来杀灭或清除病原微生物的方法称为生物洗消法。该过程缓慢,效果不稳定,中毒事故处置中应用较少。

(二)洗消的基本原则

1.洗消场所要密封、热水源充足。

2.一般用大量的、清洁的或加温的热水洗消,有时用加入相应的消毒剂的水洗消。

3.相应的检测人员实施检测。

4.洗消必须彻底。

5.洗消后的废水要收集处理。

(三)洗消时的人员防护

1.条件允许时应穿戴必要防护器材,特别是在处理毒性大、腐蚀性强的中毒事故时,洗消人员应佩戴 C 级防护用品。还应选择合适的场所进行洗消操作。

2.洗消时尽可能避免直接接触污染的物品。

3.洗消作业后,救援人员应进行全面的、彻底的全身洗消,在此前不得饮食及吸烟。

4.洗消者在洗消时应处于被洗消对象的上风向,避免扬起灰尘。工作结束后对使用过的器材应彻底洗消,无用者应焚烧或深埋。

(四)洗消的一般步骤

1.人员的洗消步骤

洗消救援人员需穿上 C 级防护服才能进入污染区。进入污染区后给伤员挂上标牌,标注有无伤口、骨折及毒物情况。注意标牌全程跟随患者,系在手臂等位置,洗消结束后在标牌上注明洗消的相关情况。

三人平托伤员至洗消担架,整体搬动。去除伤员衣物及皮肤表面的污物。剪去伤病员的衣服,同时剪去污染的头发、夹板、绷带(如果有活动性出血的伤口,应在洗消区剪开绷带并洗消伤口,更换绷带),污染物放置黄色垃圾袋。

贵重物品放入贵重物品袋,并登记和标记。

将担架向前挪动,进入洗消区。

第一步洗全身。第一遍先用温水冲洗全身,注意拿淋浴喷头和毛刷,第二遍用洗消液(肥皂水),第三遍再用温水反复洗,共 5～10 分钟。注意颈部、背部、腋窝、腹股沟、指缝、指甲的洗消。

第二步伤口处理。常规清创,切除坏死组织,用手术器械暴露创面,较深的非贯通伤用注射器吸取生理盐水和 0.5% 次氯酸盐冲洗、吸引器吸引,伤口再次包扎,固定。

第三步眼部洗消。眼部洗消器洗眼睛(按压把手 50 次,压力为 2.5BAR),洗消 10～15 分钟,洗完后用小棉签在外眼角擦拭,并滴入眼药水。

第四步其他四官洗消。口(用血管钳夹湿棉球反复擦拭)、鼻(用大棉签反复擦拭)、外耳道(耳廓用湿棉球,外耳道用小棉签)、脸部用湿纱布擦拭。

洗用毛巾擦干。洗消结束后在标牌上勾好洗消方式、部位等。

洗消后的废水应收集经消毒处理后排放,洗消后医疗废品放入黄色垃圾袋。

2.地面、墙壁的洗消

对于室外地面可以待其自然自净,也可采用药物处理、火烧和机械铲除法处理。药液可选用含氯洗消剂,次氯酸钙、三合二,每平方米 1L,时间 15 分钟到 60 分钟,可用洗消车进行喷洒作业。对于车辆无法通行的面积较小的区域，可用喷枪进行喷洒。

若地表生有杂草，可用火烧处理，必要时浇以汽油或煤油，点火焚烧，但一定要注意防止引起火灾。

对于土质的地面和雪层，还可用铲除法，实施时，利用推土机或铁锹，尽量从上风方向开始，铲除厚度土层4cm，雪层10～20cm。

（五）救援人员的洗消

救援人员应当遵循未经过洗消的人员不能进入清洁区的原则。其随身带入污染区的设备、器材，在进行人员洗消前，必须留在洗消区入口处，由洗消人员进行专门处理。救援人员的洗消，应在专业洗消人员的配合下，依据其所着的防护服种类进行。

1.防护服洗消

（1）透气式防护服洗消：首先对有明显液滴或油状毒物污染的表面进洗消。具体做法：由洗消人员使用军用毒剂消毒包依次轻轻拍打衣服表面，吸附去除沾染的毒物，再依次协助人员脱去手套、上衣、裤子和靴套，最后脱去面具，放入污染物袋中进一步处理。

（2）非透气式防护服洗消：用大量的清水冲洗，如果表面有严重的污染物，用相应的洗消液洗消。

2.局部洗消

局部洗消主要是针对暴露的皮肤、个人器材和使用的用具。对于皮肤可用0.1%的高锰酸钾、1%～2%的来苏尔溶液擦拭1～2分钟。其他洗消剂可选用合适皮肤的浓度应用，如0.5%的过氧乙酸。没有上述条件时可用肥皂水、洗涤剂冲洗。擦拭时应从上而下并顺一个方向进行。

3.全面的身体洗消

全面的身体洗消是在对随身携带的其他对象（如防护服）洗消时或洗消后，在专门划定的洗消区对人体进行全面的洗消处理，多在撤出污染区时有组织的实施。

洗消方式最好用淋浴，每人耗水量不得少于50L，用清水结合肥皂搓洗消除率可达99%以上。洗消顺序也是从上而下。注意毛发、耳窝、鼻孔、趾甲等容易忽略部位的洗涤。对有些防护不好有可能沾染的部位，还要结合化学洗消剂进行洗消，如0.02%过氧乙酸、0.3%的过氧化氢、3%的硼酸等低浓度洗消液漱口、洗眼睛等。

（六）洗消装备

1.洗消帐篷

由帐篷及其附属的供电、供水等系统组成，形式多样，有的相对密封，内部可为正压或负压，主要用于化学灾害救援中人员洗消。

洗消通道分为三部分：第一部分是去污室，第二部分是洗消室，第三部分是更衣室。帐篷前设置洗消池，主要用于进入帐篷前去除衣服表面的污染物。

每次使用后必须清洗干净，擦干晾晒后，方能收放。使用时，尽量选择平整且磨损较小的场地搭设，避免帐篷刮划破损。

2.高压清洗机

主要由长手柄带高压水管、喷头、开关、进水管、接头、捆绑带、携带手柄喷枪、清洗剂输送管、高压出口等组成。电源启动,能喷射高压水流,需要时,可以添加清洗剂。

主要用于清洗各种机械、汽车、建筑物、工具上的有毒污渍。不要使用带有杂质和酸性液体,所有水管接口保持密封。避免电子元件触水,用后立即关机。

3.洗消液

人员洗消初期可用大量清水和肥皂水洗消。

常用的洗消剂包括:①无机次氯酸盐:一种为 0.5% 的次氯酸盐溶液,用于人员冲洗和防毒面具的消毒;另一种为 5% 的次氯酸盐溶液,用于消毒剪刀、围裙、手套及头罩。②有机氯类:具有较强的氯化氧化能力,可消毒腐烂性毒剂及 V 类毒剂。具有一定的皮肤刺激性,消毒后必须用水冲洗干净。③三巯丙醇软膏(眼膏):为腐烂性毒剂路易氏剂的特效消毒、抗毒药物。④化学毒剂活性皮肤消毒液(RSDL):RSDL 是对神经性毒剂、糜烂性毒剂均具有良好的消毒作用。染毒时,立即用海绵蘸湿该消毒液后迅速擦拭染毒部分,然后用清水冲洗。

敌腐特灵冲洗液是突发化学事件发生时,应急救援人员必备的个人皮肤防护用品。当强酸、强碱、强氧化剂、强还原剂等腐蚀性化学品及腐烂性毒剂、刺激性毒剂等毒物污染人体后,迅速应用该品进行洗消,可使化学品迅速失去腐蚀性及毒性,从而有效避免人体化学灼伤及化学中毒。该品系公安部消防局指定装备的个人皮肤应急洗消用品。

第六节　现场医疗救援

现场医疗救援的处置得当与否与后续医院内救治的效果紧密相连,是救援黄金十分钟的重要体现,为整个中毒事件人员救治提供关键的技术支撑。

一、现场检伤分类

检伤分类,也称伤员鉴别分类或治疗优先分类,是将受伤人员按其伤情的轻重缓急或立即治疗的可能性进行分类的过程。其基本理念是依据伤员主、客观数据,评估伤员伤势危急程度,建立病患优先救治的顺序,使急危重症伤员得到立即处置和治疗,以减少病患死亡和残障的可能,并增加救治效率。

(一)伤情分类标准和特征

世界卫生组织推荐的急救检伤分类标准:

红色标志(提示优先 1 级):生命垂危,需要立即治疗,且有望救活的伤员。

黄色标志(提示优先 2 级):生命没有立即的危险,需要紧急但不是立即处理的伤员。

绿色标志(提示优先 3 级):需要简单处理的伤员。

黑色标志(提示暂时放弃治疗):患者的伤情超过目前已有的救治能力,如严重的辐射伤害或严重烧伤,当时当地无法救治或复杂手术患者迫使医生不得不在这个患者和其他患者间做出取舍。

心理受到创伤需要安慰和镇静的患者没有特别的分类标志。

(二)常见化学毒物的检伤分类标准

1.急性氯气中毒

(1)红标(具有下列指标之一):咯大量泡沫样痰;昏迷;窒息;严重呼吸困难。

(2)黄标(具有下列指标之一):眼灼伤;皮肤灼伤。

(3)绿标(具有下列指标之一):流泪、畏光、眼刺痛,流涕、呛咳等。

(4)黑标(同时具有下列指标者):意识丧失,无自主呼吸,大动脉搏动消失,瞳孔散大。

2.急性硫化氢中毒

(1)红标(具有下列指标之一):昏迷;咯大量泡沫样痰;窒息;持续抽搐。

(2)黄标(具有下列指标之一):意识模糊、混浊状态;抽搐;呼吸困难。

(3)绿标(具有下列指标之一):出现头痛、头晕、乏力、流泪、畏光、眼刺痛、流涕、咳嗽、胸闷等表现。

(4)黑标(同时具有下列指标者):意识丧失,无自主呼吸,大动脉搏动消失,瞳孔散大。

3.急性氨气中毒

(1)红标(具有下列指标之一):咯大量泡沫样痰;严重呼吸困难;昏迷;窒息。

(2)黄标(具有下列指标之一):眼灼伤;皮肤灼伤。

(3)绿标(具有下列指标之一):流泪、畏光、眼刺痛,流涕、呛咳等。

(4)黑标(同时具有下列指标者):意识丧失,无自主呼吸,大动脉搏动消失,瞳孔散大。

4.急性单纯窒息性气体中毒

(1)红标(具有下列指标之一):意识障碍;抽出;发绀。

(2)黄标(具有下列指标之一):无。

(3)绿标(具有下列指标之一):头昏、头痛、乏力、心慌、胸闷等。

(4)黑标(同时具有下列指标者):意识丧失,无自主呼吸,大动脉搏动消失,瞳孔散大。

5.急性一氧化碳中毒

(1)红标(具有下列指标之一):昏迷;呼吸节律改变(叹气样呼吸、潮式呼吸);休克;持续抽搐。

(2)黄标(具有下列指标之一):意识模糊、混浊状态;抽搐。

(3)绿标(具有下列指标之一):头昏、头痛、恶心、心悸、呕吐、乏力等表现。

(4)黑标(同时具有下列指标者):意识丧失,无自主呼吸,大动脉搏动消失,瞳孔散大。

5.急性有机磷酸酯类杀虫剂中毒

(1)红标(具有下列指标之一):意识障碍;咯大量泡沫样痰。

(2)黄标(具有下列指标之一):肌颤。

(3)绿标(具有下列指标之一):出现头晕、头痛、恶心、呕吐、多汗、胸闷、视物模糊、无力等症状。

(4)黑标(同时具有下列指标者):意识丧失,瞳孔散大,无自主呼吸,大动脉搏动消失。

6.急性亚硝酸盐中毒

(1)红标(具有下列指标之一):意识障碍;休克;抽搐。

(2)黄标(具有下列指标之一):无。

（3）绿标（具有下列指标之一）：出现胸闷、心悸、乏力、口唇、指端发绀、恶心、呕吐等症状。

（4）黑标（同时具有下列指标者）：意识丧失，瞳孔散大、无自主呼吸、大动脉搏动消失。

7.急性甲醇中毒

（1）红标（具有下列指标之一）：昏迷；休克；KUSSMAUL 呼吸。

（2）黄标（具有下列指标之一）：澹妄状态；意识模糊、混浊状态；抽搐。

（3）绿标（具有下列指标之一）：头昏、头痛、乏力、恶心、呕吐等表现。

（4）黑标（同时具有下列指标者）：意识丧失，无自主呼吸，大动脉搏动消失，瞳孔散大。

8.急性苯系物中毒

（1）红标（具有下列指标之一）：昏迷；抽搐。

（2）黄标（具有下列指标之一）：澹妄状态；嗜睡；意识模糊、混浊状态。

（3）绿标（具有下列指标之一）：头昏、头痛、乏力、恶心，呕吐等表现。

（4）黑标（同时具有下列指标者）：意识丧失，无自主呼吸，大动脉搏动消失，瞳孔散大。

9.急性氰化物中毒

（1）红标（具有下列指标之一）：意识障碍；抽搐；呼吸节律改变（叹气样呼吸、潮式呼吸）；休克。

（2）黄标（具有下列指标之一）：无。

（3）绿标（具有下列指标之一）：头痛，头晕，恶心，呕吐、胸部紧束感玺。

（4）黑标（同时具有下列指标者）：意识丧失，无自主呼吸，大动脉搏动消失，瞳孔散大。

10.急性致痉挛类杀鼠剂中毒

（1）红标（具有下列指标之一）：昏迷；持续抽搐；窒息。

（2）黄标（具有下列指标之一）：抽搐。

（3）绿标（具有下列指标之一）：出现头痛、头晕、乏力、恶心、呕吐等症状。

（4）黑标（同时具有下列指标者）：意识丧失，瞳孔散大，无自主呼吸，大动脉搏动消失。

二、现场急救方法

（一）急救原则

对急性中毒患者的抢救，应做到"脱离、阻断、救治"。

脱离是指使中毒患者迅速脱离事故现场及染毒环境，将患者转移至空气新鲜的上风向处，使毒物不再侵入体内，并加强现场的通风换气。

阻断是指应迅速阻滞毒物的吸入，对于吸入毒物的患者，应在立即撤离中毒现场的基础上，保持呼吸道通畅、吸氧，必要时可行人工通气。对于皮肤直接接触毒物的患者，应立即脱去污染的衣物，用清水洗净。眼部污染物可用流水反复冲洗。对于口服毒物的患者，要及时进行催吐、洗胃、导泻或灌肠来清除未吸收的毒物。

救治是指在现场开展救援工作。对呼吸心跳停止的患者要及时行心肺复苏术，对病情危重的患者立即给予病情检测并保护重要脏器功能。

（二）常见化学中毒急救措施

1.氨

现场急救措施：现场医疗救援首要措施是迅速将中毒患者移离中毒现场至空气新鲜处，脱去被污染衣服,松开衣领,保持呼吸道通畅,注意保暖。红标患者要立即吸氧,建立静脉通道,可使用地塞米松 10～20mg 肌内注射或稀释后静脉注射。窒息者,立即予以开放气道;皮肤和眼灼伤者,立即以大量流动清水或生理盐水冲洗灼伤部位 15min 以上。黄标患者应密切观察病情变化,有条件可给予吸氧,及时采取对症治疗措施。绿标患者在脱离环境后,暂不予特殊处理,观察病情变化。

2.氯气

现场急救措施:现场医疗救援首要措施是迅速将中毒患者移离中毒现场至空气新鲜处,脱去被污染衣服,松开衣领,保持呼吸道通畅,注意保暖。红标患者要立即吸氧,建立静脉通道,可使用地塞米松 10～20mg 肌内注射或稀释后静脉注射。窒息者,立即予以开放气道;皮肤和眼灼伤者,立即以大量流动清水或生理盐水冲洗灼伤部位 15min 以上。黄标患者应密切观察病情变化,有条件可给予吸氧,及时采取对症治疗措施。绿标患者在脱离环境后,暂不予特殊处理,观察病情变化。

3.硫化氢

现场急救措施:现场医疗救援首先的措施是迅速将中毒患者移离中毒现场至空气新鲜处,脱去被污染衣服,松开衣领,保持呼吸道通畅,注意保暖。对于红标患者要保持复苏体位,立即建立静脉通道;黄标患者应密切观察病情变化。出现反复抽搐、窒息等情况时,及时采取对症支持措施。绿标患者脱离环境后,暂不予特殊处理,观察病情变化。

4.砷化氢

现场急救措施:现场医疗救援首先的措施是迅速将中毒患者移离中毒现场至空气新鲜处,保持呼吸道通畅,松开衣领,注意保暖。心跳呼吸骤停者,立即予以心肺复苏治疗。中毒患者一般不需要现场医疗救治,应将所有接触者尽快送至有血液净化条件的医院治疗和医学观察。

5.一氧化碳

现场医疗救援首要措施是迅速将患者移离中毒现场至空气新鲜处,松开衣领,保持呼吸道通畅,并注意保暖。有条件应尽早给予吸氧。对于红标患者要保持复苏体位,立即建立静脉通道;黄标患者应密切观察病情变化。出现反复抽搐、休克等情况时,及时采取对症支持措施。绿标患者脱离环境后,暂不予特殊处理,观察病情变化。

6.单纯窒息性气体

现场医疗救援首要措施是迅速将患者移离中毒现场至空气新鲜处,脱去被污染衣服,松开衣领,保持呼吸道通畅,并注意保暖。对于红标患者要保持复苏体位,吸氧,立即建立静脉通道,出现反复抽搐时,及时采取对症支持措施。绿标患者脱离环境后,暂不予特殊处理,观察病情变化。

7.苯及苯系物

迅速将患者移离中毒现场至空气新鲜处;皮肤污染者,立即除去污染衣物,有条件时,协助消防部门对危重患者进行洗消。中毒患者应保持呼吸道通畅,有条件予以吸氧,注意保暖。对于红标患者要保持复苏体位,立即建立静脉通道;黄标患者应密切观察病情变化。出现反复抽搐、休克等情况时,及时采取对症支持措施。绿标患者脱离环境后,暂不予特殊处理,观察病情变化。

8.甲醇

口服中毒意识清晰者,早期可进行催吐;经呼吸道吸入中毒者,迅速移离中毒现场至空气新鲜处;皮肤污染者,立即除去污染衣物,用清水彻底冲洗。中毒患者应保持呼吸道通畅,注意保暖,必要时以无菌纱布敷料或眼罩覆盖双眼,予以避光保护。红标患者要保持复苏体位,建立静脉通道,地塞米松10mg肌内注射或稀释后静脉注射。黄标患者应密切观察病情变化。出现反复抽搐、休克等情况时,及时采取对症支持措施。绿标患者脱离环境后,暂不予特殊处理,观察病情变化。

9.氰化物

经呼吸道和皮肤途径的中毒患者应立即移离中毒现场至空气新鲜处,保持呼吸道通畅。皮肤及黏膜污染者迅速脱去污染的衣物,以大量流动清水彻底冲洗污染皮肤或眼睛。经口途径中毒、意识清晰的患者,应立即进行催吐。中毒患者保持安静休息,可间断给予亚硝酸异戊酯吸入,有条件时可给予吸氧治疗。红标患者立即用3%亚硝酸钠溶液10~15mL(6~12mg/kg)缓慢静脉注射(2mL/min),随后静脉注射25%~50%硫代硫酸钠溶液20~50mL,必要时1h后重复注射半量。如无亚硝酸钠也可用亚甲蓝替代,按5~10mg/kg稀释后静脉滴注,随后立即给予硫代硫酸钠静脉注射(剂量同上)。出现反复抽搐、休克等情况时,及时采取对症支持措施。绿标患者脱离环境后,暂不予特殊处理,观察病情变化。

10.亚硝酸盐

对于所有意识清晰的中毒患者立即予以催吐。当出现大批中毒患者,应首先进行现场检伤分类,优先处理红标患者。

11.盐酸克伦特罗

中毒患者一般不需要采用现场医疗救治措施,应立即就近转送至医院观察和治疗。

12.有机磷农药

经呼吸道和皮肤、黏膜途径的中毒患者应立即移离中毒现场至空气新鲜处,保持呼吸道通畅,脱去被污染衣服,用肥皂水或清水彻底清洗污染的皮肤(包括皱褶部位)、毛发。经口途径中毒、意识清晰的患者,应立即进行催吐。红标患者立即吸氧,建立静脉通道,保持呼吸道通畅,静脉注射5~10mg的阿托品,10~15min可根据病情重复给药。有条件可肌内注射0.5~1.0g的氯解磷定。黄标患者应密切观察病情变化。出现呼吸节律明显不规律、窒息或严重缺氧休克等情况时,及时采取对症支持措施。绿标患者可暂不予特殊处理,观察病情变化。

13.抗凝血类鼠药

急性抗凝血类杀鼠剂中毒后有较长的潜伏期,通常不需要在现场进行特殊处理。如患者出现大量呕血或咯血,应注意保持呼吸道通畅,建立静脉通道,维持生命体征稳定。中毒患者应就近转送至综合医院观察和治疗。

14.致痉挛类鼠药

现场医疗救援首要措施是迅速控制中毒患者的抽搐发作,并保持呼吸道通畅。意识清晰的中毒患者应立即进行催吐,有条件可给予活性炭(成人用量为50g,儿童用量为1g/kg)口服。对于红标患者要保持复苏体位,立即建立静脉通道,抽搐发作者,立即缓慢静脉注射地西泮或咪达唑仑,必要时可联合应用苯巴比妥钠。黄标患者应密切观察病情变化。出现呼吸节律明显不规律、窒息或严重缺氧等情况时，及时采取对症支持措施。绿标患者脱离环境后，暂不予特殊处理，观察病情变化。

（三）现场急救方法

1.心肺复苏心肺复苏术（CPR）

是指对早期心跳呼吸骤停的患者，通过采取人工循环、人工呼吸、电除颤等方法帮助其恢复自主心跳和呼吸。它包括三个环节：基本生命支持、高级生命支持、心搏骤停后的综合管理。

心脏停搏的临床判断根据以下三点：①意识丧失；②呼吸停止；③心跳停止或大动脉搏动消失。

（1）基本生命支持：基本生命支持操作步骤如下：

1）判断和呼救：判断患者的意识、呼吸、颈动脉搏动是否消失，如患者呼之不应、呼吸脉搏停止，立即进行心脏按压。判断时间小于 10 秒，同时呼救。

2）心脏按压：成人按压的部位在两乳头的连线，按压次数至少为 100 次/分，不超过 120 次/分，深度至少为 5cm，而不超过 6cm，每次按压后让胸部完全回弹，施救者必须避免在按压间隙倚靠在患者胸上，尽可能减少按压中的停顿，按压中断时间不超过 10 秒。儿童及婴儿按压深度至少为胸部前后径的 1/3（儿童约为 5cm，婴儿约为 4cm），施救者按压婴儿时，将 2 根手指放在婴儿胸部中央，乳腺正下方。按压 30 次后，立即给予 2 次人工呼吸，心脏按压与人工呼吸的比例为 30∶2。2 名以上的施救者抢救儿童及婴儿时，心脏按压与人工呼吸的比例是 15∶2。

3）人工呼吸：进行人工呼吸前，先使患者头偏向一侧，清理患者口腔中的异物以及义齿，防止引起窒息。然后一手抬起患者下颌，使下颌与地面垂直，另一手捏住患者鼻子，立即给予 2 次口对口人工呼吸。进行有效的人工呼吸时，可以看到患者胸部的起伏，每次吹气持续 1 秒以上。对于正在进行持续心肺复苏且有高级气道的患者，通气速率为每 6 秒一次呼吸（每分钟 10 次呼吸）。

4）若现场存在自动体外除颤器（AED）：而且可以立即取得时，对于有目击的成人心搏骤停，应尽快使用除颤器。按照 AED 上的图示将 AED 的两个电极片贴于患者胸部后，AED 自动分析患者心律，根据 AED 的提示决定是否进行电除颤。当心律显示无脉性室速、室颤或尖端扭转型室速时，需要电除颤，第一次电除颤的能量选择 150J（再次电除颤的能量选择 2001），除颤后立刻进行下一次 CPR，每 2 分钟为一个周期，当 2 分钟到时，轮换抢救者，判断一下患者的呼吸和脉搏是否恢复，同时 AED 再次自动分析心律，重复以上步骤，直至患者呼吸及心跳恢复或心电图成直线。

5）若成人在未受监控的情况下发生心搏骤停，或不能立即取得 AED 时，应该在他人前往获取以及准备 AED 的时候开始 CPR。重复以上②、③步骤 5 次，每 5 次循环为一个周期，一个周期后再次判断一下患者的呼吸和脉搏，如患者仍没有呼吸脉搏，继续②、③步骤，直至 AED 到来。

（2）高级生命支持：成人心搏骤停高级生命支持如下：

1）肾上腺素：肾上腺素是抢救心搏骤停的首选药，能提高冠状动脉和脑灌注压，并可以改变细室颤为粗室颤，增加复苏成功率。每 3～5 分钟静脉推注 1mg，不推荐递增剂量和大剂量使用。在至少 2 分钟 CPR 和 1 次电除颤后开始使用。研究表明：联合使用加压素和肾上腺素，替代标准剂量的肾上腺素治疗心搏骤停时并没有优势。

2）胺碘酮：对于序贯应用 CPR－电除颤－CPR－肾上腺素治疗无效的室颤或无脉性室速患者应首选胺碘酮，初始量为 300mg 快速静脉推注，随后电除颤 1 次，如仍未恢复，10～15 分钟后可再推注 150mg，如需要可以重复 6～8 次。在首个 24 小时内使用维持剂量，先 1mg/min 持续 6 小时，之后 0.5mg/min 持续 18 小时。每日最大剂量不超过 2g。

3）利多卡因：如果没有胺碘酮，可以使用利多卡因。其显效快，时效短（一次静脉给药保持 15～20min），对心肌和血压影响小。初始剂量为 1～1.5mg/kg 静脉推注，如果室颤/无脉性室速持续，每 5～10 分钟可再给 0.5～0.75mg/kg 静脉推注，直到最大量 3mg/kg。也可静脉滴注 1～4mg/min。（注：目前的证据不足以支持心搏骤停后利多卡因的常规使用，但若是因室颤/无脉性室速导致的心搏骤停，恢复自主循环后，可以考虑立即开始或继续给予利多卡因）。

2.开放气道

开放人工气道的方法主要有手法开放气道、气管插管、气管切开术等。

（1）手法开放气道：正确的抢救体位：患者仰卧位，患者头、颈、躯干平卧无扭曲，双手放于躯干两侧。如患者摔倒时面部朝下，应小心转动患者，并使患者全身各部成一个整体。转动时尤其要注意保护颈部，可以一手托住颈部，另一手扶着肩部，使患者平稳地转动至仰卧位，以防止可能出现的颈椎损伤。体位摆好后，立即清除口咽腔分泌物，接着即可按照下列三种方法施行徒手开放气道。对疑有颈椎骨折者，保持头颈脊柱一直线，并使头适度后仰张口。

1）仰头举颏法：抢救者将一手掌小鱼际（小拇指侧）置于患者前额，下压使其头部后仰，另一手的示指和中指置于靠近颏部的下颌骨下方，将颏部向前抬起，帮助头部后仰，气道开放。必要时拇指可轻牵下唇，使口微微张开。

2）仰头抬颈法：患者仰卧去枕，抢救者位于患者一侧，一手置于患者前额向后加压，使头后仰，另一手托住颈部向上抬颈，使气道开放。

3）双手抬颌法：患者平卧，抢救者用双手从两侧抓紧患者的双下颌并托起，使头后仰，下颌骨前移，即可打开气道。此法适用于颈部有外伤者，以下颌上提为主，不能将患者头部后仰及左右转动。

注意：颈部有外伤者只能采用双手抬颌法开放气道。不宜采用仰头举颏法和仰头抬颈法，以避免进一步脊髓损伤。

在操作时应注意示指和中指尖不要深压颏下软组织，以免阻塞气道；不能过度上举下颌，以免口腔闭合；头部后仰的程度是以下颌角与耳垂间连线与地面垂直为正确位置；口腔内有异物或呕吐物，应立即将其清除，但不可占用过多时间；开放气道要在 3～5 秒内完成，而且在心肺复苏全过程中，自始至终要保持气道通畅。

3.特殊解毒药

通常的解毒药品有 20 余种，但在第一时间内运用解毒药对于化学中毒的救治至关重要，能够在较短的时间内发挥作用，达到解毒的目的。

第十四章　艾滋病性病管理

艾滋病性病作为严重影响人类健康和社会进步的传染病,已成为全球关注的重点公共卫生问题。我国的艾滋病性病防治在政府领导、各部门各负其责、全社会共同参与的工作机制下,各项策略和措施得到较好的贯彻和落实,并已初见成效。

依据《中华人民共和国传染病防治法》《艾滋病防治条例》《性病防治管理办法》《中国预防与控制梅毒规划(2010—2020年)》的规定和要求,对艾滋病病毒感染者进行确证告知、随访干预和转介,以减少艾滋病病毒二代传播,提高病患生存质量。为保证性病艾滋病监测、检测、随访、宣传教育、场所干预等工作中能够做到标准化、规范化,我中心各相关工作人员结合原有工作指南和具体工作实际,编写了本节内容,探索适合基层的艾滋病性病防控工作的具体工作方法。

第一节　艾滋病高危人群行为干预

艾滋病行为干预是指针对个体和群体与 HIV 感染有关的危险行为及其影响因素,采取的一系列促使干预对象改变、减少和避免危险行为,保持低危或安全行为的措施和行动。

艾滋病高危人群主要包括女性商业性行为人群(FSW)、吸毒人群(DU)、男男性行为人群(MSM)等。

一、工作职责

按照国家艾滋病防治的工作原则,即政府主导、多部门合作、全社会共同参与,组织实施行为干预工作。通过对高危人群的健康教育和行为干预,有效控制疫情蔓延,维持整体低流行态势。

1.制订本行政区域的健康教育与行为干预工作计划。

2.培训和支持有关部门、社区、社会组织等社会力量开展健康教育与高危行为干预工作,并对相关工作进行专业的技术指导。

3.建立健全信息收集、交流、报告制度,及时收集、统计、分析、上报辖区健康教育与干预工作信息。

4.加强对高危人群的干预工作力度,扩大干预覆盖面,积极为高危人群提供 HIV 抗体检测服务。

二、实践目标

1.掌握高危人群干预的定义、不同高危人群健康教育及行为干预的方法。

2.熟悉行为干预的工作流程,干预信息的收集、整理及上报工作。

3.了解制定督导管理规范及督导评分表、开展现场督导工作的方法。

三、工作内容

1.学习和掌握艾滋病基本知识及防控要点,熟悉干预工作的内容、流程及技巧。

2.信息收集与报告,每月4日前收集上个月高危人群干预工作数据,审核、归档,并进行网报工作。

辖区内所有街道和社区服务中心每年年初上报本地区的摸底情况,根据上报的数量,属地疾控中心分配本年度工作任务,并进行高危人群行为干预。以××社区卫生服务中心FSW人群的行为干预为例,简单介绍高危人群现场行为干预具体工作的开展情况。

(1)由疾控中心工作负责人通知××社区卫生服务中心的干预人员,与街道办事处等部门沟通,联系本辖区的娱乐场所,确定本次干预的时间、地点、人数。

(2)学生根据干预现场的情况准备物资,包括宣传册、安全套、宣传品、各类登记表格、血液快检试剂及所需的卫生材料(采血针、消毒剂、医用棉签、利器盒、医疗垃圾袋)等。

(3)确定前往现场参加干预工作的人数,包括疾控中心的工作人员、社区卫生服务中心的干预人员、街道办事处相关人员等,确定干预小组人数后,与中心办公室联系,申请车辆。

(4)到干预现场与场所负责人沟通,准备好供健康教育、登记、检测、发放宣传用品的场所。

(5)学生与场所负责人共同组织场所内服务人员分批次有序进入事先准备好的干预检测场所。

(6)学生和干预小组工作人员对场所服务人员进行健康宣教,讲解在科室中学习到的艾滋病基本知识和防控要点,向场所服务人员发放宣传册、安全套等,并解答场所服务人员的疑惑和问题。

(7)在进行宣传教育的过程中,学生要筛选出有高危行为的人,如:询问是否有多性伴、未使用安全套性行为等,根据预先准备的信息登记表采集场所服务人员信息,包括姓名、年龄、学历、户籍地、联系方式等,采集信息之后,在征求其同意的前提下将其带到专业护士处进行血液快速检测,待20min结果出来后,向其告知结果及注意事项。

(8)检测结束后,整理收拾现场的医疗垃圾,带回疾控中心妥善处理。

第二节　艾滋病病例监测

一、工作职责

1.制定辖区医疗机构艾滋病病例监测工作要点。

2.开展辖区内医疗机构HIV/AIDS病例报告等工作培训。

3.浏览审核辖区内医疗机构诊断报告的HIV/AIDS病例。

4.定期完成辖区医疗机构艾滋病病例报告情况反馈。

5.完成辖区内二级以上医疗机构艾滋病工作的督导、考核。

二、实践目标

1.掌握HIV/AIDS病例报告时限、报告要点和审核报卡要求。

2.熟悉 HIV/AIDS 病例报告上报流程。

3.了解开展医疗机构艾滋病工作的督导、考核的意义。

三、工作内容

1.每年根据××市艾滋病预防控制工作要点,制定符合本辖区实际情况的艾滋病病例监测工作要点,内容包括艾滋病诊断上报要点、艾滋病检测报表上报时限和要求等。

2.组织开展辖区内各级医疗机构 HIV/AIDS 病例报告等工作培训,结合往年工作完成情况和存在的问题,将本年度××市艾滋病预防控制工作要点进行培训。通过培训让医疗机构了解到艾滋病防控的现状、医疗机构防控要点等。培训资料包括通知、培训课件、签到、培训过程照片、会议信息等,培训材料作为上级单位考核材料存档留存。

3.根据 HIV/AIDS 诊断报告的要求,审核每一例符合上报要求的病例,上报是否符合传染病上报时限要求、关键信息是否完整、是否符合逻辑、首次随访是否及时等。及时浏览审核上报的每例 HIV/AIDS 病例,发现不符合诊断标准的病例及时通知医疗机构删除;发现信息不完整或不符合逻辑的报卡及时联系医疗机构完善报卡内容;及时督促上报首次随访表等。通过审核每例 HIV/AIDS 报卡,确保本辖区报卡准确无误,为辖区艾滋病数据统计及后期的患者随访工作做好基础工作。

4.将各种不符合上报要求的 HIV/AIDS 病例情况、不能及时上报 HIV 检测份数表等不能按照××市医疗机构艾滋病防控工作要点完成工作的医疗机构做好登记,每季度将各医疗机构艾滋病防控工作完成情况、改进意见等进行反馈。通过季度反馈的形式提高医疗机构艾滋病防控工作质量。

5.每年年中对辖区各二级以上医疗机构的艾滋病防控工作进行督导,督导重点包括:HIV/AIDS 病例报卡的准确性和一致性、HIV 检测份数上报数据的一致性等及其他每年调整的防控要点内容,通过对各机构的专业督导,发现医疗机构工作开展中存在的问题,提供专业的指导意见,并留存每家机构的督导记录。

6.每年年初对上一年度各医疗机构开展艾滋病防控工作的考核工作,考核内容即年初的防控要点内容,通过考核考评对各医疗机构艾滋病防控的各个环节打分,打分情况纳入辖区卫生医疗机构疾控系统考评。

第三节 自愿咨询检测门诊(VCT 门诊)

一、工作职责

1.掌握 VCT 门诊工作目的、流程、检测前后咨询要点、全国及××市艾滋病流行及防控现况等。

2.对辖区各 VCT 门诊进行督导,督促各门诊及时上报检测咨询个案信息,统计总结每年度辖区 VCT 门诊咨询检测情况。

二、实践目标

1.掌握 VCT 门诊工作目的、流程、检测前后咨询要点。

2.掌握 VCT 门诊检测咨询个案信息上报流程。

3.熟悉对辖区各 VCT 门诊进行督导要求。

4.了解对 VCT 门诊进行督导的内容。

三、工作内容

(一)VCT 门诊的目的

最大限度地发现 HIV 感染者和艾滋病患者,促使更多的人了解自己的 HIV 感染状况,及时采取保护自己和他人的措施,预防艾滋病在社会上的传播;使 VCT 服务成为其他预防控制艾滋病工作的重要的连接或转介环节,与有关治疗工作配合,帮助 HIV 感染者和艾滋病患者及时获得治疗;使咨询和检测成为推动有高危行为的人改变危险行为的起点,减少新感染的发生;为进行 HIV 检测的人们提供心理情感上的支持,消除疑虑和心理压力,帮助 HIV 感染者树立信心,适应生活环境等。

(二)艾滋病检测阳性结果咨询要点

1.告知并解释阳性结果,帮助受检者理解和应对。

2.了解与记录 HIV 抗体阳性者的相关信息与联系方式,为今后随访和加强管理打好基础。

3.为阳性者提供 CD4 细胞检测、治疗等转介服务。

4.讲解感染者依法享有的权利、义务及应该承担的社会责任,提供国家相关政策信息。

5.根据需要,提供进一步的心理辅导。

6.开展配偶/性伴/同伴通知。

7.提供预防服务,包括提供艾滋病传播、预防的治疗等信息。

8.根据受检者需要提供常见机会性感染、性病、结核病治疗、生殖健康、计划生育和预防母婴传播等信息或转介服务。

(三)艾滋病检测阴性结果咨询要点

1.认真核实最后一次高危险行为的时间是否度过窗口期,如果没有度过窗口期,应该在窗口期后再检测。

2.如果已经度过窗口期,可以明确报告检查结果阴性,说明受检者没有感染 HIV。

3.强化预防 HIV 传播的信息,并与之讨论降低危险行为的方法,包括使用安全套使用,减少性伴数量、避免酗酒、注射吸毒和共用注射器、使用清洁针具、进行美沙酮治疗等等。

4.对于没有度过窗口期还需要复查的人,一方面鼓励他们按照给检测阳性者的各种建议去做,预防感染他人也保护自己免受其他感染;另外还要考虑他们在等待复查期间可能出现的心理问题,因此要给他们介绍有关支持机构的信息。

5.针对 HIV 阴性的受检者可能产生的疑虑和心理问题提供必要帮助,对有疑病症者及时转介。

(四)保证辖区内各 VCT 门诊正常开展

按照门诊开诊要求对前来咨询检测的求询者提供服务,并将每月的咨询检测登记表及时上报上传系统。及时发现各门诊开诊过程中存在的问题并给出指导意见并督促整改。按要求对辖区内 VCT 门诊咨询检测情况进行统计分析。

第四节　艾滋病哨点监测

艾滋病哨点监测是指在固定地点、固定时间连续收集特定人群中艾滋病病毒（HIV）感染状况、行为特征及相关信息，为分析当地艾滋病流行趋势、评价艾滋病预防与控制效果提供依据。

一、工作职责

1.制订艾滋病哨点监测实施方案及年度工作计划。

2.开展艾滋病哨点监测培训，提高艾滋病哨点监测工作人员的业务能力。

3.做好艾滋病哨点监测期间发现的 HIV/AIDS 的管理工作。

4.开展辖区内艾滋病哨点监测单位的督导和考核，保证监测质量，并迎接上级疾控部门艾滋病哨点监测工作的数据质量核查、抽查督导和考核。

二、实践目标

1.掌握艾滋病哨点监测的定义和工作流程。

2.掌握艾滋病哨点监测各个人群的纳入标准和国家级哨点监测的监测期。

3.熟悉艾滋病哨点监测问卷的调查技巧。

4.了解艾滋病哨点监测数据的录入、整理和分析方法。

三、工作内容

1.根据《上级疾控部门艾滋病哨点监测方案》制定本年度的艾滋病哨点监测实施方案和工作计划。根据实际情况，比如艾滋病流行现状以往哨点监测工作情况等，并在保证监测可持续性的基础上适当调整辖区内监测哨点的数目与分布。

2.提高哨点监测工作人员的业务能力，积极参加上级疾控部门的专业培训，并开展本辖区哨点监测单位相关人员的二次培训，使具体承担哨点监测的工作人员知晓哨点监测工作要求和工作内容。

3.加强哨点监测期间发现的 HIV/AIDS 的管理工作和 BED 新发病率检测相关信息的收集。对艾滋病哨点监测过程中发现的 HIV/AIDS 阳性者的信息进行收集管理并报送上级疾控部门。

4.加强艾滋病监测数据质量，及时收集、审核调查问卷，问卷合格率达到 95％以上。每月收集辖区内艾滋病哨点监测单位的数量信息，包括监测数量、HIV 阳性数、HCV 阳性数、ELISA 阳性数、RPR 阳性数等信息报送上级疾控部门。按时完成数据库的录入、清洗工作，并将数据库报送上级疾控部门。

5.加强对本辖区哨点监测工作的督导，按照《上级疾控部门艾滋病哨点监测方案》中督导检查方案每月对辖区内哨点监测单位督导检查至少一次，发现问题及时解决，保证监测质量；

每年组织专业人员对辖区内医疗机构艾滋病哨点监测单位进行考核;积极配合上级疾控部门对本辖区艾滋病哨点监测工作进行数据质量核查、抽查督导和考核。将上一年度艾滋病哨点监测相关档案材料整理,做好迎检工作,包括上一年度艾滋病哨点监测工作的实施方案、工作计划,与计划相对应培训、指导和考核的过程资料。迎接督导和考核时,根据督导考核专家要求,及时将已准备好的资料提交专家审查,并认真记录考核专家提出的意见和建议,便于今后工作的完善。

6.监测方法。

(1)监测时间

1)国家级哨点监测:监测周期为每年一次。4～6月为哨点监测期,在监测期内如果样本量已达到监测要求,即可停止征集。如果监测期结束时样本量仍不足,最多可延长一个月。

2)北京市哨点监测:全年连续监测。

(2)样本量的确定

1)国家级哨点监测:根据上级疾控部门《艾滋病哨点监测方案》中分配的任务量,监测人群覆盖社区暗娼、在押暗娼、在押吸毒者、性病门诊就诊者、流产妇五类人群。

2)北京市哨点监测:根据上级疾控部门《艾滋病哨点监测方案》中分配的任务量,监测人群覆盖社区暗娼、社区吸毒者、在押吸毒者、在押暗娼、在押嫖客、性病门诊就诊人群、孕产妇、流产妇、结核病门诊就诊者、流动人口。

3)监测中发现的既往艾滋病病毒抗体阳性者也应纳入到监测对象中,并完成采血和相应的梅毒及丙肝检测。

(3)血样的采集:按照《全国艾滋病检测技术规范(2015年修订版)》相关要求操作,血样的采集、保存和运送由专人负责,保证生物安全。

(4)血样 HIV 抗体、梅毒抗体、HCV 抗体检测及感染状态判定。

四、社区 FSW 人群哨点监测现场工作

1.首先对辖区娱乐场所的分布情况进行摸底,根据摸底结果进行抽样,根据抽样结果开展FSW 人群的现场调查,以抽到××社区卫生服务中心辖区的娱乐场所为例,由××社区卫生服务中心的工作人员与街道办事处的相关工作人员沟通,联系本辖区的娱乐场所,确定本次FSW 人群哨点监测的时间、地点。

2.根据哨点监测的情况准备物资,包括采血管、调查问卷、记号笔、试管架、送血箱、现场登记表及所需的卫生材料(采血针、消毒剂、医用棉签、利器盒、医疗垃圾袋)等。

3.确定前往现场参加干预工作的人数,包括疾控中心的工作人员、社区卫生服务中心的工作人员、街道办事处相关人员等,与中心办公室联系,申请车辆。

4.到达娱乐场所,安排现场的工作流程,分别为登记、采血、问卷、发放宣传品四个环节。第一个环节为现场登记,此环节采集场所服务人员的基本信息并发放印有编号的卡片,包括姓名(为了保证问卷的质量,采集艺名即可)、年龄、学历、户籍地、联系方式(可以适当强调联系方式的重要性,比如通知结果是一对一通知到本人,保护个人隐私等以便采集到真实的信息)、婚姻状况等。在征求其同意的前提下前往采血处由专业人员采集其静脉血 5mL,采血管编号与其所持卡片编号一致。采血结束后下一个环节即为问卷调查,由于每份问卷调查需要 10min

左右,为了现场更为顺畅,可安排尽量多的调查人员进行问卷调查,调查员应为培训合格的专业技术人员,最后一个环节是宣传品的发放,此环节应做好发放记录。

5.监测结束后整理收拾现场,将血样送疾控中心实验室检测,医疗垃圾带回疾控中心妥善处理,调查问卷带回疾控中心审核录入。

五、医疗机构 HIV 哨点监测现场督导

(一)准备工作

1.现场督导前应掌握本年度艾滋病哨点监测工作计划中的对××医院的具体要求,包括监测时间、监测人群、监测数量、报表内容等。

2.收集并核查医院上报的月报表和数据库是否一致,将不一致的内容登记以备现场核查。

3.根据医院上报的报表掌握目前的工作进度,按照艾滋病哨点监测工作计划中要求,第一、第二季度累计完成监测样本量应分别不低于全年监测量的 20％及 60％,如果工作进度较慢,及时向哨点监测工作负责人反馈并查看现场具体工作情况、提出解决的措施。

4.清洗××医院每月上报的数据库,查看信息是否完整,有无缺项、漏项,尤其行为学信息关键问题有无缺项或漏项,有无逻辑错误等,将问题汇总以备现场核查。

5.从××医院上报的数据库中抽取 10 条记录以备现场核查。

6.与医院哨点监测工作负责人联系,确定督导时间。

(二)现场查看内容

1.首先前往医院疾控办公室,查看培训、工作计划等文字或图片材料;向院方反馈清洗数据库过程中发现的问题。

2.前往医院妇科及产科门诊,与调查员一对一、面对面沟通,了解调查员对艾滋病哨点监测时间、哨点问卷的、调查技巧的掌握情况;查看门诊日志,核实 5 月份所有门诊日志或登记记录中符合纳入标准的人数,与对应调查日期内问卷数是否一致,是否和报表相符;核对抽取的 10 条监测记录是否符合以下要求:连续监测,孕产妇女指以分娩为目的,排除流产手术人群,首次建卡或首次进行围产期保健的纳入监测;流产妇女指监测期内对首次到妇产科计划生育门诊以做流产手术为目的的全部就诊妇女。

3.前往医院实验室,询问实验室工作人员是否了解哨点检测项目和试剂的要求;核对数据库中实验室结果部分与实验室记录是否一致。

(三)督导反馈

填写公共卫生工作监测指导记录,并将本次督导情况、指导意见等向院方哨点监测相关工作负责人反馈。

第五节　艾滋病病毒感染者后续随访管理

在医院或 VCT 门诊完成首次咨询/随访后,通常由感染者现住址所在地随访实施单位的随访人员对其开展医学咨询、行为干预、配偶/固定性伴的告知和 HIV 检测、CD4 细胞检测、结

核筛查和检查等一系列工作,填写并上报有关表格。为使后续随访工作标准化、规范化,结合《艾滋病病毒感染者随访工作指南》(2016 年版)的要求和日常工作具体实际,编写本节内容。

一、工作职责

了解感染者目前的身体状况、临床症状、本人接受的相关检查,家庭成员接受艾滋病病毒抗体检测,以及本人高危行为等情况,并根据实际情况进行干预及相关转介。

二、实践目标

××区采取县(市、区)疾病预防控制机构—社区卫生服务中心两级随访管理模式,具体实践指导内容如下。

(一)制定工作方案

根据当地艾滋病防治络和资源,制定辖区内感染者后续随访管理工作方案,提出后续随访工作下沉的具体建议。

(二)组建工作网络、开展人员培训

组建感染者后续随访管理工作网络,并协调落实工作网络中各相关单位的后续随访人员,建立动态的沟通协调机制;对后续随访人员进行培训。

(三)指定后续随访人员

建立现住址感染者的动态管理阅览表;根据感染者的现住址情况,结合其本人意愿,与社区卫生服务中心商议安排相应的工作人员进行后续随访,使每一个感染者都有相应的后续随访人员负责对其开展随访服务。

(四)技术支持和协调

协调社区卫生服务中心和相关工作平台之间的关系。定期与社区卫生服务中心联系,了解其随访、CD4 细胞检测人数、国家免费艾滋病抗病毒治疗转介以及其他相关转介的人数和配偶/固定性伴人数,并与网络直报信息进行对比,定期对后续随访单位进行现场督导,了解后续随访工作进展和存在的问题,并提供相关技术支持。对后续随访工作完成的数量和质量进行考核,年终可根据考核结果兑现相关工作补助。

(五)信息管理

下放艾滋病综合防治数据信息系统随访管理权限至承担后续随访管理工作的社区卫生服务中心,定期核查各后续随访实施单位的"个案随访表"填报情况以及相关档案管理情况。

三、工作内容

(一)基本咨询

评估感染者的身体状况和需求,关心其健康和生活状况。帮助感染者进一步正确认识艾滋病病毒感染和艾滋病,了解国家相关政策,鼓励其重建生存信心。

(二)CD4 细胞检测

督促并协助感染者完成每年至少一次的 CD4 细胞检测。结合 CD4 细胞检测结果进行抗病毒治疗的咨询,促进未开始治疗感染者尽早开始治疗。CD4 检测结果可来自于各定点医院检测、VCT 门诊检测,也可能是在电话随访过程中,通过询问获得。

(三)配偶/固定性伴的告知和 HIV 检测

对感染者提供配偶/固定性伴的告知咨询,讨论配偶/固定性伴告知和 HIV 检测的益处,

告知其故意传播艾滋病需要承担的法律责任。对于 HIV 抗体阴性的配偶/固定性伴,要落实好阻断性传播的措施,每年至少进行 1 次 HIV 抗体检测,以尽早了解配偶/固定性伴 HIV 抗体是否发生阳转,并获得专业人员的指导。

(四)高危行为干预

对感染者开展行为干预,帮助其制定改变危险行为的行动计划,引导感染者避免危险行为的发生。

(五)结核病问卷筛查及检查

定期随访时应对感染者开展结核问卷筛查,并根据筛查结果,对有相关症状或可能发生结核感染的感染者,帮助其转介到有关医疗机构接受结核病检查。

(六)咨询并推荐抗病毒治疗

针对尚未接受抗病毒治疗的感染者进行有关抗病毒治疗信息的咨询。使感染者在有接受治疗的意愿时,能够及时、顺利转介到抗病毒治疗定点医疗机构接受抗病毒治疗医生的咨询及开展抗病毒治疗。

(七)国家的相关政策宣传

将我国目前艾滋病防治的相关政策告知感染者,使他们了解感染者可以享有的政策支持服务及其应该承担的责任和义务,同时要强调故意传播艾滋病病毒应承担的法律责任。

(八)日常护理咨询

协助患者制订合理的自我健康管理计划,鼓励其加强自我管理,积极主动采取健康生活方式。

(九)预防艾滋病母婴传播信息的咨询

后续随访人员应了解感染者的生育意愿和需求,对有生育意愿或者已怀孕的感染者,介绍母婴阻断政策和策略,提供基本的母婴传播信息咨询,进一步转介至妇幼保健机构。

(十)心理支持服务

对于情绪反应过度或心理问题明显的感染者,后续随访人员应提供心理支持方面的转介服务信息,协助其获得心理支持机构服务转介。

(十一)有关减少歧视和保护隐私的咨询

了解感染者面临的有关歧视和个人隐私问题,帮助其正确认识有关社会恐惧和歧视的问题,采取积极应对措施,增强其自强自立的勇气和信心;与其讨论因提供医疗卫生服务而知晓其个人情况与泄露个人隐私的区别,帮助其理解随访管理与服务的意义,促进其积极主动地参与和配合后续随访管理与服务工作。

(十二)"个案随访表"填写上报

了解感染者的个人基本信息、临床症状、家庭成员接受 HIV 抗体检测,以及高危行为等情况后,根据与感染者的咨询访谈记录,填写完成"个案随访表"。如对感染者进行了 CD4 细胞检测,则收集检测结果并及时补充到"个案随访表"中。

(十三)失访的定义与处理

"失访"是指完成首次咨询/随访后,在后续随访期间,感染者由于种种原因而无法被随访到,随访人员无法了解其当时的状况。如果被随访人本人未随访到,但通过知情人或电话随访等方式,可获得其有关信息,并完成随访内容,这种情况则不属于"失访"。对于失访的感染者,每到既定的随访日期,仍应进行随访。

(十四)死亡的报告

后续随访过程中,如果经过核实被随访人已经死亡,则需要在获得其确切死亡信息后 7 日内报告死亡情况。报告时,需新增一张"个案随访表",并填写死亡日期和主要死因。

第六节　性病管理

性病是指以性行为作为主要传播途径的一组传染病,主要包括梅毒、淋病、生殖道沙眼衣原体感染、尖锐湿疣、生殖器疱疹等,其中梅毒、淋病是《中华人民共和国传染病防治法》规定的乙类传染病。性病危害人体及下一代的身心健康,对家庭幸福、社会稳定和经济发展构成了严重威胁,已成为世界上主要的公共卫生问题之一。

性病防治工作涉及卫生计生行政部门、疾病预防控制机构、医疗机构、行业学会、科研机构、社会小组等多个机构和组织。疾病预防控制机构作为重要组成成分,在性病防治工作中负责协同制定本行政区域性病防治计划,组织开展本行政区域内性病监测、检测、宣传教育和干预工作等。

一、工作职责

1.组织有关机构和专家,协同同级卫生计生行政部门指定本行政区域性病防治计划,开展性病的监测、流行病学调查、疫情分析及管理、培训督导等工作。

2.组织并指导基层卫生防病机构和社会组织开展性病防治宣传教育、有易感性性病危险行为的人群干预工作。

二、实践目标

1.掌握梅毒、淋病、尖锐湿疣、生殖道沙眼衣原体感染和生殖器疱疹的病例报告标准和流行病学特征,熟悉这五种性病的病因和发病机制、临床表现、实验室检查和治疗等。

2.熟悉《性病防治管理办法》《中国预防与控制梅毒规划(2010—2020 年)》《性病门诊规范化服务和管理标准》等文件和标准。

3.熟悉年度本行政区域性病防治工作计划。熟悉疾病预防控制机构性病防治日常工作,包括性病病例传染病报告卡审核、梅毒报告准确性核查、漏报调查、医疗机构督导考核、医疗机构性病防治任务和经费核算、以及梅毒筛查、性病门诊干预和实验室检查数据收集、整理、审核和上报。

4.掌握全国性病防治管理信息系统的使用。

5.能够按照上级行政或业务指导单位的要求撰写性病疫情分析报告。

三、工作内容

1.参与性病防治工作培训会务工作,包括会议前期资料准备、签到、会场协调等,熟悉举办会议培训的流程。

2.参与医疗机构工作督导或年度考核工作,熟悉性病防治相关工作指标,了解医疗机构性病防治工作开展情况。

3.参与疾控机构、医疗机构、社区卫生服务中心、社会小组等机构和组织开展的性病宣传教育工作,协助参与宣传材料的开发。

4.参与性病防控管理相关调查工作,包括性病漏报调查、梅毒病例报告准确性现场核查、性病门诊艾滋病行为干预数据质量核查等,掌握相关调查工作的要求和流程。

5.参与性病防控管理工作数据分析,包括季度年度疫情分析,掌握疫情分析的内容和方法,熟悉相关统计软件的应用。

第十五章　结核病防控

　　结核病防治主要包括为政府制定有关结核病预防控制的规范及规划等提供技术支持,对基层单位的业务指导培训、对国家基本公共卫生服务项目管理的肺结核患者健康管理,对结核病的监测信息的收集、上报和分析,对结核病的发现报告和督导管理,重点人群结核病筛查,对结核病相关疫情的调查处理及结核病防治知识的宣传普及和专业科研工作。

　　开展实际工作的同时,需要实时关注当前其他国家、地区的结核病流行趋势,根据本地区的实际情况制定相应的防控工作策略。

第一节　结核病控制

一、工作职责

　　1.根据国家、市结核病防治规划的要求,结合实际情况,为制定本级结核病防治规划、工作计划、经费预算等提供技术支持,并协助组织实施。

　　2.落实结核病患者发现、报告、登记、治疗和管理工作。

　　3.负责结核病信息的收集、录入、核对和上报工作,对信息资料进行及时分析和评价。

　　4.检查和指导本地区医疗机构的疫情报告和转诊等工作,开展结核病患者的追踪和密切接触者检查工作。

　　5.负责辖区内学校肺结核疫情监测,组织开展辖区内学校肺结核疫情的调查与处置、密切接触者筛查和结核病防治健康教育工作。负责指导辖区学校开展新生入学结核病筛查,肺结核患者的日常发现和病例管理。配合教育部门开展对校医、学校管理人员的结核病控制工作培训。

　　6.制订培训计划,开展对辖区医疗机构相关人员及社区的结核病防治人员的培训。

　　7.制作、发放健康教育资料,开展健康促进活动。

　　8.开展对承担地段任务的社区结核病患者发现、治疗管理和健康教育等工作的督导检查,协助卫生行政部门对医疗机构肺结核患者发现、报告和转诊等工作进行督导及评价。

　　9.承办上级机构和本级卫生行政部门交办的其他工作。

二、实践目标

　　1.掌握肺结核患者的管理工作。

　　2.熟悉肺结核患者报告转诊及网报追踪工作。

　　3.熟悉学校结核病例处置工作流程。

三、工作内容

(一)肺结核患者管理工作

1.结核病患者病案登记管理

每日将新登记的结核病患者病历信息抄写在患者管理卡片上,同时核对病案信息准确性,录入电子表格《患者管理明细表》并完成结核病信息管理系统(简称"专报系统")病案登记工作。

2.患者复查信息管理

每日将复查患者的痰检信息及治疗情况抄写在患者管理卡片上,录入《患者管理明细表》并核对复查信息,完成专报系统中痰检信息及复查信息的录入工作。

3.定时开展病案质控

将监化明细表与病历信息核对,核对内容包括病案信息、每月序复查信息及痰检信息,以上信息与专报数据核对、与卡片信息核对;生成质控表格,根据质控表格对患者病案进行管理分析,对不符合管理要求的数据进行质控,以期最终数据符合工作要求。

4.跨区域转入转出患者管理

每日定时浏览专报系统,查看是否有跨区域转入患者,将跨区域转入患者信息下载与门诊医生沟通,并与患者取得联系后,进行跨区域转入信息录入;根据患者治疗需要,有跨区域转出的患者与转入地结防结构联系,与患者联系协调转入,并在专报系统上录入跨区域转出信息。

5.TB/HIV双感控制工作

门诊登记管理的患者均开展TB筛查HIV工作,将筛查结果收集汇总,录入专报系统,定时对录入情况进行质控,并完成半年及全年报表。

6.耐多药患者发现工作

门诊经治疗发现的耐多药肺结核患者需填写治疗管理信息调查表、MDR－TB患者登记表、MDR可疑者登记表、耐多药工作总结表同时MDR－TB可疑者及患者录入专报系统。

7.结核病患者的社区管理

(1)每日登录专报系统,将前日登记的结核病患者治疗信息进行核对并导出生成治疗管理通知单及反馈单,通过邮件发送到患者现住址所属各社区卫生服务中心进行管理。

(2)定期对结核病患者的社区管理情况进行质控,生成质控表格,并反馈各社区。

8.患者的密切接触者筛查工作

将登记患者信息下发社区,社区动员患者家属开展密切接触者筛查,并于下发患者信息后的14d开始收集密接筛查结果,及时发现续发病例,督促社区进行转诊以便进一步治疗管理。

(二)患者发现

各级疾病预防控制机构、结核病定点医疗机构和基层医疗卫生机构要各司其职、相互协作,做好肺结核患者的发现工作。采用被动和主动等方式多途径发现肺结核患者,从而实现患者早发现、早治疗,以减少结核菌在人群中的传播。

肺结核的主要发现方式如下。

1.被动发现

是指患者由于出现结核病可疑症状而寻求医疗服务,被确诊为结核病患者的方式。主要方式包括:

(1)因症就诊:对具有肺结核可疑症状、直接就诊的患者,定点医疗机构要对其进行结核病的相关检查,对发现的确诊和疑似肺结核患者按照有关规定进行疫情报告。

(2)推介转诊:各级各类医疗机构(包括基层医疗卫生机构)对肺结核可疑症状者及时进行

检查,对发现的确诊和疑似肺结核患者应当将其转诊到患者居住地或者就诊医疗机构所在地的结核病定点医疗机构继续进行诊治;对于没有条件开展检查的机构,则直接将可疑症状者推介至定点医疗机构。

(3)追踪:对已进行疫情报告但未到结核病定点医疗机构就诊的肺结核患者和疑似肺结核患者进行追踪,疾病预防控制机构要在基层医疗卫生机构的协助下,对患者开展追踪,督促其到结核病定点医疗机构进行诊治。

2.主动发现

指对某个特定人群(一般为结核病高危人群)主动开展结核病筛查,筛查出疑似肺结核患者或可疑症状者,再经过结核病诊断确诊为患者的一种方式。主动发现对象和流程如下。

(1)密切接触者:定点医疗机构和基层医疗卫生机构要对病原学阳性的肺结核患者的密切接触者开展结核病症状筛查;对具有肺结核可疑症状的密切接触者,定点医疗机构要对其进行结核病相关检查。

(2)人类免疫缺陷病毒(HIV)感染者和艾滋病(AIDS)患者

1)HIV感染者和AIDS患者在HIV/AIDS诊疗机构随访过程中应常规进行结核病相关症状筛查,对筛查阳性者及时进行痰结核菌和胸部影像学检查。

2)所有新发现的和可随访到的HIV感染者和AIDS患者每年应在HIV/AIDS诊疗机构或结核病定点医疗机构至少进行一次结核病相关检查(痰结核菌和胸部影像学检查)。

(3)老年人和糖尿病患者:基层医疗卫生机构要对社区中的65岁及以上老年人,以及糖尿病患者开展结核病症状筛查,并对有症状者进行胸部X线检查。对于发现的可疑症状者或疑似患者,要推介转诊至结核病定点医疗机构。

(4)入学新生和羁押人员:教育部门要按照《中小学校体检管理办法》《学校结核病防治办法》等有关规定,对入学新生在入学时进行结核病相关检查;监狱医疗卫生部门要对新入监人员在入监时进行一次常规胸部拍片检查。

(5)在高疫情地区开展结核病主动筛查:对于结核病疫情高的乡、村,疾病预防控制机构要定期组织对所有居民开展结核病症状筛查工作,并将发现的可疑症状者转诊至定点医疗机构进行确诊。

(三)报告及转诊

1.疫情报告

肺结核为乙类传染病,各地要按照《中华人民共和国传染病防治法》的要求,开展结核病的疫情报告。具体要求如下。

(1)责任报告单位及报告人:各级疾病预防控制机构、各类医疗卫生机构和采供血机构均为责任报告单位;其执行职务的人员、乡村医生和个体开业医生均为责任疫情报告人。

(2)报告对象:凡在各级各类医疗卫生机构诊断的肺结核患者(包括确诊病例、临床诊断病例)和疑似肺结核患者均为病例报告对象。

(3)报告时限:凡肺结核或疑似肺结核病例诊断后,实行网络直报的责任报告单位应于24h内进行网络报告;未实行网络直报的责任报告单位,应于24h内寄/送出"中华人民共和国传染病报告卡"(简称"传染病报告卡")给属地疾病预防控制机构。县(区)级疾病预防控制机构收到无网络直报条件责任报告单位报送的传染病报告卡后,应于 2h 内通过网络直报进行报告。

(4)报告程序与方式:传染病报告实行属地化管理。传染病报告卡由首诊医生或其他执行职务的人员负责填写。

2.转诊

使用三联转诊单,将肺结核/疑似肺结核患者、结核性胸膜炎患者或肺结核可疑症状者转诊到结核病定点医疗机构,转诊前对患者及其家属进行健康教育。

(1)转诊对象:各级各类医疗机构将其发现的确诊和疑似肺结核患者转诊到患者居住地或患者就诊医疗机构所在地的结核病定点医疗机构。

(2)转诊程序

1)填写转诊单:对于需要转诊的对象,各级各类医院应填写《肺结核患者转诊单》一式三份。

2)健康教育及转诊:接诊医生在转诊患者之前,应对患者进行健康教育,然后嘱患者及时到结核病防治结构就诊。

3)对住院患者应及时报告,在"传染病报告卡"上的备注栏里注明患者住院及住院日期。出院时填写"三联转诊单",及时将患者转诊至当地结核病防治结构继续治疗管理。

4)疾病控制处(科)每天收集转诊单,并及时核对填写资料,患者信息填写不详的,要督促转诊医生及时更正。

(四)网报追踪

1.网络报告肺结核患者的追踪核实

充分发挥社区卫生服务体系的优势,对网络报告肺结核患者开展追踪反馈工作,是落实肺结核患者归口管理的重要环节。

(1)主动发现:每天浏览传染病报告信息管理系统,查询现住址为本辖区的结核病患者,及时对本辖区内的结核病患者开展追踪反馈工作。

(2)追踪:发现网报结核病患者后应立即采取电话、家访等方式与患者取得联系,对患者现时诊疗状况进行了解,同时对患者进行结核病的健康教育,督促其到结核病定点医疗机构就诊。

(3)反馈:追踪患者后,应及时将追踪结果反馈至区疾控机构/结防机构,在 3 个工作日内应完成首次追踪结果的反馈。

(4)继续追踪:标注需继续追踪的患者,及时追踪并反馈结果;注意定期浏览核查辖区患者总数,对于新订正地址患者及时追踪反馈。

2.网报追踪质控相关工作

(1)结核病患者追踪反馈信息和初诊登记患者就诊信息逐个进行结核病信息管理系统填写与核实。

(2)按月、季度对追踪数据进行统计,通过邮件、电话对社区追踪情况进行反馈,督促不断提高追踪质量。

(3)按月整理追踪登记本,统计分析后,上报详细月报。

(4)每年一次覆盖所有承担追踪工作相关单位的督导和培训。

(五)学校结核病防控

1.学校肺结核疫情的监测

(1)监测内容

1)同一学校同一学期发现2例及以下患者,疾病预防控制机构应当及时向患者所在学校反馈;发现3例及以上有流行病学关联的患者时,应当向同级卫生行政部门、上级疾病预防控制机构和学校报告、反馈。

2)一所学校在同一学期内发生10例及以上有流行病学关联的结核病病例,或出现有结核病死亡病例时,学校所在地的县级卫生行政部门应当根据现场调查和公共卫生风险评估结果,判断是否构成突发公共卫生事件。

(2)监测方法

1)学校应通过晨检和因病缺勤追踪等方法及时了解学生健康状况,若发现肺结核可疑症状者或怀疑为肺结核患者,及时向校医院/卫生室报告;校医院/卫生室应提高警惕,对肺结核可疑症状者进行X线胸片及痰结核菌检查,发现疑似或确诊肺结核患者应及时进行报告、转诊,发现活动性肺结核或本校内肺结核疫情苗头后,应及时报告本区县疾控机构/结防机构。

2)每天浏览结核病信息管理系统并导出肺结核患者报告信息,关注学校病例,及时进行追踪,并联系所在学校。学校要对确诊或疑似病例及时登记,对病例做好管理工作。

3)学校发现有关学校肺结核疫情的举报、传言、新闻、舆论等线索时,应积极向有关部门反映。结防机构应对此类线索予以高度重视,立即进行调查核实。

2.学校肺结核疫情的调查核实

对监测发现的学校肺结核疫情苗头和疫情线索应立即开展调查核实,调查内容主要包括:

(1)确定诊断:对报告病例进行追踪核实,根据患者症状、X线检查、痰结核菌检查以及PPD检查、结核抗体检查等结果,尽快确定或排除肺结核诊断。

(2)判断流行病学关联:根据确诊病例之间的学习、居住及活动情况,判断确诊病例之间是否存在密切接触关系,即流行病学关联。

3.学校肺结核疫情报告

发现肺结核疫情苗头应及时向患者所在学校反馈;经核实,构成学校肺结核疫情的应向同级卫生计生行政部门、上级疾病预防控制机构和学校报告并反馈。构成学校结核病突发公共卫生事件的,在核准事件后,卫生计生行政部门应当在2h内向上级卫生计生行政部门和同级政府报告。

4.学校肺结核疫情现场处置

(1)确诊病例管理:疑似肺结核患者在明确诊断之前,由学校组织隔离至排除肺结核诊断。对于确诊的学生肺结核患者,学校所属辖区结核病定点医疗机构开具病情诊断证明。学校按照以下原则实行休学、复学和督导治疗管理:

1)休学管理:学校根据所属辖区结核病定点医疗机构的病情诊断证明,结合学校及学生具体情况,决定是否对患病学生采取休学管理。对符合以下条件之一者建议休学:①痰菌阳肺结核患者[包括涂片阳性和(或)培养阳性患者和(或)痰结核分枝杆菌核酸检测阳性];②胸部X

线片显示肺部有明显浸润型病灶、病灶广泛和(或)伴有空洞的菌阴肺结核患者；③具有明显的肺结核症状；④结核病定点医疗机构建议休学的其他情况。

2)复学管理：患病学生经过规范治疗、完成疗程后，学校根据所属辖区结核病定点医疗机构的病情诊断证明，结合学校及学生具体情况，决定患病学生是否复学。对符合以下条件之一者可建议复学：①菌阳肺结核患者以及重症菌阴肺结核患者(包括有空洞/大片干酪状坏死病灶/粟粒性肺结核等)经过规范治疗完成疗程，达到治愈或治疗成功的标准；②菌阴肺结核患者经过 2 个月的规范治疗(强化期治疗)，症状减轻或消失，胸部 X 线片病灶明显吸收，在继续期治疗期间连续 2 次痰涂片检查均阴性，并且至少一次痰培养检查为阴性(每次痰涂片检查的间隔时间至少满 1 个月)。

3)治疗管理：对于休学的患者，由家庭所在地或居住地地区结核病定点医疗机构负责治疗和管理。校医院/医务室应定期追访了解患者治疗情况。

对于继续上学的患者，由区结核病定点医疗机构对患者提供规范抗结核病治疗，在区结防机构的指导下，由校医院落实患者的督导治疗，指定督导员并对其进行培训及管理。校医或班主任协助督导员督促患者按时服药并定期复查。

4)关于教职员工肺结核患者的休、复课管理，可参照学生休学、复学管理要求执行。

(2)个案调查：对病例开展个案调查，了解其发病、就医及诊治过程，向学校了解病例的生活、学习以及活动情况，并据此确定密切接触者范围。

(3)密切接触者筛查：学校发现 1 例活动性肺结核患者后，为进一步发现潜在的传染源以及被感染者，以控制疫情蔓延，应积极开展密切接触者筛查。

1)筛查范围：对首发病例进行个案调查，了解近期内与患者有密切接触史的人员，主要是指与活动性肺结核患者长时间在一起学习(工作)、居住、生活的人，包括患者的同学(室友)、教职员工、家庭成员等，以及其他根据实际情况判断的密切接触者。如果在筛查中新检出结核病患者或发现 PPD 强反应率明显升高，需要适当扩大筛查范围。

2)筛查内容：①可疑肺结核症状调查：询问密切接触者是否有可疑肺结核症状。②PPD检查和 X 线胸片检查：所有密切接触者均应进行 PPD 检查和 X 线胸片检查。③痰结核菌检查：X 线胸片异常或有肺结核可疑症状者进行痰结核菌检查。

3)筛查后处置：①筛查发现肺结核患者的治疗管理参见上文。②如果 PPD 强反应率明显升高，则可以判断在该接触者范围内发生了结核传染，此时应采取以健康教育为主的多种措施动员 PPD 强反应者接受预防性治疗，尽量提高预防性治疗的覆盖面和完成率，以减少续发病例；对未进行预防性服药的 PPD 强反应者，应加强随访观察。③其他情况下，应对密切接触者开展健康教育并加强肺结核可疑症状监测，一旦发现肺结核可疑症状者，及时督促就医。

5.学校肺结核疫情现场处置中的健康教育

发生肺结核疫情的学校应开展有针对性的健康教育，安抚师生情绪，稳定校园秩序，并提高密切接触者配合筛查以及相关处置工作的主动性。

第二节 肺结核患者健康管理

一、工作职责

1.制订国家基本公卫项目肺结核患者健康管理工作实施方案及年度工作计划。

2.组织各社区卫生服务中心开展国家基本公卫项目肺结核患者健康管理工作培训。

3.定期对各社区卫生服务中心开展国家基本公卫项目肺结核患者健康管理工作的技术指导。

4.制定国家基本公卫项目肺结核患者健康管理工作绩效考核指标,并对各社区卫生服务中心开展督导考核。

5.做好资料整理和归档,迎接省级和国家级基本公共卫生服务项目考核。

二、实践目标

1.掌握国家基本公卫项目肺结核患者健康管理工作实施方案及指标内容。

2.熟悉国家基本公卫项目肺结核患者健康管理工作培训内容。

3.熟悉国家基本公卫项目肺结核患者健康管理工作的技术指导和督导内容。

三、工作内容

1.每年根据国家基本公共卫生服务规范,制定本年度本辖区内的国家基本公卫项目肺结核患者健康管理工作实施方案,内容包括其所负责的服务项目及相关工作内容、职责分工和工作要求。

2.组织各社区卫生服务中心开展国家基本公卫项目肺结核患者健康管理工作专项培训。根据国家基本公卫项目肺结核患者健康管理工作内容的要求,结合前一年工作督导中遇到的问题,有针对性地制定培训计划,准备好培训课件、签到、照片、试卷、满意度调查表或效果评估问卷及培训小结。

3.加强技术指导,提高基层服务能力。每年组织开展国家基本公卫项目肺结核患者健康管理工作指导,指导对象为辖区内所有社区卫生服务中心。开展指导工作前,需要与各社区确定指导时间及安排,拟定相关指导通知并下发给被指导单位及相关专业科室,被指导单位根据通知准备相应材料和问题。开展指导工作时留好影像资料,针对每家被指导单位的工作开展情况,填写指导记录,提出发现的问题,并给予工作建议。

4.强化督导检查,开展全面绩效考核。每年对辖区内各社区卫生服务中心开展国家基本公卫项目肺结核患者健康管理工作的绩效考核。

考核内容为:

肺结核患者规则服药率=实际规则服药人数/同期辖区内已经完成治疗的患者人数×100%

已完成治疗肺结核患者首次面访率=实际开展首次面访的已经完成治疗患者数/同期已经完成治疗患者数×100%

已经完成治疗肺结核患者管理率=实际督导管理人数/应督导管理人数×100%

已经完成治疗肺结核患者结案评估率=有结案评估数据的已经完成治疗患者数/同期已

经完成治疗患者数×100%

考核结果作为基本公共卫生绩效工资分配依据。考核前制定绩效考核指标,并制作考核评分表和考核报告表。确定考核时间及日程安排后,拟定考核通知并下发给各社区卫生服务中心。考核为现场考核,主要是查看督导记录和首次面访工作记录,以及通知单、反馈单和结束治疗管理通知单,现场随机抽取在治患者和结束治疗患者核实工作真实性;考核后对照评分表中每项工作内容及评分标准,认真记录被考核单位每项工作完成情况,并计算各项得分,完成考核报告。

5.做好资料整理和归档,迎接省级和国家级基本公共卫生服务项目考核。

第十六章　公共卫生管理质量

公共卫生是关系到一个国家或一个地区人民大众健康的公共事业,是通过评价、政策发展和保障措施来预防疾病、延长人类寿命和促进人类身心健康的一门科学和艺术。公共卫生管理主要强调公共卫生服务的广泛性、可及性和有效性,通过公共卫生服务人群广度、重大疾病控制程度等结果管理指标对公共卫生结构管理和过程管理进行评价、反馈和调整。

本章主要就二级以上医疗机构公共卫生管理政策制定、服务人群覆盖面、质量控制指标选取、具体措施实施、管理质量评价等进行详细阐述。

本章适用于二级以上医疗机构的行政管理人员、公共卫生专(兼)职管理人员、医务人员、后勤保障人员等。

第一节　概述

本章旨在全面梳理医疗机构如何在保障临床医疗诊治质量的基础上开展公共卫生管理,促进和加强公共卫生管理与其他相关职能部门、临床医技科室的协调与配合,提升医院公共卫生管理质量,构建集中管理、部门联动、责任明确的公共卫生工作机制,及时解决医院在公共卫生管理中存在的职责不清、分工不明等实际困难和问题。

本章适用于二级及以上综合性医疗机构(以下简称医疗机构)开展的公共卫生管理工作。

第二节　公共卫生管理内容与职责

一、组织管理

公共卫生科在医院公共卫生领导小组指导下全面负责公共卫生工作,由医务处(科)、门诊办公室、护理部、院感办(科)、保健科(或健康管理科)、宣传部、后勤科、药剂科(药学部)、设备处(科)、保卫处等设专人配合和负责公共卫生工作,并接受公共卫生科管理。有条件的医疗机构可试行公共卫生工作联合例会制,定期对前阶段工作进行总结和对下一步工作进行部署。以上部门需贯彻执行各级卫生行政部门有关公共卫生的方针、政策;承担各级卫生行政部门下达的公共卫生相关任务。认真做好传染病防控、慢性非传染性疾病管理、妇幼保健质量管理、医院健康教育及卫生应急等相关工作。

二、行政职能部门

行政职能部门主要职责如下。

（一）公共卫生科

全面负责医院公共卫生工作，包括：传染病管理和监测、慢性非传染性疾病管理、妇幼保健质量管理、卫生应急管理等；总结全院公共卫生工作和制订年度计划；制订医院公共卫生管理相关文件；组织和定期督导公共卫生工作并及时反馈；汇总和对外发布公共卫生信息。

（二）医务处（科）和（或）门诊办公室

负责门诊预检分诊、慢性非传染性疾病监测、门诊日志（含传染病门诊登记）的日常督导；门诊健康教育；参与突发公共卫生事件应急管理。

（三）护理部

住院患者（个体化）健康教育；入（出）院诊疗信息登记；出院患者随访管理；参与医院突发公共卫生事件应急。

（四）院感办

特殊门诊（如发热门诊、肠道门诊等）管理；消毒与院内感染控制；指导医疗废物管理；承担医院感染管理其他相关任务和信息报告；感染科设置管理。

（五）保健科（或健康管理科）

负责医院职工健康教育和健康管理。

（六）宣传部

全面负责公共卫生健康教育工作（如重点人群健康教育、大众健康教育等）；全面负责控烟指导和宣传工作。

（七）后勤科

全面负责医院环境卫生（如食堂卫生、污水处理等）；医疗废物日常工作；突发公共卫生事件应急物资管理和后勤保障。

（八）药剂科（药学部）和设备处（科）

全面负责医院突发公共卫生事件应急药品和应急设备管理。

（九）保卫处（科）

医院突发公共事件保障；参与控烟管理。

（十）信息中心

各类公共卫生信息发布和报送网络支持；医院突发公共事件信息保障。

三、临床医技科室

临床医技科室为医疗机构全面落实和执行公共卫生管理的具体实施主体，有责任和义务配合完成上级行政主管部门和医院下达的各项公共卫生管理指标，并具体实施。

第十七章　医院感染预防与控制

第一节　医院感染预防与控制概述

一、医院感染的现状与预防的重要性

医院感染既是公共卫生问题,也是严重的临床问题。随着医疗技术的不断发展,外科手术种类和数量日益攀升,大量介入性和创伤性诊疗技术普遍应用,同时,肿瘤放、化疗,广谱抗菌药物、糖皮质激素和免疫抑制剂应用日益广泛,人口老龄化程度不断提高,疾病谱也发生了显著改变,这些因素使医院感染问题日益突显。尤其是对常用抗菌药物的病原菌,如抗甲氧西林金黄色葡萄球菌(MRSA)、耐万古霉素肠球菌(VRE)、产超广谱 β-内酰胺酶(ESBL)的大肠埃希菌和肺炎克雷白杆菌、耐碳青霉烯类肠杆菌科细菌(CRE)、多重耐药铜绿假单胞菌(MDR-PA)、泛耐药鲍曼不动杆菌(PDR-AB)及艰难梭菌、条件致病性真菌(如曲霉菌和念珠菌)等引起的感染,在临床上越来越难治疗,不仅显著增加医疗费用,而且给患者的健康和生命构成威胁。一些新发传染病,如严重急性呼吸综合征(SARS)、中东呼吸综合征(MERS)、埃博拉出血热(EBHF)、甲型 H1N1 禽流感和其他高致病禽流感等不断出现,旧的传染病(如结核病)死灰复燃,艾滋病、乙型病毒性肝炎(简称乙肝)、丙型病毒性肝炎等血源性感染依然严重威胁人类健康,甚至出现医院感染聚集性发生甚至医院感染暴发,这些都给医院感染管理和患者安全带来了极大的挑战,不仅给患者造成巨大的经济损失,也严重影响患者预后。

我国的医院感染管理从 1986 年起步,在各级卫生行政部门的领导和支持下,医院感染管理人员队伍与组织建设、工作模式与防控体系、法律法规与学科建设等从无到有,从被轻视到受到关注,再到受到重视。特别是 2003 年 SARS 疫情后,越来越多的医务人员开始意识到医院感染危害的严重性,并开始关注如何进行有效的医院感染防控。医院感染管理工作由监测发展到多方面的管理,基础感染控制如清洁消毒和隔离工作得到了普遍加强。2006 年我国发布了《医院感染管理办法》,对医院感染管理提出了新要求。2006 年启动的"医院管理年"活动、2009 年开始的"医疗质量万里行"活动及 2011 年重启的等级医院评审活动及 2017 年最新提出的"患者十大安全目标",均把医院感染管理作为一项重要的必查内容,有力地推动了我国的医院感染管理向系统化、规范化、标准化、信息化方向发展。

资料显示,我国的医院感染发病率仍明显高于欧美等发达国家水平,呼吸机相关性肺炎发病率约为美国的 5 倍,多重耐药菌的检出率也明显高于国际平均水平。同时,医院感染暴发事件也不断被报道出来,仅 2017 年前三个月就发生了 3 起严重的医院感染暴发事件:浙江省某医院技术人员因违反操作规程导致患者感染艾滋病;山东省某三级医院血液透析室发生乙肝医院感染暴发事件;青岛某人民医院血液透析室发生乙肝医院感染暴发事件。究其原因,主要与医院领导不重视医院感染、医院未投入充足的经费、医院感染专兼职人员配置不合理、管理

人员未履行工作职责、医院感染管理部门监管不力、未严格落实各项法律法规、不合理使用抗菌药物、医务人员医院感染防控意识较淡薄有关,这些方面构成了医院感染防控最薄弱的环节,往往限制了医院感染的防控水平。

二、医院感染管理的科室设置与工作职责

根据国家颁布的《医院感染管理办法》中的相关规定,为有效预防和控制医院感染,防止传染病病原体、耐药菌、条件致病菌及其他病原微生物的传播,各医疗机构应建立医院感染管理责任制,建立医院感染管理组织体系。

(一)医院感染管理组织体系

各医疗机构应建立、健全医院感染管理组织体系,该体系由医院感染管理委员会、医院感染管理部门或分管部门、临床医技科室医院感染管理监控小组三级组成。

医院感染管理委员会由医院感染管理部门、医务部门、护理部门、临床科室、消毒供应室、手术室、临床检验部门、药事管理部门、设备管理部门、后勤管理部门及其他有关部门的主要负责人组成,主任委员由医院院长或者主管医疗工作的副院长担任,是医院感染管理的核心和主导力量;医院感染管理部门、分管部门及医院感染管理专(兼)职人员具体负,责医院感染预防与控制方面的管理和业务工作,是医院感染管理的具体实施者;临床医技科室医院感染管理监控小组由科室负责人、护士长及质控员等组成,负责本科室医院感染管理,落实医院感染管理相关措施,定期汇总分析与实施持续质量改进。

(二)医院感染管理部门的设置

(1)住院床位总数在 100 张以下的医院应当指定分管医院感染管理工作的部门。

(2)住院床位总数在 100 张以上的医疗机构应当设置独立的医院感染管理部门,直属院长或业务副院长领导,不得隶属于医务管理、护理管理等其他职能部门。每 250 张实际开放床位应配备专职人员 1 名,500 张床位以下的医疗机构应配备专职人员至少 2 名。

(三)医院感染管理部门人员组成及相关要求

根据各医院实际情况,专职人员由临床医学、护理、公共卫生、临床微生物学等不同专业人员组成。三级综合医院、中医院及民营医院至少配备 1 名专职临床医生;二级综合医院、中医院、专科医院及民营医院、三级专科医院应至少配备 1 名专职或兼职临床医生。专职人员应当具有一定的临床工作经验,熟悉医院临床工作程序;掌握医院感染管理专业知识。医院感染管理部门负责人应由临床医学、护理、公共卫生、临床微生物学等相关专业人员担任,相对固定,不宜轮岗或频繁变动,不得由其他管理部门负责人兼任。二级医院感染管理部门负责人应具备中级及以上卫生专业技术职称,三级医院应具备副高级及以上卫生专业技术职称。

(四)专职人员职责与管理

专职人员承担医院感染相关监测、督查、指导、培训及管理工作,主要职责包括以下几点。

(1)对医院感染管理相关法规、规范、标准、制度的落实情况进行检查和指导。

(2)根据卫生学要求,对医院的建筑设计、重点部门的分区布局、工作流程等工作提供指导。

(3)对医院感染及其相关危险因素进行监测、分析和反馈,针对问题提出控制措施并指导实施;并向医院感染管理委员会或者医疗机构负责人报告。

（4）对医院新的侵入性操作医疗技术提出医院感染管理措施和流程。

（5）对医院的清洁、消毒灭菌与隔离，无菌操作技术，医疗废物管理等工作提供指导。

（6）对医务人员有关预防医院感染的职业卫生安全防护工作提供指导。

（7）对医院感染暴发事件进行报告和调查分析，提出控制措施并协调、组织有关部门进行处理。

（8）对医务人员进行预防和控制医院感染的培训。

（9）参与抗菌药物临床应用的管理工作。

（10）参与医院感染性疾病诊疗会诊和医院组织的全院性感染控制综合质量检查工作。

（11）对消毒药械和一次性使用医疗器械、器具的相关证明进行审核；如消毒器材需要卫生许可批件和生产卫生许可证，进口器械还需要医疗器械注册证；一次性使用医疗器械和器具需要医疗器械生产企业许可证、医疗器械产品注册证、每批次合格证或质量检测报告和医疗器械注册证（进口器械）；消毒剂需要卫生许可证、卫生许可批件、每批次合格证或质量检测报告。并对其储存、使用及用后处理进行监督检查。

（12）组织开展医院感染预防与控制方面的科研工作。

（13）完成医院感染管理委员会或院领导交办的其他工作。

三、医院感染管理主要的工作流程与质控指标

医院感染管理质控指标包括结果类指标及过程类指标，结果类指标如医院感染发病率，仅展现了医院感染的最终结果，不能体现医院感染管理的全面效果及实施情况，因此近几年医院感染监测的重点逐步转向过程监测。过程类指标能在一定程度上预测结果，并能及时纠正或调整某些预防措施，更具战术性。常见的过程类指标包括使用率类（如预防用抗菌药物使用率）、送检类（如治疗用抗菌药物使用前送检率）、病原体检出类（如多重耐药菌检出率）、措施执行类（如医务人员手卫生依从率）等。2015年国家卫生计生委办公厅印发了麻醉等6项专业质控指标，其中医院感染管理质量控制指标有13项，各医疗机构医院感染相关质控指标体系应至少包括文件中提到的所有13项指标。

第二节　感染性疾病门诊设置基本要求

各医疗机构的感染性疾病门诊是传染病防治的最前沿，是发现和识别传染病的"哨卡"，建设合格的感染性疾病门诊有助于及早甄别、及时诊疗患者的感染性疾病，并能提前采取有效的预防控制措施，防治感染性疾病的传播，对于社会人群的传染病管理及感染性疾病的医院感染管理均具有决定性作用。

一、感染性疾病门诊的设置原则

（1）感染性疾病门诊的设置应纳入医院总体建设规划。二级以上医疗机构应设置感染科，统一整合发热门诊、肠道门诊、呼吸道门诊和传染病科。

（2）为了防止感染性病原体污染医院环境，预防和控制医院感染，感染性疾病门诊的设置

要相对独立,应设置在相对远离普通门诊、利于人流物流隔离、标识明确的地方。

(3)感染性疾病门诊的内部结构应做到布局合理,标识明确、分区清楚,便于患者就诊,并符合医院感染预防与控制要求。

(4)感染性疾病门诊应通风良好,具有消毒隔离条件和必要的防护用品,如防护口罩、面罩,防护衣、手套,防渗漏的套鞋等。

(5)感染性疾病门诊的各类功能用房应具备良好的灵活性和可扩展性,做到可分可合,能适应公共卫生医疗救治需要。

(6)合理配置医务工作人员,应根据感染性疾病门诊业务工作要求配备经过专业培训合格的医、护、技工作人员。

(7)根据《中华人民共和国传染病防治法》《突发公共卫生事件应急处理条例》《医疗废物管理条例》《医院感染管理规范》和《消毒技术规范》等法律、法规和技术规范,制定各级各类工作人员的工作职责,建立健全各项规章制度和工作流程。

二、不同级别医疗机构感染性疾病门诊设置的基本要求

(一)一级综合医院的设置要求

(1)必须设立感染性疾病诊室和候诊室,远离普通诊室,通风良好,有明显标识,有独立卫生间和医务人员更衣、洗手间。

(2)应划分清洁区、半污染区、污染区。

(3)通风条件不良时,应安装紫外线灯对室内空气进行消毒,应配备齐全的手卫生设施。

(4)具有污水消毒处理设施并达标排放的医疗机构,患者的引流液、体液、排泄物等,可直接排入污水处理系统;无污水消毒处理设施或不能达标排放的,应按照国家规定进行消毒,达到国家规定的排放标准后方可排入污水处理系统。医疗废物的处理应符合《医疗废物管理条例》《医疗卫生机构医疗废物管理办法》等要求。应使用双层包装物包装,并及时密封,统一处理。

(二)二级综合医院的设置要求

(1)感染性疾病门诊与其他建筑物之间应保持必要间距,建议间距20～25m。感染性疾病门诊必须与普通门(急)诊隔离,避免发热患者与其他患者交叉,应有明显标识。

(2)应设置独立的挂号收费室,呼吸道(发热)和肠道疾病患者各自的候诊区和诊室、治疗室、隔离观察室、检验室、放射检查室、药房(或药柜)、专用卫生间。感染性疾病门诊内应设有污染,半污染和清洁区,三区划分明确,相互无交叉,并有醒目标志。

(3)应设置呼吸道发热患者、肠道患者、肝炎患者的专用出入口和医务人员专用通道。

(4)感染性疾病门诊业务用房应保持所有外窗可开启,室内空气保持流通。感染性疾病门诊的空调系统应独立设置。设中央空调系统的,各区应独立设置;呼吸道发热门诊设全新风空调系统,肠道、肝炎门诊设中央空调系统的,新风量和换气次数不得低于设计规范要求;不设空调系统的,应确保自然通风。在通风效果不良的情况下,应安装机械通风设施,有条件的医院可采取措施形成从清洁区到污染区的室内空气压力梯度。

(5)通风条件不良时,应安装紫外线灯或其他经批准的备用的空气消毒器械对室内空气进行消毒,同时应配备齐全的手卫生设施包括流动水、非手触式水龙头、洗手液、擦手纸、洗手流程图。

(6)艾滋病门诊还应满足艾滋病诊疗过程中的人文关怀、保护隐私以及健康宣教等要求。

(三)三级综合医院的设置要求

除满足二级综合医院设置外,三级综合医院感染性疾病门诊应设置处置室和抢救室等。抢救室内的仪器及物品摆放固定,标志醒目。设有抢救床、抢救车、氧气瓶、氧气袋、血压计、除颤仪、心电监护仪、专用呼吸机、吸引器、插管物品等,备有常用抢救药品及一次性消耗品如吸痰管、吸氧管、导尿管、采血针、试管、一次性手套等。处置室、抢救室应安装紫外线灯或其他经批准的空气消毒器械。

三、感染性疾病门诊就诊流程

(1)就诊患者与其陪同人员来院就诊,挂号前必须经预检分诊处进行预检分诊。

(2)预检分诊工作人员发现发热患者、疑似感染性疾病患者时,应引导患者到感染性疾病门诊就诊;发现呼吸道感染患者,还应给呼吸道感染患者发放口罩。

(3)各普通门诊分诊人员对本门诊区域内就诊的患者进行二次预检分诊,发现发热患者、疑似感染性疾病患者时,引导患者到感染性疾病门诊就诊;发现呼吸道感染患者,还应给呼吸道感染患者发放口罩。

(4)感染性疾病门诊医生对本门诊就诊患者进行诊治,发现感染性疾病患者要根据要求进行隔离治疗,结核病、艾滋病患者转至定点医疗机构治疗。对疑似患者进行医学观察,必要时对密切接触者一并进行医学观察,确诊患者按照病情进行隔离治疗,确诊为感染性疾病的患者安排离院或让其到其他普通门诊就诊。

四、监督管理

各级卫生行政部门要依据《中华人民共和国传染病防治法》《突发公共卫生事件应急条例》等的规定,对防治工作的落实情况进行监督检查。各级卫生监督机构和疾病预防控制机构要结合当地实际加强监督和技术指导。

(一)医疗机构内部监督管理

(1)建立健全感染性疾病门诊的预防控制、医疗救治、消毒隔离和个人防护、实验室安全等相关防治工作制度。

(2)做好感染性疾病门诊医务人员的培训工作,主要培训内容为《中华人民共和国传染病防治法》《突发公共卫生事件应急条例》《突发公共卫生事件与传染病疫情监测信息报告管理办法》国家突发公共卫生事件应急预案》,以及其他防治规范性文件,感染性疾病防治基本知识、诊断标准和治疗原则,疫情报告的程序和基本要求、流行病学调查方法,隔离技术规范,实验室安全操作规范、实验室样品采集与保管规范等。

(3)指定部门或专(兼)职人员负责传染病报告。

(4)开展对传染病疑似患者的接诊、诊断与治疗及疑难患者的专家组会诊、流行病学调查、样品采集、疫情报告、个人防护和隔离消毒等内容的演练,使疾病预防控制和临床救治人员充分掌握防治工作技能、操作规范、个人防护等要求。

(二)卫生行政部门监督管理各级

卫生行政部门及其卫生监督机构要重点加强以下各方面的监督检查。

(1)各级医疗卫生机构传染病疫情报告情况。

（2）各级医疗机构感染性疾病门诊防治措施的准备和落实情况，包括值班制度、应急措施、流行病学调查准备、预检分诊制度，发热门诊、肝炎门诊、肠道门诊、留观室，急救系统，各项物资、药品和人员准备的情况。

（3）发生传染病疫情后采取控制措施的情况。

（4）加强对医院消毒隔离措施的监督检查，加强对各类消毒产品、医疗防护用品的质量抽检工作，并加强消毒产品的消毒效果监督抽检。

（三）罚则

（1）各级医疗机构和个人违反规定，造成传染病传播、流行或其他严重后果的，卫生行政部门将依照《中华人民共和国传染病防治法》《医疗废物管理行政处罚办法》《突发公共卫生事件应急条例》《传染性非典型肺炎防治管理办法》以及其他有关法律法规的规定给予相应处罚，直至吊销医疗机构和具体责任人的执业资格。

（2）卫生行政部门未依照法律法规的要求履行监督管理职责的，由上级卫生行政部门责令改正，通报批评；造成传染病传播、流行或其他严重后果的，对负有责任的主管人员和其他直接责任人员给予行政处分。

第三节　医院感染相关监测

医院感染相关监测是实施医院感染预防与控制的基本措施和重要手段，是保证医疗质量和患者安全、提高医院管理水平的重要途径。这一途径是通过长期、系统、连续地收集、分析医院感染在一定人群中的发生、分布及其影响因素，并将监测结果报送和反馈给有关部门和科室，最终为医院感染的预防、控制和管理提供科学依据而实现的。

各医疗机构应建立有效的医院感染监测与通报体系，及时诊断医院感染病例，分析发生医院感染的危险因素，采取针对性的预防与控制措施，并应将医院感染监测控制指标纳入医疗质量管理考核体系。同时，监测的内容和质量控制指标也应根据监测工作的要求及结果不断调整。各医疗机构应制订切实可行的医院感染监测计划并付诸实施，如年计划、季度计划等。监测计划内容主要包括人员、方法、对象、时间等。

医院感染相关监测包括医院感染病例监测及消毒灭菌效果监测，前者包含了发病率监测、现患率监测等综合性监测，以及手术部位感染监测、ICU医院感染监测、新生儿病房医院感染监测、多重耐药性监测等目标性监测等；后者包含了医疗环境、器械、设备、消毒剂、灭菌剂等的消毒及灭菌效果监测。

一、综合性监测

综合性监测即连续不断地对所有临床科室的全部住院患者和医务人员进行医院感染一及其有关危险因素的监测，包括发病率监测和现患率监测。

新建或未开展过医院感染监测的医院，应先开展全院综合性监测。监测时间应不少于2年。医院感染患病率调查应每年至少开展一次。

(一)发病率监测

1.监测对象

住院患者和医务人员。

2.监测内容

(1)基本情况:监测日期、住院号、科室、床号、姓名、年龄、入院日期、出院日期、住院天数、住院费用、疾病诊断、疾病转归(治愈、好转、未愈、死亡、其他)、切口类型(清洁切口、清洁污染切口、污染切口)。

(2)医院感染情况:感染日期、感染诊断、感染与原发疾病的关系(如无影响、加重病情、导致直接死亡、导致间接死亡等)、医院感染危险因素(如中心静脉插管、泌尿道插管、使用呼吸机、气管插管、气管切开、使用肾上腺糖皮质激素、放射治疗、抗肿瘤化不治疗、使用免疫抑制剂等)及相关性、医院感染培养标本名称、送检日期、检出病原体名称、药物敏感试验结果。

(3)监测方法:医院感染控制专职人员通过床旁调查、查阅病历、与临床医生沟通等多种方式主动、持续地对调查对象的医院感染发生情况进行跟踪观察与记录。临床医生根据医院感染诊断标准主动及时报告医院感染病例。

(4)总结和反馈:结合历史同期和上月医院感染发病率资料,对资料进行总结分析,并向临床科室反馈监测结果和分析建议。

(二)患病率监测

(1)调查对象指定时间段内所有住院患者。

(2)调查内容基本情况及医院感染情况相关资料调查监测同医院感染发病率监测,另需要按科室记录应调查人数与实际调查人数。

(3)调查方法制订符合本院实际的医院感染患病率调查计划,培训调查人员。通过查阅运行病历和床旁调查患者相结合的方式开展调查。由调查人员填写医院感染患病率调查表及各病区(室)的床旁调查表。

(4)总结和反馈结合历史同期资料进行总结分析,并向临床科室反馈调查结果和建议。

二、目标性监测

针对高危人群、高发感染部位等开展的医院感染及其危险因素的监测,如手术部位感染监测、重症监护病房(ICU)医院感染监测、新生儿病房医院感染监测、多重耐药性监测等。

已经开展2年以上全院综合性监测的医院应开展目标性监测。目标性监测持续时间应在6个月以上。

(一)手术部位感染监测

1.监测对象

被选定监测手术的所有择期和急诊手术患者。

2.监测内容

(1)基本资料:监测日期、住院号、科室、床号、姓名、年龄、调查日期、疾病诊断、切口类型(如清洁切口、清洁-污染切口、污染切口)。

(2)手术资料:手术日期、手术名称、手术腔镜使用情况、危险因素评分标准,包括手术持续时间、手术切口清洁度分类、美国麻醉协会(ASA)评分、围手术期抗菌药物使用情况、手术医生。

(3)手术部位感染资料:感染日期与诊断、病原体。

3.监测方法

(1)宜采用主动的监测方法;也可采用专职人员监测与临床医务人员报告相结合、住院监测与出院监测相结合的方法。

(2)每例监测对象应填写手术部位感染监测登记表。

4.资料分析

(1)手术部位感染发病率:手术部位感染发病率=指定时间内某种手术患者的手术部位感染数/指定时间内某种手术患者数×100%。

(2)不同危险指数手术部位感染发病率:某危险指数手术部位感染发病率=指定手术该危险指数患者的手术部位感染数/指定手术某危险指数患者的手术数×100%。

5.总结和反馈

结合历史同期资料进行总结分析,提出监测中发现的问题,报告医院感染管理委员会,并向临床科室反馈监测结果和建议。

(二)重症监护病房(ICU)医院感染监测

1.ICU 医院感染

ICU 医院感染指患者在 ICU 发生的感染,即患者住进 ICU 时,该感染不存在也不处于潜伏期;患者转出 ICU 到其他病房后,48H 内发生的感染仍属 ICU 医院感染。

2.监测对象

ICU 患者。

3.监测内容

(1)基本资料:监测日期、住院号、科室、床号、姓名、性别、年龄、疾病诊断、疾病转归(治愈、好转、未愈、死亡、其他)。

(2)医院感染情况:感染日期、感染诊断、感染与侵入性操作相关性(如感染与中心静脉插管、泌尿道插管、使用呼吸机等的关系),医院感染培养标本名称、送检日期、检出病原体名称、药物敏感试验结果。

(3)ICU 患者日志:每日记录新住进患者数,住在患者数,中心静脉插管、泌尿道插管及使用呼吸机人数,记录临床病情分类等级及分值。

4.监测方法

(1)宜采用主动监测方法,也可采用专职人员监测与临床医务人员报告相结合的方法。

(2)填写医院感染病例登记表。

(3)每天填写 ICU 患者日志。

(4)填写 ICU 患者各危险等级登记表。

(5)临床病情等级评定:对当时住在 ICU 的患者按"临床病情分类标准及分值"进行病情等级评定,每周一次(时间相对固定),按当时患者的病情进行评定。每次评定后记录各等级(A、B、C、D 及 E 级)的患者数。

5.资料分析

(1)病例感染发病率和患者日感染发病率:

病例(例次)感染发病率＝感染患者(例次)数/处在危险中的患者数×100%。

患者(例次)日感染发病率＝感染患者(例次)数/患者总住院日数×1000%。

(2)器械相关感染发病率：

泌尿道插管相关泌尿道感染发病率＝泌尿道插管患者中泌尿道感染人数/患者泌尿道插管总日数×1000%。

中心静脉插管相关血流感染发病率＝中心静脉插管患者中血流感染人数/患者中心静脉插管总日数×1000%。

呼吸机相关肺炎感染发病率＝使用呼吸机患者中肺炎人数/患者使用呼吸机总日数×1000%。

6.总结和反馈

结合历史同期资料进行总结分析,提出监测中发现的问题,报告医院感染管理委员会,并向临床科室反馈监测结果和分析建议。

(三)新生儿病房医院感染监测

1.新生儿病房(包括新生儿重症监护室)医院感染

发生在新生儿病房或新生儿重症监护室的感染。

2.监测对象

在新生儿病房或新生儿重症监护室进行观察、诊断和治疗的新生儿。

3.监测内容

(1)基本资料:住院号、姓名、性别、出生天数、出生体重(BW,分为≤1000g、1001～1500g、1501～2500g、＞2500g 四组。以上体重均指出生体重)。

(2)医院感染情况:感染日期、感染诊断、感染与侵入性操作相关性(如感染与脐或中心静脉插管、使用呼吸机等的关系),医院感染培养标本名称、送检日期、检出病原体名称、药物敏感试验结果。

(3)新生儿日志:按新生儿体重每日记录新住进新生儿数、住在新生儿数、脐或中心静脉插管及使用呼吸机新生儿数。

4.监测方法

(1)宜采用主动监测方法,也可采用专职人员监测与临床医务人员报告相结合的方法。

(2)新生儿发生感染时填写医院感染病例登记表。

(3)填写新生儿病房日志和月报表。

5.资料分析

(1)日感染发病率:

不同体重组新生儿日感染发病率＝不同出生体重组感染新生儿数/不同出生体重组总住院日数×1000%。

(2)器械相关感染发病率:

不同体重组新生儿脐或中心静脉插管相关血流感染发病率＝不同体重组脐或中心静脉插管血流感染新生儿数/不同体重组新生儿脐或中心静脉插管总日数×1000%。

不同体重呼吸机相关肺炎发病率＝不同体重组使用呼吸机新生儿肺炎人数/不同体重组新生儿使用呼吸机总日数×1000%。

6.总结和反馈

结合历史同期资料进行总结分析,提出监测中发现的问题,报告医院感染管理委员会,并向临床科室反馈监测结果和建议。

三、消毒灭菌效果监测

消毒灭菌效果监测包括环境卫生学监测(如空气、物表、手的消毒效果监测)、消毒剂、灭菌剂效果监测、消毒物品灭菌物品监测等。消毒灭菌效果监测是保障医疗机构在合格的环境下使用合格的消毒剂、消毒器械的前提,消毒灭菌效果监测不合格物品不得进入临床使用。同时卫生行政部门不推荐常规开展灭菌物品的无菌检查,当流行病学调查怀疑医院感染事件与灭菌物品有关时才进行相应物品的无菌检查。不同的物品消毒灭菌效果监测周期不同,当有医院感染流行,并怀疑与医院消毒灭菌有关时,应及时进行监测。

第四节　医院感染暴发报告与管理

医院感染暴发事件是医院感染危害的集中体现,也是医院感染管理工作的重点。各医疗机构应建立完善的医院感染暴发预警及报告系统,不断规范医院感染暴发报告和管理,加强医院感染暴发报告的数据上报力度,做好数据分析和利用工作,有助于促进医院感染暴发事件及时预警、及时报告、及时处置,提高医院感染暴发处置能力,最大限度地降低医院感染对患者造成的危害,保障医疗安全。

医院感染暴发报告管理应遵循属地管理、分级报告的原则。医院感染暴发报告的范围包括疑似医院感染暴发(在医疗机构或其科室的患者中,短时间内出现3例以上临床症候群相似,怀疑有共同感染源的感染病例的现象;或者出现3例以上怀疑有共同感染源或共同感染途径的感染病例的现象)和医院感染暴发(在医疗机构或其科室的患者中,短时间内发生3例以上同种同源感染病例的现象)。

一、医院感染暴发报告管理要求

(1)各医疗机构应建立医院感染暴发报告责任制,明确法定代表人或主要负责人为第一责任人,制订并落实医院感染监测、医院感染暴发报告、调查和处置过程中的规章制度、工作程序和处置、工作预案,明确医院感染管理委员会、医院感染管理部门及各相关部门在医院感染暴发报告及处置工作中的职责。

(2)各医疗机构应根据 WS/T 312 的要求,建立医院感染监测工作制度和落实措施,及时发现医院感染散发病例、医院感染聚集性病例和医院感染暴发。

(3)各医疗机构应建立由医院感染管理部门牵头、多部门协作的医院感染暴发管理工作机制,成立医院感染应急处置专家组,指导医院感染暴发调查及处置工作。医疗机构应确保提供医院感染暴发调查处置的人员、设施和经费。

(4)各医疗机构发现疑似医院感染暴发时,应遵循"边救治、边调查、边控制、妥善处置"的基本原则,分析感染源、感染途径,及时采取有效的控制措施,积极实施医疗救治,控制传染源,切断传播途径,并及时开展或协助相关部门开展现场流行病学调查、环境卫生学检测以及有关标本采集、病原学检测等工作。按照《医院感染管理办法》《医院感染暴发报告及处置管理规范》的要求,按时限上报。报告包括初次报告和订正报告,订正报告应在暴发终止后一周内完成。如果医院感染暴发为突发公共卫生事件,应按照《突发公共卫生事件应急条例》处理。

(5)医疗机构在医院感染暴发调查与控制过程中,医院感染管理专职人员、临床医务人员、微生物实验室人员及医院管理人员等应及时进行信息的交流、更新、分析与反馈,必要时应向社会公布暴发调查的进展、感染人员的现况以及最终的调查结果等内容。

二、医院感染暴发报告原则

(1)医院发现5例以上疑似医院感染暴发或3例以上医院感染暴发病例时,应当于12小时内向所在地县级卫生行政部门报告,并同时向所在地疾病预防控制机构报告。

(2)医院发现10例以上的医院感染暴发、发生特殊病原体,或者新发病原体的医院感染,或者可能造成重大公共影响或严重后果的医院感染时,应当按照《国家突发公共卫生事件相关信息报告管理工作规范(试行)》(后简称为《规范》)的要求,在2小时内向所在地县级卫生行政部门报告,并同时向所在地疾病预防控制机构报告。

三、医院感染暴发报告程序

各医疗机构应按照《关于统一使用医院感染暴发信息报告系统的通知》(卫办医政函〔2011〕815号)要求登录国家卫生计生委(现更名为国家卫生健康委员会)医院感染暴发上报工作平台(http://rpt.bnicc.com/),完成用户登录和信息维护等工作。医疗机构负责在线填报、修改《医院感染暴发调查报告表》(见报告系统网站),查看审核结果等。各级卫生计生行政部门按照县级一地市级一省级的顺序逐级审核《医院感染暴发调查报告表》,并对审核结果负责。经过调查发现不属于医院感染暴发的,应当在报告系统上标记"审核未通过";确定属于医院感染暴发并且本级卫生计生行政部门按照《规范》要求已经调查处置完毕的,应当在报告系统上标记"完成";本级卫生计生行政部门无法确定是否医院感染暴发,或是已经确认为医院感染暴发,需要按照《规范》规定继续上报的,应当在报告系统上标记"审核通过"。省级卫生计生行政部门负责确认本辖区内的报告并开展相应处置。国家卫生健康委员会负责对全国医院感染暴发报告情况进行指导,根据实际需要组织有关专家提供技术支持。

四、医院感染暴发处置原则

1.多科协作,及时开展流行病调查,填写(疑似)医院感染病例个案调查表。

(1)初步了解现场基本信息,包括发病地点、患者数、患者群特征、起始及持续时间、可疑感染源、可疑感染病原体、可疑传播方式或途径、事件严重程度等,做好调查人员及物资准备。

(2)分析医院感染聚集性病例的发病特点,计算怀疑医院感染暴发阶段的感染发病率,与同期及前期比较,确认医院感染暴发的存在。

(3)结合病例的临床症状、体征及实验室检查,核实病例诊断,开展预调查,明确致病因子类型(细菌、病毒或其他因素)。

(4)确定调查范围和病例定义,开展病例搜索,进行个案调查。

(5)对病例发生的时间、地点及人群特征进行分析。

(6)综合分析临床实验室及流行病学特征,结合类似医院感染发病的相关知识与经验,可采取分析流行病学(如病例对照研究、队列研究、现场实验研究)和分子流行病学研究方法,查找感染源及感染途径。

2.积极救治感染患者,对其他可能的感染患者要做到早发现、早诊断、早隔离、早治疗,做好消毒隔离工作。

3.对与感染患者密切接触的其他患者、医院工作人员、陪护、探视人员等进行医学观察,观察至该病的最长潜伏期或无新发感染病例出现为止。停止使用可疑污染的物品,或经严格消毒与灭菌处理及检测合格后方能使用。

4.根据发生医院感染暴发的特点,切断其传播途径,其措施应遵循 WS/T 311 的要求。

5.对免疫功能低下、有严重疾病或有多种基础疾病的患者应采取保护性隔离措施,在需要的情况下可实施特异性预防保护措施,如接种疫苗、预防性用药等。医务人员也应按照相关要求做好个人防护。

6.一周内不继续发生新发同类感染病例,或发病率恢复到医院感染暴发前的平均水平,说明已采取的控制措施有效。若医院新发感染病例持续发生,应分析控制措施无效的原因,评估可能导致感染暴发的其他危险因素,并调整控制措施,如暂时关闭发生暴发的部门或区域,停止接收新入院患者,对现住院患者应采取针对性的防控措施等。情况特别严重的,应自行采取或报其主管卫生计生行政部门后采取停止接诊的措施。

第五节　抗菌药物临床应用管理

抗菌药物的诞生拯救了大量患者的生命,但是不合理使用抗菌药物导致的其对脏器的损害、耐药细菌的产生及艰难梭菌引起的致命性腹泻风险显著增加,当前倡导合理使用抗菌药物已成为全球性任务,2016 年我国制定了《遏制细菌耐药国家行动计划(2016－2020 年)》,也体现了加强抗菌药物临床应用管理已迫在眉睫,各医疗机构也应通过科学化、规范化、常态化的管理,多部门联合行动,促进抗菌药物合理使用,减少和遏制不合理使用抗菌药物带来的一系列不良反应,安全、有效地治疗每一位患者。

一、抗菌药物临床应用管理体系

(一)医疗机构建立抗菌药物临床应用管理体系

各级医疗机构应建立抗菌药物临床应用管理体系,制订符合本机构实际情况的抗菌药物临床合理应用的管理制度。制度应明确医疗机构负责人和各临床科室负责人在抗菌药物临床应用管理的责任,并将其作为医院评审、科室管理和医疗质量评估的考核指标,确保抗菌药物临床应用管理得到有效的行政支持。

1.设立抗菌药物管理工作组

医疗机构应由医务、感染、药学、临床微生物、医院感染管理、信息、质量控制、护理等多学科专家组成抗菌药物管理工作组,多部门、多学科共同合作,各部门职责、分工明确,并明确管理工作的牵头单位。

2.建设抗菌药物临床应用管理专业技术团队

医疗机构应建立包括感染性疾病、药学(尤其是临床药学)、临床微生物、医院感染管理等相关专业人员组成的专业技术团队,为抗菌药物临床应用管理提供专业技术支持,对临床科室抗菌药物临床应用进行技术指导和咨询,为医务人员和下级医疗机构提供抗菌药物临床应用相关专业培训。不具备条件的医疗机构应与邻近医院合作,通过聘请兼职感染科医生、临床药师,共享微生物诊断平台等措施,弥补抗菌药物临床应用管理专业技术力量的不足。

3.制订抗菌药物供应目录和处方集

医疗机构应按照《抗菌药物临床应用管理办法》的要求,严格控制抗菌药物供应目录的品种、品规数量。抗菌药物购用品种遴选应以"优化结构,确保临床合理需要"为目标,保证抗菌药物类别多元化,在同类产品中择优选择抗菌活性强、药动学特性好、不良反应少、性价比优、循证医学证据多和权威指南推荐的品种。同时应建立对抗菌药物供应目录定期评估、调整制度,及时清退存在安全隐患、疗效不确定、耐药严重、性价比差和频发违规使用的抗菌药物品种或品规。临时采购抗菌药物供应目录之外品种应有充分理由,并按相关制度和程序备案。

4.制订感染性疾病诊治指南各

临床科室应结合本地区、本医疗机构病原构成及细菌耐药监测数据,制订或选用适合本机构感染性疾病诊治与抗菌药物应用指南,并定期更新,科学引导抗菌药物临床合理应用。

5.抗菌药物临床应用监测抗

菌药物临床应用基本情况调查。医疗机构应每月对院、科两级抗菌药物临床应用情况开展调查。项目包括:①住院患者抗菌药物使用率、使用强度和特殊使用级抗菌药物使用率、使用强度;②Ⅰ类切口手术抗菌药物预防使用率和品种选择,给药时机和使用疗程合理率;③门诊抗菌药物处方比例、急诊抗菌药物处方比例;④抗菌药物联合应用情况;⑤感染患者微生物标本送检率;⑥抗菌药物品种、剂型、规格、使用量、使用金额,抗菌药物占药品总费用的比例;⑦分级管理制度的执行情况;⑧其他反映抗菌药物使用情况的指标;⑨临床医生抗菌药物使用合理性评价。

医疗机构应按国家卫生健康委员会抗菌药物临床应用监测技术方案,定期向全国抗菌药物临床应用监测网报送本机构相关抗菌药物临床应用数据信息。

6.信息化管理医疗机构应

当充分利用信息化管理手段,通过信息技术实施抗菌药物临床应用管理,抗菌药物临床应用的信息化管理体现在以下几方面。

(1)抗菌药物管理制度、各类临床指南、监测数据等相关信息的发布。

(2)抗菌药物合理应用与管理的网络培训与考核。

(3)实现医生抗菌药物处方权限和药师抗菌药物处方调剂资格管理。

(4)对处方者提供科学的实时更新的药品信息。

(5)整合患者病史、临床微生物检查报告、肝肾功能检查结果、药物处方信息和临床诊治指南等形成电子化抗菌药物处方系统,根据条件自动过滤不合理使用的处方、医嘱;辅助药师按照《处方管理办法》进行处方、医嘱的审核,促进合理用药。

(6)加强医嘱管理,实现抗菌药物临床应用全过程控制。控制抗菌药物使用的品种、时机和疗程等,做到抗菌药物处方开具和执行的动态监测。

(7)实现院、科两级抗菌药物使用率、使用强度等指标用信息化手段实时统计、分析、评估和预警。

二、抗菌药物临床应用分级管理

抗菌药物临床应用的分级管理是抗菌药物管理的核心策略,有助于减少抗菌药物过度使用,降低抗菌药物选择性压力,延缓细菌耐药性上升趋势。医疗机构应当建立健全抗菌药物临床应用分级管理制度,按照"非限制使用级""限制使用级"和"特殊使用级"的分级原则,明确各级抗菌药物临床应用的指征,落实各级医生使用抗菌药物的处方权限。

(一)抗菌药物分级原则

根据安全性、疗效、细菌耐药性、价格等因素,将抗菌药物分为三级。

1.非限制使用级

经长期临床应用证明安全、有效,对病原菌耐药性影响较小,价格相对较低的抗菌药物。其应是已列入《国家基本药物目录》《中国国家处方集》和《国家基本医疗保险、工伤保险和生育保险药品目录》收录的抗菌药物品种。

2.限制使用级

经长期临床应用证明安全、有效,对病原菌耐药性影响较大,或者价格相对较高的抗菌药物。

3.特殊使用级

具有明显或者严重不良反应,不宜随意使用;抗菌作用较强、抗菌谱广,经常或过度使用会使病原菌过快产生耐药的;疗效、安全性方面的临床资料较少,不优于现用药物的;新上市的,在适应证、疗效或安全性方面尚需进一步考证的;价格昂贵的抗菌药物。

(二)抗菌药物分级管理目录的制定

由于不同地区社会经济状况、疾病谱、细菌耐药性的差异,各省级卫生计生行政主管部门制订抗菌药物分级管理目录时,应结合本地区实际状况,在三级医院和二级医院的抗菌药物分级管理上应有所区别。各级、各类医疗机构应结合本机构的情况,根据省级卫生计生行政主管部门制订的抗菌药物分级管理目录,制订本机构抗菌药物供应目录,并向核发其医疗机构执业许可证的卫生行政主管部门备案。

(三)处方权限与临床应用

(1)根据《抗菌药物临床应用管理办法》规定,二级以上医院按年度对医生和药师进行抗菌药物临床应用知识和规范化管理的培训,按专业技术职称授予医生相应处方权和药师抗菌药物处方调剂资格。

(2)临床应用抗菌药物应根据感染部位、严重程度、致病菌种类以及细菌耐药情况、患者病理生理特点、药物价格等因素综合考虑,参照各类细菌性感染的治疗原则及病原治疗,对轻度与局部感染患者应首先选用非限制使用级抗菌药物进行治疗;严重感染、免疫功能低下者合并感染或病原菌只对限制使用级或特殊使用级抗菌药物敏感时,可选用限制使用级或特殊使用级抗菌药物治疗。

(3)特殊使用级抗菌药物的选用应从严控制。临床应用特殊使用级抗菌药物应当严格掌握用药指征,经抗菌药物管理工作机构指定的专业技术人员会诊同意后,按程序由具有相应处方权的医生开具处方。①特殊使用级抗菌药物会诊人员应由医疗机构内部授权,由具有抗菌药物临床应用经验的感染性疾病门诊、呼吸科、重症医学科、微生物检验科、药学部门等的具有高级专业技术职务任职资格的医生和抗菌药物等相关专业临床药师担任。②特殊使用级抗菌药物不得在门诊使用。③有下列情况之一可考虑越级应用特殊使用级抗菌药物:感染病情严重者;免疫功能低下患者发生感染时;已有证据表明病原菌只对特殊使用级抗菌药物敏感的感染。使用时间限定在24h之内,其后需要补办审办手续并由具有处方权限的医生完善处方手续。

三、抗菌药物临床应用基本原则

抗菌药物的应用涉及临床各科,合理应用抗菌药物是提高疗效、降低不良反应发生率以及减少或延缓细菌耐药发生的关键。抗菌药物临床应用是否合理,基于以下两方面:有无抗菌药物应用指征;选用的品种及给药方案是否适宜。

抗菌药物治疗性应用的基本原则如下。

(一)诊断为细菌性感染者方有指征应用抗菌药物

根据患者的症状、体征、实验室检查或放射、超声等影像学结果,诊断为细菌、真菌感染者方有指征应用抗菌药物;由结核分枝杆菌、非结核分枝杆菌、支原体、衣原体、螺旋体、立克次体及部分原虫等病原微生物所致的感染亦有指征应用抗菌药物。缺乏细菌及上述病原微生物感染的临床或实验室证据,诊断不能成立者,以及病毒性感染者,均无应用抗菌药物指征。

(二)尽早查明感染病原菌,根据病原菌种类及药物敏感试验结果选用抗菌药物

抗菌药物品种的选用,原则上应根据病原菌种类及病原菌对抗菌药物敏感性,即细菌药物敏感试验(以下简称药敏试验)的结果而定。因此有条件的医疗机构,对临床诊断为细菌性感染的患者应在开始抗菌治疗前,及时留取相应合格标本(尤其血液等无菌部位标本)进行病原学检测,以尽早明确病原菌和药敏试验结果,并据此调整抗菌药物治疗方案。

(三)抗菌药物的经验治疗

临床诊断为细菌性感染的患者,在未获知细菌培养及药敏试验结果前,或无法获取培养标本时,可根据患者的感染部位、基础疾病、发病情况、发病场所、既往抗菌药物用药史及其治疗反应等推测可能的病原菌,并结合当地细菌耐药性监测数据,先给予抗菌药物经验治疗。待获知病原学检测及药敏试验结果后,结合先前的治疗反应调整用药方案;对培养结果阴性的患者,应根据经验治疗的效果和患者情况采取进一步诊疗措施。

(四)按照药物的抗菌作用及其体内过程特点选择用药

各种抗菌药物的药效学和人体药动学特点不同,因此各有不同的临床适应证。临床医生应根据各种抗菌药物的药学特点,按临床适应证正确选用抗菌药物。

(五)综合患者病情、病原菌种类及抗菌药物特点制订抗菌治疗方案

根据病原菌、感染部位、感染严重程度和患者的生理、病理情况及抗菌药物药效学和药动学证据制订抗菌治疗方案,包括抗菌药物的选用品种、剂量、给药次数、给药途径、疗程及联合用药等。在制订治疗方案时应遵循下列原则。

1.品种选择

根据病原菌种类及药敏试验结果尽可能选择针对性强、窄谱、安全、价格适当的抗菌药物。进行经验治疗者可根据可能的病原菌及当地耐药状况选用抗菌药物。

2.给药剂量

一般按各种抗菌药物的治疗剂量范围给药。治疗重症感染(如血流感染、感染性心内膜炎等)和抗菌药物不易达到的部位的感染(如中枢神经系统感染等),抗菌药物剂量宜较大(治疗剂量范围高限);而治疗单纯性下尿路感染时,由于多数药物尿药浓度远高于血药浓度,则可应用较小剂量(治疗剂量范围低限)。

3.给药途径

对于轻、中度感染的大多数患者,应予口服治疗,选取口服吸收良好的抗菌药物品种,不必采用静脉或肌内注射给药。仅在下列情况下可先予以注射给药:①不能口服或不能耐受口服给药的患者(如吞咽困难者);②患者存在明显可能影响口服药物吸收的情况(如呕吐、严重腹泻、胃肠道病变或肠道吸收功能障碍等);③所选药物有合适抗菌谱,但无口服剂型;④需在感染组织或体液中迅速达到高药物浓度以达杀菌作用者(如感染性心内膜炎、化脓性脑膜炎者等);⑤感染严重、病情进展迅速,需给予紧急治疗的情况(如血流感染、重症肺炎患者等);⑥患者对口服治疗的依从性差。肌内注射给药时难以使用较大剂量,其吸收也受药动学等众多因素影响,因此只适用于不能口服给药的轻、中度感染者,不宜用于重症感染者。

接受注射用药的感染患者经初始注射治疗病情好转并能口服时,应及早转为口服给药。

抗菌药物的局部应用宜尽量避免:皮肤黏膜局部应用抗菌药物后,很少被吸收,在感染部位不能达到有效浓度,反而易导致耐药菌产生,因此治疗全身性感染或脏器感染时应避免局部应用抗菌药物。抗菌药物的局部应用只限于少数情况:①全身给药后在感染部位难以达到有效治疗浓度时加用局部给药作为辅助治疗(如治疗中枢神经系统感染时某些药物可同时鞘内给药,包裹性厚壁脓肿脓腔内注入抗菌药物等);②眼部及耳部感染的局部用药等;③某些皮肤表层及口腔、阴道等黏膜表面的感染可采用抗菌药物局部应用或外用,但应避免将主要供全身应用的品种作局部用药。局部用药宜采用刺激性小、不易吸收、不易导致耐药性和过敏反应的抗菌药物。青霉素类、头孢菌素类等较易产生过敏反应的药物不可局部应用。氨基糖苷类等耳毒性药不可局部滴耳。

4.给药次数

为保证药物在体内能发挥最大药效,杀灭感染灶病原菌,应根据药动学和药效学相结合的原则给药。青霉素类、头孢菌素类和其他β－内酰胺类、红霉素、克林霉素等时间依赖性抗菌药,应一日多次给药。氟喹诺酮类和氨基糖苷类等浓度依赖性抗菌药可一日给药一次。

5.疗程

抗菌药物疗程因感染不同而异,一般宜用至体温正常、症状消退后72～96h,有局部病灶者需用药至感染灶控制或完全消散。但血流感染、感染性心内膜炎、化脓性脑膜炎、伤寒、布鲁菌病、骨髓炎、B组链球菌咽炎和扁桃体炎、侵袭性真菌病、结核病等需较长的疗程方能彻底治愈,减少或防止复发。

6.抗菌药物的联合应用

单一药物可有效治疗的感染不需联合用药,仅在下列情况时有指征联合用药。

(1)病原菌尚未查明的严重感染,包括免疫缺陷者的严重感染。

(2)单一抗菌药物不能控制的严重感染,需氧菌及厌氧菌混合感染,2 种及 2 种以上复数菌感染,以及多重耐药菌或泛耐药菌感染。

(3)需长疗程治疗,但病原菌易对某些抗菌药物产生耐药性的感染,如某些侵袭性真菌病等;或病原菌含有不同生长特点的菌群,需要不同抗菌机制的药物联合使用,如结核和非结核分枝杆菌感染等。

(4)毒性较大的抗菌药物,联合用药时剂量可适当减少,但需有临床资料证明其同样有效。如两性霉素 B 与氟胞嘧啶联合治疗隐球菌性脑膜炎时,前者的剂量可适当减少,以减少其毒性反应。联合用药时宜选用具有协同或相加作用的药物联合,如青霉素类、头孢菌素类或其他 β－内酰胺类与氨基糖苷类联合。联合用药通常采用 2 种药物联合,3 种及 3 种以上药物联合仅适用于个别情况,如结核病的治疗。此外必须注意联合用药后药物不良反应亦可能增多。

(六)抗菌药物预防性应用的基本原则

1.非手术患者抗菌药物的预防性应用

(1)预防用药目的:预防特定病原菌所致的或特定人群可能发生的感染。

(2)预防用药基本原则:①用于尚无细菌感染征象但暴露于致病菌感染的高危人群。②预防用药适应证和抗菌药物选择应基于循证医学证据。③应针对一种或两种最可能细菌的感染进行预防用药,不宜盲目地选用广谱抗菌药或多药联合预防多种细菌多部位感染。④应限于针对某一段特定时间内可能发生的感染,而非任何时间可能发生的感染。⑤应积极纠正导致感染风险增加的原发疾病或基础状况。可以治愈或纠正者,预防用药价值较大;原发疾病不能治愈或纠正者,药物预防效果有限,应权衡利弊决定是否预防用药。⑥以下情况原则上不应预防使用抗菌药物:普通感冒、麻疹、水痘等病毒性疾病;昏迷、休克、中毒、心力衰竭、肿瘤、应用肾上腺皮质激素等患者;留置导尿管、留置深静脉导管以及建立人工气道(包括气管插管或气管切口)患者。

(3)某些细菌性感染的预防用药指征与方案:在某些细菌性感染的高危人群中,有指征地预防性使用抗菌药物,注意抗菌药物在预防非手术患者某些特定感染中的应用。此外,严重中性粒细胞缺乏(ANC≤0.1×10^9/L)持续时间超过 7 天的高危患者和实体器官移植及造血干细胞移植的患者,在某些情况下也有预防性应用抗菌药物的指征,但由于涉及患者基础疾病、免疫功能状态、免疫抑制剂等药物治疗史等诸多复杂因素,其预防用药指征及方案需参阅相关专题文献。

2.围手术期抗菌药物的预防性应用

(1)预防用药目的:主要是预防手术部位感染,包括浅表切口感染、深部切口感染和手术所涉及的器官/腔隙感染,但不包括与手术无直接关系的、术后可能发生的其他部位感染。

(2)预防用药原则:围手术期抗菌药物预防用药,应根据手术切口类别、手术创伤程度、可能的污染细菌种类、手术持续时间、感染发生机会和后果严重程度、抗菌药物预防效果的循证医学证据、对细菌耐药性的影响和经济学评估等因素,综合考虑决定是否预防用抗菌药物。但抗菌药物的预防性应用并不能代替严格的消毒、灭菌技术和精细的无菌操作,也不能代替术中保温和血糖控制等其他预防措施。

1)清洁手术（Ⅰ类切口）：手术脏器为人体无菌部位，局部无炎症、无损伤，也不涉及呼吸道、消化道、泌尿生殖道等人体与外界相通的器官。手术部位无污染，通常不需要预防用抗菌药物。但在下列情况时可考虑预防用药：A.手术范围大、手术时间长、污染机会增加；B.手术涉及重要脏器，一旦发生感染将造成严重后果，如头颅手术、心脏手术等；C.异物植入手术，如人工心瓣膜植入、永久性心脏起搏器放置、人工关节置换术等；D.有感染高危因素如高龄、糖尿病、免疫功能低下（尤其是接受器官移植者）、营养不良等患者。

2)清洁污染手术（Ⅱ类切口）：手术部位存在大量人体寄殖菌群，手术时可能污染手术部位致感染，故此类手术通常需预防性应用抗菌药物。

3)污染手术（Ⅲ类切口）：已造成手术部位严重污染的手术。此类手术需预防用抗菌药物。

4)污秽感染手术（Ⅳ类切口）：在手术前即已开始治疗性应用抗菌药物，术中、术后继续，此不属预防性应用范畴。

3.抗菌药物品种选择

(1)根据手术切口类别、可能的污染菌种类及其对抗菌药物敏感性、药物能否在手术部位达到有效浓度等综合考虑。

(2)选用对可能的污染菌针对性强、有充分的预防有效的循证医学证据、安全、使用方便及价格适当的品种。

(3)应尽量选择单一抗菌药物预防用药，避免不必要的联合使用。预防用药应针对手术路径中可能存在的污染菌。如心血管、头颈、胸腹壁、四肢软组织手术和骨科手术等经皮肤的手术，通常选用针对金黄色葡萄球菌的抗菌药物。结肠、直肠和盆腔手术，应选用针对肠道革兰阴性杆菌和脆弱拟杆菌等厌氧菌的抗菌药物。

(4)头孢菌素过敏者，针对革兰阳性杆菌可用万古霉素、去甲万古霉素、克林霉素；针对革兰阴性杆菌可用氨曲南、磷霉素或氨基糖苷类抗生素。

(5)对某些手术部位感染会引起严重后果，如心脏人工瓣膜置换术、人工关节置换术等，若术前发现有抗甲氧西林金黄色葡萄球菌（MRSA）定植的可能或者该机构 MRSA 发生率高，可选用万古霉素、去甲万古霉素预防感染，但应严格控制用药持续时间。

(6)不应随意选用广谱抗菌药物作为围手术期预防用药。鉴于国内大肠埃希菌对氟喹诺酮类药物耐药率高，应严格控制氟喹诺酮类药物作为外科围手术期预防用药。

4.给药方案

(1)给药方法：给药途径大部分为静脉输注，仅有少数为口服给药。静脉输注应在皮肤、黏膜切开前 0.5～1h 内或麻醉开始时给药，在输注完毕后开始手术，保证手术部位暴露时局部组织中抗菌药物已达到足以杀灭手术过程中沾染细菌的药物浓度。万古霉素或氟喹诺酮类药物等由于需输注较长时间，应在手术前 1～2h 开始给药。

(2)预防用药维持时间：抗菌药物的有效覆盖时间应包括整个手术过程。手术时间较短（<2h）的清洁手术术前给药一次即可。如手术时间超过 3h 或超过所用药物半衰期的 2 倍以上，或成人出血量超过 1500mL，术中应追加一次。清洁手术的预防用药时间不超过 24h，心脏手术可视情况延长至 48h。清洁－污染手术和污染手术的预防用药时间亦为 24h，污染手术必

要时延长至 48h。过度延长用药时间并不能进一步提高预防效果,且预防用药时间超过 48h,耐药菌感染机会增加。

5.侵入性诊疗操作患者的抗菌药物的预防应用

随着放射介入和内镜诊疗等微创技术的快速发展和普及,我国亟待规范诊疗操作患者的抗菌药物预防应用。根据现有的循证医学证据、国际有关指南推荐和国内专家的意见,对部分常见特殊诊疗操作的预防用药提出了建议,详见特殊诊疗操作抗菌药物预防应用的建议。

四、注重综合措施,预防医院感染

感染是影响抗菌药物过度使用与细菌耐药性增长恶性循环的重要因素。抗菌药物管理工作组应与医院感染管理科密切合作,制订手术部位感染、导管相关血流感染、呼吸机相关肺炎、导尿管相关尿路感染等各类医院感染的预防制度,纠正过度依赖抗菌药物预防感染的理念和医疗行为。

临床微生物(科)室应按照所在机构细菌耐药情况,设定重点监测耐药菌,定期向临床科室发布耐药警示信息,并与抗菌药物管理工作组和医院感染管理科协作开展预防控制工作。抗菌药物管理工作组应根据本机构监测结果提出各类病原菌感染治疗的抗菌药物品种选择建议,优化临床抗菌药物治疗方案。

通过加强全院控制感染的环节管理,如手卫生管理、加强无菌操作、消毒隔离和耐药菌防控、缩短术前住院时间、控制基础疾病、纠正营养不良和低蛋白血症、控制患者术中血糖水平、重视手术中患者保温等综合措施,降低医院感染的发生率,减少抗菌药物过度的预防应用。

五、培训、评估和监督

(一)加强各级人员抗菌药物临床应用和管理培训

医疗机构应强化对医生、药师等相关人员的培训,基于循证医学证据的感染性疾病诊治指南,严格掌握抗菌药物尤其联合应用的适应证,争取目标治疗,减少经验治疗,确保抗菌药物应用适应证、品种选择、给药途径、剂量和疗程对患者是适宜的。

(二)评估抗菌药物使用合理性

(1)根据医疗机构实际情况及各临床科室不同专业特点,科学设定医院和科室的抗菌药物临床应用控制指标,对抗菌药物使用趋势进行分析。

(2)重视抗菌药物处方、医嘱的专项点评。抗菌药物管理工作组应组织感染、临床微生物、药学等相关专业技术人员组成点评小组,结合医院实际情况设定点评目标,重点关注特殊使用级抗菌药物、围手术期(尤其是Ⅰ类切口手术)的预防用药以及重症医学科、感染科、血液科、外科、呼吸科等科室抗菌药物应用情况。

(三)反馈与干预

根据点评结果对不合理使用抗菌药物的突出问题在全院范围内进行通报,对责任人进行告知,对问题频发的责任人,按照有关法律法规和《抗菌药物临床应用管理办法》规定进行处罚。

(1)抗菌药物管理工作组应根据处方点评结果,研究制订针对性的临床用药质量管理等药事管理改进措施,并责成相关部门和科室予以落实。

(2)抗菌药物管理工作组应对存在问题的相关科室、个人进行重点监测以跟踪其改进情况,通过监测-反馈-干预-追踪的模式,促进抗菌药物临床应用的持续改进。

第十八章　健康教育与健康促进

　　健康教育学是研究健康教育的基本理论和方法的一门科学，是医学与行为科学相结合所产生的边缘学科。它力图在医学，尤其是在预防医学领域应用行为科学的方法和成就，研究人类行为和健康之间的相互联系及其规律，探索有效、可行、经济的干预策略及措施，以及对干预效果和效益进行评价的方式方法，从而服务于疾病预防和治疗康复，增进人类身心健康，提高人们的生活质量。健康教育是人类最早的社会活动之一。远古时代，个体的生存和种族的延续面临比今天更大的挑战，将前人或自身在实践中积累起来的关于避免伤害、预防疾病的行为知识和技能传授给同伴和下一代，无疑是最为重要的社会活动。随着社会经济和科学技术的发展、人类与疾病做斗争的形势的变化、健康知识的积累，一些最重要、最基本的相关行为要求逐渐成为全社会都必须遵守的行为规范。但大量的健康知识和技能依然需要通过信息传播和教育等活动来扩散和传承。第二次世界大战后，一方面行为科学体系的形成和传播学、管理科学等的发展成熟，为健康教育从自然的、缺乏理论和方法学指导的状态转变为自觉的、建立在科学理论和方法学基础上的系统的社会活动奠定了基础。另一方面，人类行为与生活方式的改变、疾病谱的变化和新的严重传染性疾病的出现，以及人们对健康的更强烈的追求，也使系统的健康教育活动越来越受到关注与重视。

　　20世纪70年代以来，健康教育的理论和实践有了长足的进步，健康教育学作为公共卫生与预防医学的一门专业课程，将努力反映这些进步。

第一节　健康教育与健康促进的内涵

一、健康教育的概念

(一)健康教育的定义

　　健康教育是旨在帮助对象人群或个体改善健康相关行为的系统的社会活动。

　　健康教育在调查研究的基础上，采用健康信息传播等干预措施，促使人群或个体自觉采纳有利于其自身健康的行为和生活方式，从而避免或减少暴露于危险因素，帮助实现疾病预防控制、治疗康复、提高健康水平的目的。

　　以上定义强调了健康教育的特定目标是改善对象的健康相关行为。健康教育的干预活动，应该以调查研究为前提；健康教育的主要干预措施是健康信息传播。健康教育是包含多方面要素的系统活动，健康教育的首要任务是致力于疾病的预防控制，也帮助患者更好地治疗和康复，它还努力帮助普通人群积极增进健康水平。

　　行为与生活方式是人类健康和疾病的主要决定因素之一，因此在疾病预防控制工作中，健康教育和免疫规划一道并列为最重要的主动健康保护措施。

　　健康教育可分为专业性健康教育工作和普及性健康教育工作。专业性健康教育工作主要由医疗卫生机构中的公共卫生医生承担；普及性健康教育工作主要由担负基本公共卫生服务任务的基层卫生工作者和社区社会工作者承担。

(二)健康教育与卫生宣教

健康教育与以往的卫生宣教既有联系，又有区别。

联系在于：我国当前的健康教育是在过去卫生宣教的基础上发展起来的，现在健康教育的主要措施仍可称为卫生宣教。

区别在于：①与过去的卫生宣教相比，健康教育明确了自己特定的工作目标——促使人们改善健康相关行为，从而防治疾病、增进健康，而不是仅仅作为一种辅助方法为卫生工作某一时间的中心任务服务；②健康教育不是简单的、单一方向的信息传播，而是既有调查研究又有干预的，有计划、有组织、有评价的，涉及多层次、多方面对象和内容的系统活动；③健康教育在融合医学科学和行为科学(社会科学、心理学、文化人类学等)、传播学、管理科学等学科知识的基础上，已经积累了相当丰富的知识，逐步形成了自己的理论和方法体系。

(三)健康教育的意义

健康教育通过改善人们的健康相关行为来防治疾病，增进健康。尤其是在当前预防控制慢性非传染性疾病和获得性免疫缺陷综合征(艾滋病)等缺少生物学预防手段和治愈方法的疾病的工作中，因这些疾病与人类行为关系密切，而使健康教育成为医疗卫生工作的一个独立的活跃的领域。

健康教育同时又是一种工作方法。健康教育对人们的健康相关行为及其影响因素进行调查研究的方法与健康教育干预方法、评价方法，已经被广泛应用于预防医学和临床医学的各个领域。所以，参与其他卫生工作领域的活动或为其提供相关技术支持，应是健康教育另一方面的任务。

历经过去几十年的健康教育实践，尤其是在理论指导下的实践，许多健康教育项目报告了现场对照实验的结果数据，所积累的大量资料已经使健康教育出现朝"循证健康教育"方向发展的趋势。

二、健康促进的概念

(一)健康促进的定义

世界卫生组织对"健康促进"的定义是：促使人们维护和提高他们自身健康的过程，是协调人类与环境的战略，它规定个人与社会对健康各自所负的责任。根据这一定义，健康促进无疑对人类健康和公共卫生工作具有战略意义。

目前对健康促进存在着广义和狭义的理解。将健康促进视为当前防治疾病、增进健康的总体战略，是广义的理解；将健康促进视为一种具体的工作策略或领域，是狭义的理解。在实践中，广义和狭义的理解都是有意义的。

事实上，我国于 20 世纪 50 年代在全国全民范围开展的以"爱国卫生运动"为代表的健康干预活动，就是一次基于当时我国实际情况的非常成功的伟大的健康促进实践，中华民族的健康水平和人民的期望寿命在那时得以迅速地大幅度提高。

(二)健康促进的五个活动领域

1.建立促进健康的公共政策

促进健康的公共政策多样而互补:政策、法规、财政、税收和组织改变等。由此可将健康问题提到各级各部门的议事日程上,使之了解其决策对健康的影响并需承担健康责任。

2.创造健康支持环境

创造安全、舒适、满意、愉悦的工作和生活条件,为人们提供免受疾病威胁的保护,促使人们提高增进健康的能力及自立程度。环境包括人们的家庭、工作和休闲地、当地社区,还包括人们获取健康资源的途径。这就需要保护自然和自然资源。

3.加强社区行动

发动社区力量,利用社区资源,形成灵活体制,增进自我帮助和社会支持,提高解决健康问题的能力。确定健康问题和需求是社区行动的出发点,社区群众的参与是社区行动的核心。这要求社区群众能够连续、充分地获得卫生信息、学习机会及资金支持。

4.发展个人技能

通过提供健康信息和教育来帮助人们提高做出健康选择的能力,并支持个人和社会的发展。由此可使人们更有效地维护自身健康和生存环境。学校、家庭和工作场所均有责任在发展个人技能方面提供帮助。

5.调整卫生服务方向

国家卫生健康委员会不应仅仅提供临床治疗服务,而应该将预防和健康促进作为服务模式的一部分。卫生研究和专业教育培训也应转变,要把完整的人的总需求作为服务对象。卫生服务责任应由个人、社区组织、卫生专业人员、卫生机构、商业部门和政府共同来承担。

1998年7月发表的关于指导21世纪健康促进发展的《雅加达宣言》提出五个需优先考虑的方面:①提高对健康的社会责任;②增加对健康发展的资金投入;③扩大健康促进的合作关系;④增强社团及个人能力;⑤保护健康促进工作的基层组织。

健康促进的五个活动领域全面针对除人类生物学因素外的所有这个意义上的健康促进,不可能由某一组织、某一部门的专业活动单独完成,它需要全社会的共同努力。从公共卫生和医学角度来推动这一战略的实现,则必须依靠健康教育的具体活动。

(三)健康促进的三项基本策略

1.倡导

倡导政策支持、社会各界对健康措施的认同和国家卫生健康委员会调整服务方向,激发社会关注和群众参与,从而创造有利于健康的社会经济、文化与环境条件。

2.赋权

帮助群众具备正确的观念、科学的知识、可行的技能,激发其朝向完全健康的潜力;使群众获得控制那些影响自身健康的决策和行动的能力,从而有助于保障人人享有卫生保健及资源的平等机会;使社区的集体行动能在更大程度上影响和控制与社区健康和生活质量相关的因素。

3.协调

协调不同个人、社区、卫生机构、社会经济部门、政府和非政府组织等在健康促进中的利益和行动,组成强大的联盟与社会支持体系,共同努力实现健康目标。

(四)健康教育与健康促进的关系

健康教育与健康促进密不可分。健康教育必须以健康促进战略思想为指导,健康教育改善人们的行为需要得到健康促进的支持;健康促进框架包含了健康教育,而健康教育是健康促进战略中最活跃、最具有推动作用的具体工作部门。

1.健康教育需要健康促进的指导和支持

健康教育的工作目标是改善人们的健康相关行为。由于人类行为极其复杂,受到多方面因素的影响,仅靠传播健康信息不足以实现这一目标,行为的改善还需要一定的环境条件。我国健康教育工作者早在 20 世纪 90 年代初出版的《健康行为学》中即已独立地分析并指出此点。所以健康教育干预不能仅仅是卫生知识宣传,还必须是一种系统的社会活动。因此,健康促进要求全社会承担健康职责、参与健康工作的思想和其五个活动领域三项基本策略为健康教育提供了指导和支持,为健康相关行为的改善提供了保障。

2.健康促进需要健康教育来推动和落实

健康促进战略及其五个领域的活动的开展,不能凭空实现。公共卫生和医学必须依靠健康教育的具体活动,来推动健康促进战略的实施及其目标的实现。离开了健康教育,公共卫生和医学工作者谈论健康促进只能是一纸空文。制定有利健康的公共政策涉及社会领导群体的行为,加强社区行动涉及社区领袖和社区成员的行为;调整卫生服务方向涉及卫生系统成员和管理群体的行为,创造健康支持环境则需要依靠全体社会成员的行为变化。基于此,健康教育的对象在这个意义上由笼统的群体细分为多种类型,也促使健康教育的认识、策略和方法得以深化和发展。

因此,健康促进战略的明确和实施,为健康教育的进步提供了机遇和提出了挑战,而绝非意味着目前健康教育已经可以止步或重新回到卫生宣教阶段。无论怎样定义健康教育,它都必定在今后一个相当长的时期内作为公共卫生和医学领域的一个独立的具体的专业部门而存在。一方面,健康教育不能脱离健康促进,健康促进也不能没有健康教育。事实上,"健康促进"和"健康教育"常在一起被提到。另一方面,健康教育机构和人员也必须实事求是,不可能包揽健康促进的全部目标的实现。

在讨论健康教育和健康促进的概念时,既需要高瞻远瞩,也需要脚踏实地,切不可须臾忘记健康教育的首要任务是通过改善人们的健康相关行为而致力于疾病防治。实践中,疾病防治关注的焦点已经从疾病控制转向危险因素控制,人们也已认识到一级预防优于二级预防、人群策略优于高危人群策略、综合的危险因素干预优于单个危险因素干预。这些变化都呼唤健康教育发挥更大作用,并对健康教育的理论和方法提出了新的、更高的要求。从实际需要出发,无论临床医学还是预防医学都应重视并积极开展健康教育。

第二节　健康教育的价值与工作步骤

一、健康教育的价值

健康教育在全世界迅速发展有其内在的、客观的原因。基于这些原因，健康教育体现出它的社会、经济和学术意义。

(一)健康教育是人类与疾病做斗争的客观需要

在过去200年中，生物医学技术的发展使传染性疾病基本得到控制，人类疾病谱和死因谱发生了显著变化。导致人们死亡的主要原因由传染性疾病转变为慢性非传染性疾病，恶性肿瘤、心脑血管疾病等名列疾病谱和死因谱前茅。

与急性传染性疾病相比，目前对这些慢性非传染性疾病尚缺少生物学预防手段和治愈方法，导致这一状况的主要原因是这些疾病的病因远较传染性疾病复杂。这些疾病不像传染性疾病那样，由单一的病原微生物所引发，而是由多方面的因素共同影响和决定其发生发展。虽然彻底弄清这些因素及其相互关系和影响机制还需时日，但人们并非束手无策。

目前影响人群健康和疾病的因素分为四类，分别为：环境因素、行为与生活方式因素、生物遗传因素、医疗卫生服务因素。环境中的有毒有害因素与医疗卫生保健因素常常都需要通过人自身的行为作为中介来作用于人体。通过行为可以加强、减弱或避免对环境中有毒有害因素的暴露；行为也意味着接受、利用或排斥医疗卫生保健因素。事实上，人的行为处于这几类因素交互作用的交叉点。四类因素中，行为因素最为活跃，也相对容易发生变化。事实上，人的行为不仅影响着慢性非传染性疾病的发生发展，与仍危害人类的传染性疾病也密切关联。医学专家，尤其是预防医学专家，必然看到了通过改善人们的健康相关行为来防治疾病的重要价值，而改善人们的健康相关行为需要健康教育。

因此，健康教育是人类与疾病做斗争的客观需要。这是健康教育走到疾病防治第一线的根本原因，也是健康教育所具有的最重要的意义，即它的社会意义。

(二)健康教育是人们提高健康水平的无限愿望与有限资源的矛盾的产物

半个多世纪以来，无论在发达国家还是发展中国家，卫生费用都呈上升趋势。卫生费用的增长过快及所占国内生产总值(GDP)比例过大，将对经济和社会发展造成负面影响，所以世界各国都希望能降低或控制卫生费用。然而，在安定和不缺衣食住行的情况下，人们对健康有着很高的期望，人们不希望医疗服务水平有所降低，而总是希望能享有更高水平的医疗服务。古往今来，人们对健康的追求目标是"长生不老"，这是一种无止境的愿望。但资源是有限的，即便是最富足的国家，其资源也是有限的。在这里，人们对健康和生命的无限追求与有限的资源形成了矛盾。世界卫生组织(WHO)与各国政府和专家看到了预防疾病是解决这一尖锐矛盾的良策。预防疾病，尤其是预防慢性非传染性疾病，通过健康教育来改善健康相关行为、降低发病率和患病率、提高人们生存质量，是代价最小，并最可能在当前取得实效的措施。因而在一系列卫生工作里，特别是在初级卫生保健工作中，医学专家和卫生经济学专家们将健康教育列为首要措施。因此，健康教育是人们提高健康水平的无限愿望与有限资源的矛盾的产物。

这是健康教育受到重视的直接原因,也是健康教育的经济学意义。

(三)健康教育是医学科学发展的必然结果

医学科学在不断发展进步中。它的发展既同时表现在微观和宏观两个方向,也表现在通过与其他学科融合或吸取其他学科的营养来使自己的外延不断扩大、内涵不断丰富、对人体的认识不断深入、防治疾病的方法不断完善。第二次世界大战之后,一批杰出科学家在美国芝加哥大学开会,审视了社会科学、心理学、文化人类学等学科和其他与人类行为有关的学科的成就,在此基础上创立了行为科学,从而揭开了对人自身认识的新一页。与此同时,适应商业活动和社会生活的需要,传播科学和传播技术、管理学和管理方法等也迅速发展成熟。医学,尤其是预防医学欲改善人群健康相关行为的需要,促使医学与行为科学、传播学、管理科学等学科相结合并产生新的边缘学科,健康教育因此而得以成为一个专业领域并开辟了医学科学知识的一个新的生长点。

二、健康教育实际工作的一般步骤

健康教育是预防医学实践活动。所有健康教育工作都为取得对象人群健康相关行为的实际改善和防治疾病、提高健康水平的实际效果服务。人的行为及其赖以发生、发展的环境是一个复杂的系统,要促使这个系统向有利于健康的方向转化,健康教育需要做多方面、深入细致的工作。在健康教育工作以项目形式开展时,其过程一般可以分为几个步骤:调查研究(健康教育诊断)、设计制订健康教育干预计划、准备和实施健康教育干预、对干预进程和结果进行监测与评价,即行为危险因素评价、行为危险因素干预和干预效果评价。

临床医学工作如没有调查研究,即对患者制订、实施治疗方案是不可想象的。同样,健康教育欲取得实效,对目标疾病或健康问题的现状和历史、对象人群的相关行为特点和认知状况、当地的经济文化地理情况、传播媒介条件等,进行调查研究应是必不可少的步骤。因为健康教育的主要对象是人群,健康教育调查的指标往往也多于临床医学指标,故健康教育调查所获数据量一般较大,必须采用计算机和统计分析软件来处理。在调查研究步骤,健康教育需要综合运用医学、行为科学(社会医学、心理学、文化人类学等)、统计学和流行病学的知识与方法。

临床医学得出的诊断结论,是对患者所患疾病或健康问题的判断;健康教育得出的诊断结论,则是对与疾病或健康问题发生发展有关的关键行为及其影响因素的推断。

临床医学治疗方案的制定应遵循循证医学原则。健康教育十项方案的设计制订也应充分考虑各方面的实践经验,特别是在世界范围内获得的"最佳实践"的经验。设计制订健康教育干预方案需要综合应用行为科学、传播学、教育学、管理科学的理论和方法。

临床医学治疗方案的执行是由医生和护理人员共同完成的,健康教育干预方案的实施需要健康教育专业人员和其他卫生专业人员、政府部门、非政府组织、企事业单位、志愿者和对象群众等共同参与。临床治疗中需要随时观察患者的情况变化,健康教育干预实施中亦应不断对实际情况的变化进行监测。

临床治疗效果的评价是在治疗后将患者的关键症状、体征和实验室指标值,与治疗前的情况和(或)正常人群的相应情况加以比较而得出结论;健康教育干预效果的评价也是将干预后反映目标健康相关行为及其影响因素、目标疾病或健康问题的指标值等,与干预前的情况和(或)对照人群的相应情况加以比较而得出结论。

当然,并非所有的健康教育工作都需要完整地经历以上几个步骤。例如,当既往的工作或其他工作已经将某个健康问题的相关行为及其影响因素基本查清时,就不必再组织全面深入调查研究;当健康教育作为其他卫生领域工作的一部分时,也不一定能清晰地划分这些步骤。

第三节　健康教育发展现状

一、我国古代的健康教育

健康教育的历史大约与人类本身的历史一样长。中国是人类文明的发源地之一,中华民族的健康教育活动可以追溯久远。在我国最早的医学典籍《黄帝内经》中,即论述到健康教育的重要性"知之则强。知,谓知七益八损、全性保命之道也。不知则老",甚至谈及健康教育的方法"人之情莫不恶死而乐生,告之以其败,语之以其所善,导之以其所便,开之以其所苦,虽有无道之人,恶有不听者乎"。历代仁人志士,多有健康教育的实践,留下了许多传播医药、防病、养生健体知识的著述。但在漫长的封建社会里,传播健康知识的只是少数人,对人民健康影响不大。

二、中华人民共和国成立以后的健康教育

中华人民共和国成立以来,我国不断地引进新的理论和工作模式,健康教育专业机构、人才培养机构、研究机构和学术团体不断发展。

新的理论和工作模式的引进,使得健康教育工作的横向联系及与其他社会部门的合作不断加强,健康教育途径、方式、方法越来越丰富多彩,国际合作也日益广泛。多年来,我国健康教育机构和专业人员积极发展和依靠与其他社会部门的合作,同新闻媒介、教育、计划生育、交通、公安、街道社区等部门和工会、妇联、共青团等组织及工商界密切联系,建立正式和非正式的健康教育网络,使健康教育/健康促进活动顺利开展,使我国绝大多数地区、场所和人群都能得到健康教育覆盖。

一方面,电视、电影、广播、报刊、计算机网络等大众传播媒介在我国健康教育工作中被广泛利用;另一方面,我国健康教育工作者积极通过培训班、专题讲座、"卫生科普一条街""卫生科普游园""卫生科普赶集""卫生乘凉晚会"等生动活泼、引人入胜的方式方法开展人际传播。以"亿万农民健康促进行动"等为代表的健康教育/健康促进活动在农村蓬勃发展;以"健康促进学校"等为代表的活动使城镇健康教育/健康促进深入进行。与世界卫生组织、联合国儿童基金会、联合国艾滋病规划署等国际卫生组织的合作日益广泛;世界银行和一些国家的政府所资助的大规模健康教育/健康促进项目的成功实施标志着我国在此领域与国际的交流进入了新阶段。在防治艾滋病、SARS等严重威胁人类健康的疾病的斗争中,健康教育所取得的显著成效已经再次向世人证明了其重要意义和地位。

我国健康教育事业一定会有更大、更深入的发展,并将为保护和促进中华民族的健康做出更大的成绩。

参考文献

[1]吕建新.公共卫生与健康促进[M].北京:高等教育出版社,2022.

[2]俞星,张源,严春日.公共卫生实训教程[M].延吉:延边大学出版社,2022.

[3]范春,赵苒,郭东北,等.公共卫生史[M].厦门大学出版社有限责任公司,2021.

[4]吕蕾.公共卫生与疾病预防控制[M].广州:世界图书出版广东有限公司,2020.

[5]杨柳清.基层公共卫生服务技术[M].武汉:华中科技大学出版社,2018.

[6]王建明,倪春辉.公共卫生实践技能[M].北京:人民卫生出版社,2021.

[7]王永红,史卫红,静香芝.基本公共卫生服务实务[M].北京:化学工业出版社,2021.

[8]杨柳清,戴爱英,刘明清.基本公共卫生服务实务[M].北京:北京大学医学出版社,2021.

[9]范从华.突发公共卫生事件理论与实践[M].昆明:云南科技出版社,2017.

[10]胡晓江,徐金水,姜仑.国家基本公共卫生服务健康管理与实践手册[M].南京:东南大学出版社,2020.06.

[11]欧阳雁玲.公共卫生服务[M].北京:国家开放大学出版社,2020.

[12]刘英,张建勋,卫小红.现代预防医学与公共卫生[M].汕头:汕头大学出版社,2022.

[13]王兆南.公共卫生实践手册[M].北京:人民卫生出版社,2019.

[14]王龙云,等.公共卫生学理论与实践[M].福州:福建科学技术出版社,2019.

[15]杨吉凯,刘月华,李卉.新编公共卫生与预防医学知识精要[M].长春:吉林科学技术出版社,2018.